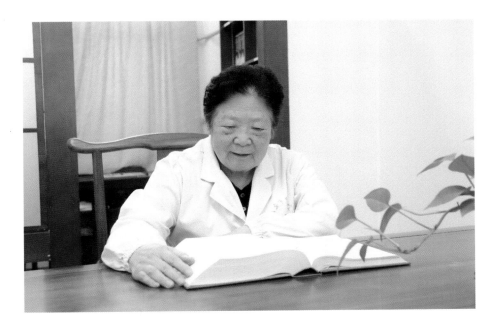

吴良侠,女,1945年8月出生,江苏宿迁人,中共党员。1970年7月毕业于南京中医学院(现南京中医药大学)医疗系。本科,主任中医师,淮安市名中医。江苏省第三批老中医专家学术经验继承工作指导老师,江苏省西学中高级人才研修项目师承导师,江苏省白求恩式医务工作者,南京中医药大学兼职教授。擅长内科老年病及内科疑难杂症诊治,尤其对慢性肾炎、膀胱炎、肾盂肾炎、肾结石、功能性尿失禁等肾系病症治有独到;对慢性胃炎、食管炎、慢性咳嗽、骨质疏松症、亚健康状态调治,冬季进补等治有心得;在综合调治及中医膏方养生健体等方面独具特色。

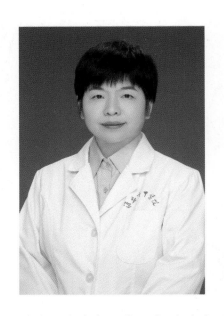

　　王素芹,女,博士研究生。南京中医药大学、南京中医药大学硕士研究生指导老师、扬州大学硕士生指导老师,南京中医药大学兼职副教授,淮安市中医院肾病科主任中医师,学科带头人。兼任中华中医药学会继续教育分会委员,江苏省中医药学会肾病专业委员会委员,淮安市中西医结合学会秘书长,淮安市中西医结合学会肾病专业委员会副主任委员。第五批全国优秀中医临床人才,全国第六批老中医药专家继承工作继承人,江苏省"333"人才第三层次培养对象,江苏省首届优秀青年中医之星,江苏省"百名医德之星",淮安市有突出贡献中青年专家。获得江苏省中医药科技奖2项,市医学新技术引进奖二等奖2项,主持、参与省市级科研课题10余项。

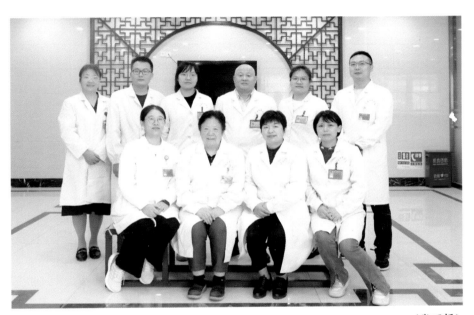

（张丽摄）

吴良侠山阳名医传承工作室成员合影

前排：吴良侠（左二）、王素芹（右二）、胡娟娟（右一）、王苏伟（左一）；

后排（左起）：周天红、潘成祥、赵扬、肖兴雷、易娇、卢伟伟。

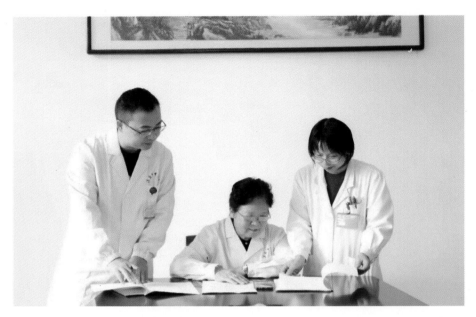

2019 年 11 月江苏省第三批老中医药专家学术经验继承工作指导老师吴良侠与弟子卢伟伟、胡娟娟签署拜师协议。 （申琳琳摄）

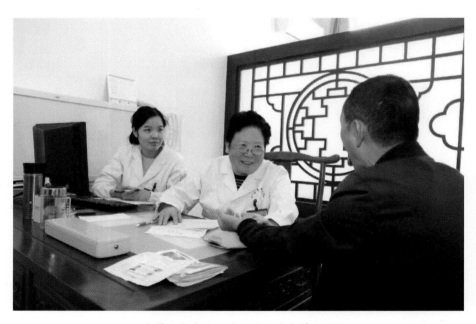

吴良侠主任在名医堂门诊为患者精心诊疗 （张娣娣摄）

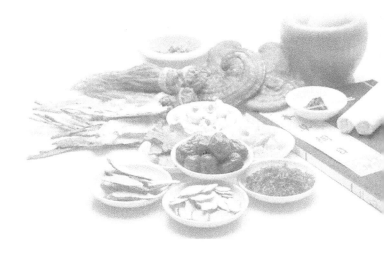

中医肾病
临证经验集萃

主 编／吴良侠　王素芹

副主编／胡娟娟　周天红

东南大学出版社
SOUTHEAST UNIVERSITY PRESS
·南京·

图书在版编目（CIP）数据

中医肾病临证经验集萃 / 吴良侠，王素芹主编. —
南京：东南大学出版社，2024.7
ISBN 978 - 7 - 5766 - 1211 - 0

Ⅰ. ①中… Ⅱ. ①吴… ②王… Ⅲ. ①肾病（中医）—
中医临床—经验—中国—现代 Ⅳ. ①R256.5

中国国家版本馆 CIP 数据核字（2024）第 011174 号

责任编辑：陈潇潇（380542208@qq.com）
责任校对：子雪莲　封面设计：毕　真　责任印制：周荣虎

中医肾病临证经验集萃
ZHONGYI SHENBING LINZHENG JINGYAN JICUI

主　　编	吴良侠　王素芹
出版发行	东南大学出版社
出 版 人	白云飞
社　　址	南京四牌楼 2 号　邮编：210096
网　　址	http://www.seupress.com
电子邮件	press@seupress.com
经　　销	全国各地新华书店
印　　刷	广东虎彩云印刷有限公司
开　　本	700 mm×1 000 mm　1/16
印　　张	15.5（彩插 4）
字　　数	252 千字
版　　次	2024 年 7 月第 1 版
印　　次	2024 年 7 月第 1 次印刷
书　　号	ISBN 978 - 7 - 5766 - 1211 - 0
定　　价	58.00 元

＊ 本社图书若有印装质量问题，请直接与营销部调换。电话（传真）：025 - 83791830。

《中医肾病临证经验集萃》
编委会

主　编　吴良侠　王素芹

副主编　胡娟娟　周天红

编　委　（按姓氏笔画排序）

王苏伟　王　亮　卢伟伟

朱晋龙　严晓枫　肖兴雷

易　娇　苑　芳　赵　扬

唐　蕾　高先楼　潘成祥

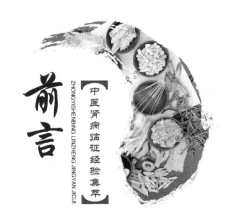

前言

中医肾病临证经验集萃

ZHONGYISHENBING LINZHENG JINGYAN JICUI

　　恩师吴良侠，江苏宿迁人，1970 年毕业于南京中医学院（现南京中医药大学）医疗系。淮安市中医院肾病科学术带头人，主任中医师，淮安市名中医，江苏省第三批老中医专家学术经验继承工作指导老师，江苏省西学中高级人才研修项目师承导师，江苏省白求恩式医务工作者，南京中医药大学兼职教授。吴师深耕临床教学一线工作 50 余年，为人谦逊，育人无数，心系患者，深得患者好评。临证博采众长，在慢性肾衰竭、糖尿病肾病、慢性肾炎、泌尿系结石等疾病的治疗方面形成了个人独特的理论体系。虽年近八旬，但每日坚持学习中医经典，认真记录心得笔记。

　　2011 年，我正式拜师，吴师不仅教给了我怎么治病救人，还教我如何做人。2022 年淮安市卫生健康委员会批准成立吴良侠山阳名医传承工作室，组建团队收集整理吴师临证经验。我作为吴师弟子，也是工作室成员，同时又负责医院对工作室的管理工作，想到应该将她这么多年临证积累的经验出版，让更多的中医学习者学习，造福更多的患者。在我多次劝说之下，吴师方同意。

本书分临证篇、对药篇、膏方篇、医话篇共 4 个部分,临证篇又分肾病和杂病两个部分,将吴师临床 50 余年的经验展现在读者面前,虽无深奥的词汇,但胜在真实。

弟子　王素芹

2023 年 10 月 12 日

目录

▶ 临证篇 LINZHENGPIAN

第一部分　肾病篇

第一章　脏象肾与解剖肾的关系　　3

第二章　原发性肾小球疾病的中医辨治　　6

第三章　糖尿病肾病的中医辨治　　37

第四章　尿酸性肾病的中医辨治　　42

第五章　慢性肾衰竭的中医辨治　　46

第六章　膀胱过度活动症的中医辨治　　50

第七章　泌尿系结石的中医辨治　　53

第八章　滋阴法在肾病中的运用　　59

第九章　激素治疗肾病分阶段中医辨治　　63

第十章　肾病的饮食治疗　　67

附：肾小球疾病尿液检验的临床意义　　69

第二部分　杂病篇

第一章　盗汗辨治六法　　73

第二章　不寐中医辨治　　78

第三章　肥胖中医辨治　　83

第四章　头痛辨治十六法　　87

第五章　中药慢服法治疗胃食管反流病　　95

第六章　幽门螺杆菌感染性胃炎中医辨治　　99

第七章　补中益气汤临床应用　　103

▶ 对药篇 DUIYAOPIAN

第一章　临证用药经验　　113

第二章　服药时宜　　122

第三章　肾病常用药物选择及对药　　　　　　128

第四章　临证常用止痛中药选择　　　　　　　136

第五章　脾胃病用药原则及常用对药　　　　　145

第六章　咳喘常用对药　　　　　　　　　　　152

第七章　软坚散结对药　　　　　　　　　　　165

▶ 膏方篇　GAOFANGPIAN

第一章　膏方特点　　　　　　　　　　　　　171

第二章　膏方临床应用　　　　　　　　　　　172

第三章　膏方临床应用举隅　　　　　　　　　174

▶ 医话篇　YIHUAPIAN

一、头痛临证医话　　　　　　　　　　　　　189

二、脾胃病临证医话　　　　　　　　　　　　190

三、腹痛临证医话　　　　　　　　　　　　　197

四、泄泻临证医话　　　　　　　　　　　　　198

五、便秘临证医话　　　　　　　　　　　　　203

六、肝胆病临证医话　　　　　　　　　　　　204

七、肾病临证医话　　　　　　　　　　　　　206

八、心悸怔忡临证医话　　　　　　　　　　　212

九、不寐临证医话　　　　　　　　　　　　　213

十、肺系疾病临证医话　　　　　　　　　　　214

十一、血证临证医话　　　　　　　　　　　　224

十二、辨寒热临证医话　　　　　　　　　　　225

十三、辨舌苔、脉象医话　　　　　　　　　　228

十四、辨虚损医话　　　　　　　　　　　　　230

十五、治则医话　　　　　　　　　　　　　　232

临证篇

LINZHENGPIAN

○ 第一部分　肾病篇

○ 第二部分　杂病篇

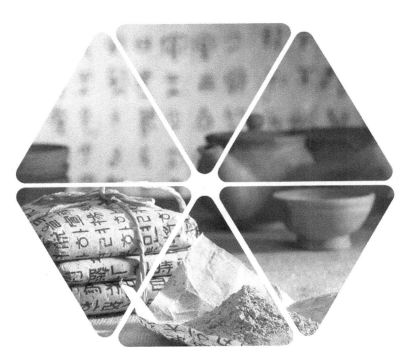

第一章
脏象肾与解剖肾的关系

一、中医学对肾脏的认识

在中医学中,肾是脏象学中五脏的重要一脏,其府在腰。主要功能:肾主水、合三焦、膀胱二腑主津液,与肺脾二脏同司体内水液代谢和调节,是人体水液代谢的重要脏器。

肾主骨、生髓,有充养骨骼、滋养脑髓的作用,故骨、脑的生长发育和功能活动取决于肾气的盛衰。

肾主藏精、主生殖,为先天之本,《素问·六节脏象论》:"肾者主蛰,封藏之本,精之处也"。

肾寄命门之火,为元阴元阳之所藏,有"水火之脏、阴阳之宅"之称。

二、西医学对肾脏的认识

在现代医学中,肾脏是解剖学中一个实体器官,正常人每人有两个,分别位于脊柱两侧。主要作用:一是调节水液代谢平衡,通过泌尿系统排泄体内代谢产物,如尿素氮、尿酸、肌酐等含氮有毒物质以及某些药物的代谢产物,肾功能不全时这些产物排泄障碍会导致血中尿素氮等增高;二是保持体内酸碱平衡;三是保持体液内各种成分稳定,是处理废水、废气、废渣的净水器;四是内分泌功能,分泌肾素、前列腺素、红细胞生成素、骨骼系统有关的 25 -羟基维生素 D_3 等。当肾脏损伤影响这些物质的生成则致血压调节功能、造血功能障碍,发生贫血及骨骼病变。

由上可见中医对肾和西医对肾脏的认识实质上是一致

的，可谓殊途同归。肾脏是人体内极为重要的生命器官，是人体的一个重要调节器，巧妙地控制人体的代谢过程，从而保证生命活动的正常运行。

三、肾虚与肾脏病

肾为水火之脏，内寄真阴而寓元阳。肾藏精，精化气，肾中精气实为肾阴、肾阳两者，肾阴为人体阴液之根本，肾阳为人体阳气之根本。古人云："五脏之阴气，非此不能滋，五脏之阳气，非此不能发"。肾阴肾阳在人体生命活动中非常重要。正常情况下，肾阳对精气充盈，肾阴对脏腑组织能滋养濡润，肾阳对脏腑组织能温煦推动，使人体骨坚齿固，脑健发荣，耳聪听灵，轻劲多力，精力充沛，生命力旺盛，生殖力强。肾虚乃精气阴阳不足致精神疲乏，头晕耳鸣，健忘脱发，腰脊酸痛，遗精早泄，不育不孕。肾虚是一切肾脏病发病的病理基础，没有肾虚便没有肾脏病。肾气虚损，失其封藏之用，精不守其所，致精液下流，致生蛋白尿。开阖失节，致生水肿。肾者水脏，主津液。人体水液精微的受纳转输、布散、排泄，与肺、脾、肾、膀胱、三焦等脏腑有关。其温煦之源，化气行水之功与肾之开阖有节，维持人体水液代谢平衡密切相关。肾气亏虚，开阖功能受损，使水液有关的病症随之而来。《医门法律》中指出："肾者胃之关也，肾可开阖，肾气从阳则开，阳太盛则关门大开，水直下而为消；肾气从阴则阖，阴太盛则关门常阖，水不通而为肿"。肾阴液亏虚则致头晕耳鸣、血压升高。肾主骨生髓，肾精不足则腰脊酸软、膝胫无力等，都与肾虚密切相关。

现代医学中的肾脏病，由于肾小球滤过膜通透性增加，以致原来滤过较少的蛋白质大量漏出或肾小管对滤过蛋白的重吸收作用减退等致使蛋白从尿液中排泄而发生蛋白尿。同时因肾原发性功能障碍，使过多的液体在组织间隙或体腔中聚积而引起水肿。由于肾动脉阻塞造成肾小球缺血，使肾小球旁器的分泌肾素功能增强，从而引发血压升高。当肾功能减退时，机体的神经、心血管、内分泌、消化、造血、免疫系统、骨骼等都受到损害。神经系统出现头痛、失眠、耳鸣、焦虑、烦躁，甚至嗜睡、抑郁、皮肤瘙痒、肌肉应激性升高，肌无力、骨骼软化、骨质疏松或恶心呕吐、厌食、消化道出血、口腔溃疡、舌炎、口中尿味等消化系统病变；或高血压心衰、心血管疾病；或因红细胞生成素减少致生贫血等。

因此可见在生理功能上，中医肾虚与现代肾脏病临床表现实为异曲同工，基本一致。再从它们发病过程中的病理产物和诱发因素来看也相一致。

瘀血、湿热是肾脏病发病过程中的病理产物和诱发因素，瘀血居其之首，与其他标邪互为因果、相兼为病。瘀血的形成有虚有实,因虚致瘀是瘀血形成的始因,而实邪则是血瘀的继发因素,无论哪种因素,一旦导致血瘀的发生,则是虚实相兼、相互致瘀。同时血瘀之变反过来又影响气血阴阳等正气的化生,加重病情进展。故云,瘀血不除,肾气难复。

现代研究发现肾小球疾病都有肿胀、增生、纤维化等病理改变,在病变后期更加明显,逐渐发展为肾小球硬化、玻璃样变而最终导致肾萎缩。说明肾脏病变过程中,不仅久病入络,新病也常入络,或为血瘀,提示血瘀贯穿肾脏病的始终。

肾虚证与肾脏病中西医治疗。中医治疗肾小球疾病多以标本兼治、保肾固本为主,采用急则治标、缓则治本。标本俱急,标本同治。其标在肺,其本在肾,发则治肺,平时治肾。标证以外感风寒、风热,水湿内停,湿热壅滞,瘀血阻络为主。治予疏风宣肺,清热利湿,活血通络,扶正固本。虽然肾在水液代谢中起主导作用,但人体是一个整体,脏腑之间关系密切,相互影响,尤以肺、脾、肾三脏在水液代谢、物质精微产生和贮运中缺一不可。肺为水之上源,肺气行则水行;脾为水之堤防,脾非先天之气不能化;肾为水之主,肾非后天之气不能生,肺主气而发源于肾,故治疗时虽以保肾固本为主,采用温肾助阳补肾固摄,滋养肝肾外,还应益气固表,补中升提以实肺脾。

现代医学治疗肾脏病,则以保护肾功能,维持水、电解质及酸碱平衡,发时以抗感染、利尿消肿、扩张血管、抗凝、调脂等对症治疗为主,整体观念较差,方法单一,不予辨证,治病不治人。

中西医治疗共同点:中医的保肾、温肾、利水祛湿、清热解毒、活血通络,与西医的保护肾功能、保护残存肾单位、抗感染、利水消肿、抗凝降脂等本质一致。中医强调整体观念,辨证思维,而西医则利用现代科学技术,对肾脏病认识客观化、微观化,从不同角度,采用不同方法,论述肾的生理功能和病理表现及治疗原则,丰富了对肾的病理生理认识。二者各有所长,应取其所长,服务病人缓解病情。

第二章
原发性肾小球疾病的中医辨治

第一节　原发性肾小球疾病分型

根据 1992 年 6 月《中华内科杂志》编委会肾病专业组制定的分型方案,将原发性肾小球疾病分为急性肾小球肾炎、急进性肾小球肾炎、慢性肾小球肾炎、隐匿性肾小球疾病及肾病综合征 5 个类型,临床上具备:肾小球蛋白尿(白蛋白为主),伴管型和(或)肾小球性血尿;肾外表现为高血压及水肿,肾小球滤过功能损害先于并重于肾小管功能障碍等特点。

一、急性肾小球肾炎

急性肾小球肾炎简称急性肾炎。临床表现为急性起病,病情轻重不一,以血尿、水肿、蛋白尿、高血压或伴有一过性氮质血症和肾功能下降为特点,也称急性肾炎综合征。

1. 血尿　血尿常为发病后第一症状,呈洗肉水样肉眼血尿,无血凝块,或镜下血尿,镜检显示红细胞呈大小不等,形态多样,每个细胞内血红蛋白分布不均匀的肾源性红细胞及红细胞管型。血尿发生率约 40% 肉眼血尿常在 1～2 周后转为镜下血尿。

2. 水肿　水肿也是急性肾炎起病后最早出现的症状,发生率 80%～90%,水肿不严重,仅以眼睑及颜面为主,晨起较重,水肿呈凹陷性,部分病人仅为体重增加,肢体有肿胀感,大部分患者于 2～4 周后水肿自行消退,少数患者水肿严重,可波及全身,甚至伴有胸腔、腹腔积液。

3. 蛋白尿 患者会出现不同程度蛋白尿,尿蛋白定性＋～＋＋,24 小时尿蛋白定量,常为轻度、中度,约一半患者在 4～6 周后转阴,一年后大部分患者尿蛋白转阴,然而镜下血尿可延续数月或数年。

4. 急性肾炎 常在感染之后发病,以链球菌感染最常见,如急性化脓性扁桃体炎、咽炎、淋巴结炎,或皮肤疖肿,以脓疱病为主。链球菌培养阴性,抗链球菌溶血素(ASO)滴度升高,多在感染后 1～3 周发病,与 IgA 肾炎发病区别在于 IgA 肾炎也常于上呼吸道感染(急性扁桃体炎)后发病,间隔时间较短,常在感染 24 小时到 72 小时发病,偶可数小时即出现肉眼血尿,也称为咽炎同步血尿。

5. 高血压 80％的患者为中等度血压升高,(130～150)mmHg/(90～110)mmHg,舒张压很少超过 120 mmHg,高血压与水肿的程度常平行一致,并随着水肿消退而恢复正常,如血压持续升高 2 周以上无下降趋势表明肾脏病变较重,应予以重视。

6. 一过性氮质血症和肾功能下降 约65％的患者血肌酐及尿素氮升高,严重者 $Scr > 40\ \mu mol/L$,$BUN > 60\ mg/dl$,部分患者经利尿治疗数天后,氮质血症可恢复正常,少数老年患者治疗后不能恢复,预后不良。

7. 急性肾炎 大部分患者起病时尿量减少,24 小时尿量少于 500 ml,2 周后尿量增加,肾功能恢复,只有不到 5％的患者由少尿发展成无尿,表明肾实质病变严重,预后不佳。

8. 急性肾炎 发病年龄在 3～8 岁儿童时期最常见,2 岁以下罕见。发病时常疲乏、厌食、恶心欲吐、头晕头痛,成人见腰部钝痛。

9. 超声检查双肾大小正常。

二、急进性肾小球肾炎

急进性肾炎起病急,病情重,进展迅速,常于发病数周或数月内出现较重的肾功能损害,明显水肿、血尿、蛋白尿、管型尿等,也常有高血压及迅速发展的贫血,也有肾病综合征表现,肾功能损害呈进行性加重,出现少尿或无尿,如病情未能得到及时有效控制,常在数周至数月内需替代治疗,也有称为新月体肾炎。此类型不常见,对突出的少尿及进行性肾衰竭为表现者应考虑本病。本病预后凶险,80％～90％的患者于半年至一年内发生不可逆的肾衰竭,不做长期透析治疗难以维持生命。病理提示 75％～80％以上肾小球有新月体形成者,抗肾小球基底膜抗体阳性,成年患者伴严重的肾小管萎缩及间质纤维化和肾动脉硬化者。预后差,如新月体形成较轻,肾小球毛细血管内皮细胞有增殖性病变者;肾小管及肾间质病变轻,以及免疫复合物型(Ⅱ型),特别是有明确感染病因者以及非免疫型(Ⅲ)有自然缓解可能。

三、慢性肾小球肾炎

慢性肾小球肾炎,简称慢性肾炎,是多种原因引起的原发于肾小球的一组临床表现相似而病理改变不一、预后不尽相同的免疫性疾病,以蛋白尿、血尿、水肿、高血压和肾功能不全为特征,病变均为缓慢进展,最终进展至慢性肾衰竭。

慢性肾炎起病缓慢,病情迁延,临床表现可轻可重,或时轻时重,随病情发展可有肾功能减退、贫血、电解质紊乱。临床表现多种多样,可有水肿、蛋白尿、血尿、高血压等表现中一项或数项,有时伴有肾病综合征或重度高血压。病程漫长,常超过一年,急性肾炎迁延不愈,病程一年以上可转为慢性肾炎,但大部分慢性肾炎并不是急性肾炎迁延而致。病程中可因感染,如上呼吸道感染、胃肠道感染、尿路感染诱发急性发作,类似急性肾炎表现而加重病情。尿常规提示蛋白尿、肾性红细胞尿,同时有不同程度的高血压及肾功能损害。

四、隐匿性肾炎

隐匿性肾炎是指症状及体征不明显,病程绵长,反复发作,病因病理改变多样,有轻度的持续性或间断性蛋白尿或血尿(有时为反复发作性肉眼血尿)的一类肾小球疾病,也称为无症状性蛋白尿或血尿。隐匿性肾炎大部分起病隐匿,病程漫长,多数是在诊断其他疾病或体检时发现尿异常而被确诊。其特点:① 持续性轻中度蛋白尿,24 小时尿蛋白定量小于 1 g,沉渣中有颗粒管型,但无血尿或仅在高倍镜下有少于 5 个红细胞。② 持续或间断镜下血尿为主,相差显微镜检查尿红细胞以多形型为主,常在发热、咽炎、劳累等影响下出现一过性肉眼血尿,一般 1~4 天后消失,以后可再次发作。③ 持续性蛋白尿兼发作性血尿,有时可见水肿、高血压,在诱因过后可恢复原来隐匿状态。持续的蛋白尿和红细胞尿是隐匿性肾炎的主要临床特征。

隐匿性肾炎在临床表现及病理改变上不但与 IgA 肾病互有重叠,且有多种病理类型,所以实际上隐匿性肾炎包括 IgA 肾病。

五、肾病综合征

临床上表现为大量蛋白尿,高度水肿,低血浆白蛋白和高胆固醇血症,同时无血尿,无高血压,无肾功能不全,对激素治疗敏感,预后较好的患者名之为肾小球肾病,该病约占儿童肾小球疾病的70%～80%,亦称为原发性肾病综合征单纯型(Ⅰ型)。

肾小球肾病患者大部分呈高度选择型蛋白尿,尿中只有小分子(白蛋白为主)蛋白质滤过,说明损害较轻,如大分子蛋白质亦漏出,则损害严重,蛋白尿的选择性差,称非选择性蛋白尿。

尿中纤维蛋白降解产物(FDP)肾小球肾病的肾小球无炎症改变,无凝血或纤维蛋白在局部沉积现象,故肾小球肾病与肾小球肾炎患者在血或尿中FDP含量增加有所不同,说明两者在发病原理上不同。

肾小球肾病对激素和免疫抑制剂高度敏感。足量长疗程治疗可100%缓解,预后较好,一般不会发展为肾功能不全。

纵观各类型的原发性肾小球肾炎临床表现,无论病情急缓、病程长短、病情轻重、病理如何变化,水肿、蛋白尿、血尿、高血压是它们共有的症状。中医没有肾小球疾病病名,根据其临床表现应属于"水肿""虚损""血尿""头晕"等范畴,其中水肿与肾关系密切,所以临床上对水肿辨治较多,论述较深。下面分别对水肿、蛋白尿、血尿、高血压进行辨证治疗。

第二节　原发性肾小球疾病中医辨证治疗

在原发生肾小球疾病的中医治疗中,笔者一般根据临床主症进行辨证论治,分别按照水肿、蛋白尿、血尿、高血压进行治疗。

一、水肿的中医辨证治疗

水肿,《内经》称之为水。《诸病源候论·水肿病诸论》中始有水肿之称。水肿病机在于肺、脾、肾之气化失调。《丹溪治法心要》云:"因脾虚不能行浊气,气聚则为水,水溃妄行"。李中梓《医宗必读·水肿胀满》云:"水肿制于脾,实统于肾。肾本水脏而元阳寓焉。命门火衰,既不能自制阴寒,又不能温养脾土,则阴不从阳而精化为水,故水肿之症,多属火衰。"张景岳云:"水为至阴,故其本在肾,水化于气,其标在肺,水惟畏土,其制在脾。"

现代医学认为,过多的液体在组织间隙或体腔中积聚,称为水肿。由肾脏原发性疾病引起的全身水肿,称肾性水肿。肾性水肿是肾脏疾病的重要体征,其特点是水肿首先发生在组织松弛部位,如眼睑或颜面的水肿,晨起明显,然后发展至足踝、下肢,严重时波及全身,发展迅速。水肿性质软而易移动,常伴蛋白尿、血尿、管型尿及高血压。

肾性水肿,归属祖国医学中"水气""水肿""肿胀"。《灵枢·水胀》篇云:"水始起也,目窠上微肿,如新卧起之状,其颈脉动,时咳,阴股间寒,足胫肿,腹乃大,其水已成矣,以手按其腹,随手而起,如裹水之状,此其候也。"王肯堂也云:"有一身之间,唯面与双脚浮肿,早则面甚,晚则足甚。"古人对肾性水肿特征早有记述。《金匮要略》中将水肿分为风水、皮水、正水、石水、黄汗几类,言其风水者,其脉浮,外证骨节疼痛,恶风发汗、自汗、面目浮肿,颈脉动,时咳。主要见于急性肾小球肾炎、慢性肾小球肾炎及隐匿性肾炎急性发作期。皮水,其脉也浮,外证浮肿,按之没指,有腹水或无腹水,没有恶风、汗出、骨节痛、发热等表证,多见于慢性肾炎。正水,其脉沉迟、自喘、身肿及大腹肿、面色萎黄或㿠白,大便时溏。朱丹溪将水肿分为阳水和阴水,其云:"若遍身肿,烦渴,小便赤涩,大便闭,此属阳水,若遍身肿,不烦渴,小便少,不赤涩,大便溏,此属阴水。"《沈氏尊生书》也云:阳水多外因,或涉水冒雨,或外感风寒暑湿,其肿现上体。阴水多内因,多因饮水茶酒、饥饱、劳疲、房劳,其肿先现下体。外因多风热、风寒、寒湿、燥火、内伤常肺虚、肺热、脾虚、肾虚等。

中医治疗水肿中最早的方法是发汗、利水泄水。《黄帝内经·素问》云:"平治于权衡,去菀陈莝,开鬼门,洁净府"。张仲景提出:"腰以下肿,当利小便,腰以上肿,当发汗,乃愈"。

近代名家治疗水肿,主张各异,有的主张治肺,有的主张治肝,有的以健脾为主,有的重在益肾,有的注重宣透消络,益气温阳,也有的重在宣肺凉血及清热解毒、活血利水、清化湿热,各有各的道理。然肾炎一病,病情复杂,病程日久,难以一方一法所能治之。正如国医大师邹云翔老先生所言:"治肺治肝治肾治脾,难循一法,用宣用清用疏用补,难求应机,或功或补或利水,不循辨证难为功。但扶正祛邪,功补兼施为诸家共识。"

水肿病初始期多归邪实,应以消水为主,此期正气未虚,辨证选用发汗(开鬼门)、利尿(洁净府)、泻下法(去菀陈莝)。虽然发汗法常用于腰以上水肿,兼有表者。利尿法多用于腰以下水肿或周身肿者,泻下消水法多用于阳明湿热内盛,体内水液废物郁结已久者。但临床上病情十分复杂,切不可墨守成规,应随证辨治。尤其是"去菀陈莝",攻下逐水祛邪峻猛,古人用之较多,现在多用于治疗痰饮、悬饮、支饮等饮证,使积聚体内的废物通过肠道从大便排出,然因肾病日久,久病必虚,虚不宜攻,故近代很少用于治疗肾病水肿,即使对于高度水肿,而正气尚未虚者,可用攻下逐水之邪以减轻水肿,也只用于肾病病程短、血浆蛋白降低不显著者,同时因攻逐力猛,易伤正气,只短暂使用,不可常规应用。

病邪主要为水湿、湿热蕴结,瘀血阻滞。病邪祛除后,肾病水肿、蛋白尿即可减轻。正气存内,邪不可干,所以扶助正气才是治病根本。正气虚主要是气阴亏虚、肺肾气虚,阳虚多为脾肾阳虚,阴虚则以肝肾阴虚为主。临床上,笔者常用以下几种方法辨治肾性水肿。

(一)疏风清热,宣肺利水消水肿

本法常用于急性肾小球肾炎或慢性肾炎急性发作及隐匿性肾炎、IgA肾病急性发作。多因外感,风热之邪袭表,首先犯肺,肺为水之上源,肺气闭郁,失于清肃,不能通调水道,入里伤肾。肾与咽喉在经脉循行上相连,咽部受邪循经至肾,肾脏受邪亦可波及咽喉。风热之邪从口鼻而入,客于咽喉,致咽干咽痛、喉蛾肿痛、咳嗽。风热循经入肾致肾主水功能失常,壅滞三焦,水液不循常道,溢于肌肤致生水肿。此水肿以眼睑、颜面为主,来势迅速。风热入肾伤络,致使小便短赤色红,大便秘结,脉浮略数,舌边尖偏红,苔薄黄,辨病属中医阳水范畴,治宜开鬼门,疏风清热、宣肺利水,使风热之邪从表而解。

治上焦如羽,非轻不举,风药味薄气轻,清扬上升发散,辛能疏郁、宣散卫气、发散郁热、透邪外出,临床上常用银翘散加减。药用:荆芥、防风、牛蒡子、蝉衣、僵蚕、银花、连翘、白茅根、浮萍、薄荷、板蓝根、杏仁、升麻、黄芩、虎杖、茜草。

本法虽是疏风清热解表利水,服药后不一定出汗,但尿量可明显增多,因肺气得宣,除使水气从体表发越之外,还能通调水道,使水液下输膀胱而排出体外。临床上,凡急慢性肾炎水肿病程较短,伴有肺经症状者或合并外感者均可用此法。古有治水先治肺之说,王孟英也云:"肺气清则治节有权,下行自畅,气化咸借以承宣,故清肺药皆利小便"。肾病早期,病邪中人尤浅,势虽骤而易治。

（二）疏风散寒,发汗解表消水肿

中医治病,既要辨病正确,更要辨证精准,治疗才能立法正确,用药得当,收效满意。开鬼门常用于治疗急性肾小球肾炎或慢性肾炎及隐匿性肾炎急性发作期。本病既可因风热外袭致肺气闭郁,也可由外感风寒致肺气闭郁,使肺失于宣发肃降,前者宜疏风清热、宣肺利水,而后者则应疏散风寒、发汗消肿。

外感风寒,肺气闭郁,失于宣发肃降,肺失肃降,则不能通调水道、下输膀胱,水液输布和排泄发生障碍,导致水湿停留,小便不利而发水肿。水肿先以眼睑颜面为主,来时迅速,继而四肢及全身皆肿,以面部肿势为著,恶寒重而发热轻,头痛咳嗽,骨节酸痛,尿少便溏,苔薄白,脉浮紧。属阳水范畴,治当疏风散寒、发汗消肿,方选麻黄三皮饮。药用:麻黄、浮萍、杏仁、桂枝、生姜皮、陈皮、茯苓皮、防风。方中麻黄、浮萍皆有发汗利水之功,风水者必用。

（三）疏风祛湿,宣通利水消水肿

外感风邪水湿,冒雨涉水,或居住湿地,风湿困遏肌表。肺主一身之表,风湿困表则肺气郁闭不宣,通降失调。肺为水之上源,肺失通调,则水液潴留而发水肿。身肿重,目窠下肿,皮肤光泽,不恶寒,骨节不疼,或有汗出恶风、胸闷、咳逆,尿少色黄,脉濡苔腻。水肿特点,多为面部与四肢浮肿,早期面肿甚,晚则足肿甚。经云:"面肿为风,脚肿为水,乃水湿所致。"

外感风寒者,有恶寒发热,骨节酸疼,而外感风湿则不恶寒、骨节不疼,若表虚则汗出恶风身重，属风水范畴，治当疏风祛湿利水消肿，方选麻杏薏甘汤化裁。药用：羌活、防风、白芷、苍术、薏苡仁、藿香、陈皮、砂仁、汉防己、白术、冬瓜皮、杏仁、麻黄、徐长卿。

风邪是原发性肾小球疾病发病的主要外因，湿邪黏腻重浊，是导致肾病迁延难遇的致病因素和病理因素。疏风之药多味辛、性温，轻清透散。温能宣通、畅达肺气、宣畅气机、祛邪外出。味辛醒脾助运，鼓脾阳，振脾气，运化水湿，同时助肾化湿，鼓肾气，使水湿得以蒸腾化气，胜湿利水，祛除在里湿邪，即"诸风药，皆是风能胜湿也"。

（四）宣肺温肾，母子同治消水肿

肺与肾为母子相生关系，肺主气司呼吸，为气之标，肾主纳气，为气之根。肺属金，肾属水。肺气与肾水在生理上相互资生，在病理上也可相互影响。当肺气虚而累及肾，或肾阳虚而影响肺，都会出现肺肾虚寒综合病症。临床症见：畏寒肢冷，喘促气短，咳嗽咯痰稀白，全身水肿，腰以下为主，两足内踝部尤甚，腰膝酸软沉重，阴部湿冷，小便量少色清，大便溏薄，纳呆食少，舌淡胖，苔薄白，脉沉细弱。治当宣肺温肾，母子同治，方选桂枝去芍药合济生肾气丸。药用：麻黄、桂枝、附子、细辛、干姜、仙灵脾、仙茅、巴戟天、熟地、山药、怀牛膝、益母草、三棱、莪术、茯苓、生黄芪、玉米须、生姜皮、大枣。

本型多见于慢性肾炎肾病型，病程日久，水肿反复不消，蛋白持续不减者。

（五）清热解毒，化湿利水消水肿

风毒湿热郁遏于表，内犯于肺，肺失通调，发为水肿。身肿以下肢为重，肌表微热，或少数病者伴有脓疱疖肿，小便黄赤，发热口干口苦，怕热欲饮，舌红苔薄黄，脉滑数。本证特点：① 肿多在下肢，肌表微热；② 肌肤多生疮疡或疖肿。病机为风毒湿热郁遏肌表，营卫循行阻滞，血分蕴热，发为脓疮。因湿热犯表所致水肿，应属阳水。治宜清热解毒、化湿消肿，方选五味消毒饮加减。药用：银花、连翘、蒲公英、生地、赤芍、生石膏、益母草、牛蒡子、芦根、山豆根、丹参、桔梗、甘草、泽泻。

（六）健脾益肾，温阳利水消水肿

脾肾阳虚，水湿泛滥，症见神萎倦怠、畏寒肢冷，一身尽肿，腰以下尤甚，甚则胸水、腹水，脾阳虚则纳呆食少、腹胀便溏，肾阳虚则腰部酸痛，阴囊潮湿，性欲低下，遗精阳痿或月经不调，带下清稀，舌淡胖有齿痕，苔润滑脉沉细缓。此型多见于肾病综合征初期，未用激素治疗之前。治当健脾益肾、温阳利水，方选实脾饮合真武汤加减。药用：生黄芪、制附子、仙灵脾、巴戟天、茯苓、猪苓、干姜、椒目、益母草、穿山龙、车前子、红景天。

温阳利水的原则是在温补脾肾的基础上配用渗利水湿之品。单用温阳药物不用渗利消肿之药效果不显。故脾肾阳虚所致的水肿虽正虚为本,但在治疗时必须标本兼顾,既要调整脾肾功能固其本,又要重视祛除水湿之邪治其标,方能收效。脾肾阳虚,土不制水,肾失开阖,水湿聚而为肿,为阴水虚证,治当健脾益肾,温阳利水,是属洁净府、利小便之法,不可施用"开鬼门""去菀陈莝"治水之法,虚证误用攻法易使虚者更虚,肿势非但不能减轻,反会加重病情。治疗水肿,应重视肾阳肾气,用附子治疗水肿,宜用小剂量制附子5～10 g,不宜用大剂量生附子,因肾性水肿并不是四逆汤证的阳气衰微、寒邪太盛、急需大剂量生附子回阳救逆,而是取其温振肾阳、肾气,故不需用生附子,常量使用即可。

(七)清上温下,寒热并用消水肿

用于慢性肾炎,素体脾肾阳虚,症见面色㿠白,畏寒肢冷,手足不温,腰部酸痛,腹胀便溏。近期又感受风热之邪,上犯气道,肺失肃降,肺为水之上源,肺气闭郁,失于肃降,不能通调水道,发为水肿,客于咽喉,致咽喉肿痛、口干舌燥,小便短赤,眼睑及四肢浮肿,脉浮苔薄黄,舌边尖红。此型脾肾阳虚、复感风热外邪,见于急性肾炎初始期及慢性肾炎急性发作期。证属风热犯肺,失于清肃,脾肾阳虚,运化失职,关门不利,治宜清上温下,寒热并用,通调水道,祛邪外出。药用:麻黄、石膏、附子、苍术、苡仁、泽泻、仙灵脾、连翘、茯苓、猪苓、白术。

(八)通阳利水消水肿

本法主要用于阳气尚未虚损,而水湿较盛困遏阳气,阳气失于伸展,阳不化湿而致水肿,或外邪寒湿袭表,卫阳被遏,肺失宣肃,水道不通而致生水肿者,均可应用通阳利水法以消水肿。前者为治疗实证阳水,代表方选用五苓散。方中桂枝是通阳利水代表药,最好用桂枝尖,因其能通达四肢末端及皮下,通阳利水作用较强。后者因外邪寒湿袭表,卫阳被遏,故在通阳利水的同时要加用发汗解表散寒之品。方选消水圣愈汤加味。药用:附片、麻黄、桂枝、茯苓、白术、细辛、知母、生姜、大枣、炙甘草。该方主要功用为温阳化气、散寒逐水,消阴救阳,通利气机,被清代医家陈修园称之为治水肿第一方。

(九)健脾渗湿消水肿

慢性肾炎水肿反复发作,浮肿虽不甚,但长期持续不退,腰以下为主,四肢浮肿沉重,午后足胫、踝部明显,伴疲乏无力,面色少华,纳呆便溏,脉细弱,苔白微腻。

《内经·素问·病机十九条》云："诸湿肿满,皆属于脾"。气降则生水,水生则气化,其转运之枢全在于中焦脾气健运,水湿之邪自化。脾气虚弱,不能运化,布散水湿,则水湿内停,留注皮肤、肌肉、四肢而发水肿。脾属土,肾属水,脾土主制肾水,脾气虚弱,脾阳不振,不能制约肾水,而肾水反侮脾土,亦可水泛致生水肿。脾主四肢肌肉,眼睑内轮属脾,故见四肢浮肿沉重,眼睑如卧蚕状,水肿虽不严重,但持久不消,治宜健脾渗湿以消水肿。方选补中益气汤合黄芪防己汤。药用生黄芪、白术、陈皮、升麻、柴胡、党参、防己、山药、苡仁、茯苓、泽泻、益母草、砂仁、穿山龙、丹参、苍术、猪苓、生姜皮。

本法利水不伤阴,扶正不碍脾,方用黄芪宜生用,利水作用强于炙黄芪,益气作用稍逊一筹,用于益气利水时,可配伍生姜、大枣,可增加利水消肿功效,脾虚不能制水而妄行,加用人参配白术以补脾气,脾气得安,则能健运升降运动枢机则水肿自行消退。

二、蛋白尿中医辨证治疗

正常人每天尿中排出蛋白质最多不超过 150 mg,一般 40～80 mg,常规定性检测为阴性,超过正常尿蛋白限度则为蛋白尿。蛋白尿是各类型肾小球疾病的重要标志。夜间平卧状态时排泄的尿蛋白量较白天活动状态的量少。体位性蛋白尿,指卧位时尿蛋白排泄量正常,而在直立位时排泄量超过正常,但每天不超过 1 g。体位性蛋白尿又分间歇性和持续性两种。间歇性是指直立位时尿蛋白不一定每次都增多,常见于生长发育迅速的青少年。持续性是指直立位时尿蛋白排泄量均超过正常值,属于功能性蛋白尿,又分运动性及其他两种。运动性蛋白尿指在剧烈的运动或体力劳动后尿蛋白排泄增多,可伴少量尿沉渣异常,蛋白尿量的多少与活动程度及持续时间成正比。随着训练可减少排泄量,休息后几小时就恢复正常。如运动非常剧烈,则可能蛋白尿持续到三天。其他功能性蛋白尿,可以间歇性或持续性出现。如发热、情绪激动、过冷或过热等应激状态,此时交感神经兴奋,血浆肾素血管紧张素 II 活性增高,血浆儿茶酚胺活性增高。

肾小球滤过膜通透性增加,白蛋白的肾小球清除率超过 0.02%GFR,尿蛋白一般都超过 2 g/24 h,量多,血浆蛋白漏出量超过肾小管重吸收的阈值。尿蛋白分子量较大,主要是白蛋白及比白蛋白分子量更大的中分子及高分子血浆蛋白,肾小管性蛋白尿一般小于 2 g/24 h。

蛋白尿的反复或持久存在,不仅对肾组织有破坏作用,而且对全身有很大影响。尿蛋白漏出过多,导致肾小球压力增高,迁延日久,肾小球动脉硬化使肾小球萎缩。由于尿蛋白大量丢失,血浆蛋白下降,肾组织中细胞容易发生变性,也致肾小球萎缩。长期大量蛋白丢失,使血浆白蛋白明显降低,血管内胶体渗透压下降,血管内的水分漏入组织、皮下等处形成水肿。而长期低血浆蛋白还会造成腹水,用利尿剂已难奏效,还会引起电解质紊乱,使病情加重至人体逐渐虚衰。

中医学中无蛋白尿的病名,根据其功能应归属于中医学的精微物质,是构成人体和维持生命活动的基本物质。《素问·金匮真言论》篇中说:"夫精者,身之本也"。由饮食水谷化生的精微,称水谷之精,后天之精,荣养全身。《灵枢·五味》篇云:"谷始入于胃,其精微者,先出于胃之两焦以溉五脏六腑"。胃纳谷气,脾乃化之,其精微之气,先出于中焦,升则行于上焦,由肺而行五脏六腑,所以灌溉五脏六腑"。《素问·六节脏象论》说:"肾者,主蛰,封藏之本,精之处也"。《灵枢·营卫生会》中云:"济泌别汁,循下焦而渗入膀胱焉"。指出肾脏是贮藏精气和约束精气的脏器,是排出体内多余水液的主要器官,有分清泌浊作用。

蛋白是中医学中的精微物质。精微物质的丢失是脏腑功能异常所致。肺为华盖,位居最高位,主宣发肃降,司气机升降出入。通过肺的一呼一吸,进行气体交换,将体内浊气宣散到体外,同时将卫气和津液布散周身,以湿润肌肤皮毛。即《灵枢·决气》云:"上焦开发,宣五谷味、熏肤、充身、泽毛,若雾露之溉"。肺的形态"虚如蜂窠",质地清轻松软,虚静而有弹性,为之囊龠,不容异物壅滞。肺居胸中,如华盖以覆诸脏,所以无论吸入之清气还是"脾气散精,上归于肺"的水谷精微之气,均以下降为顺,"若雾露之溉"方能布散全身。肺气使体液不断下降,才能维持肺内清肃环境。肺气才能下降,津液才能下行,"通调水道"使水液下注膀胱,完成促进和维护水液代谢,肺的宣发肃降正常,则肺气出入通畅,水道通调,呼吸均匀,水津下达。如肺气亏虚,失去宣发肃降功能,无以使上焦开发,三焦通调,无力而布散气血津液于周身,致使水谷精微不得归其正道,精微下注,膀胱失约,而致生蛋白尿。

脾主运化水湿及水谷精微,统摄精血津液于一身,主升精,胃主受纳,腐熟,主和降。脾升胃降,燥湿相济,共同完成饮食水谷的消化吸收与转输,故称脾胃为气血生化之源,为后天之本。脾气虚弱,则气津液化源不足而亏损,脾虚失摄,气血津液不能循行于正常经脉之中,致精血津液失于统摄而流失,水谷精微不得运化,无以上输于肺布运周身,使水谷精微与水湿浊邪混杂,从小便而泄,导致尿中蛋白增加。

  肾主封藏,气化蒸腾,脾气散精,灌注周身;肺主宣降,通调水道,三脏相系,密不可分。肺虚则气不化精而化水,脾虚则土不制水而反克,肾虚则水无所主而妄行,肾脏统领三焦。三焦有上焦、中焦、下焦之分,通身脉络无处不在,能通调水液,使之清升浊降。肺、脾、肾三脏密不可分,一脏受损,势必累及他脏受累,诸脏俱伤,此乃肾小球疾病蛋白尿发生的根本。

  肺、脾、肾三脏功能受损,在肾小球疾病中蛋白尿的形成病机病变中起着主导作用,是疾病致生的根本。但是水湿、湿热、瘀血等邪气的侵袭滞留对该病的影响也非同一般,既影响蛋白尿的生成,又影响对蛋白尿的治疗效果及病情预后。

  水湿、湿热、瘀血三者既是致病因素,也是病理产物。水湿属阴,最伤人之阳气,叶天士《湿热论》中云:"湿盛则阳微"。阳气指脏腑功能。阴湿过盛,脏腑阳气受损。阳气一虚,难以温化已成之水湿,水湿内停,泛溢肌肤则发水肿。有时虽无水肿体征,也常见头晕沉、肢困重等水湿内停表现。水湿内停有寒化热化之分。寒化则为寒湿,热化则为湿热。水湿蕴蓄不化,日久化热,热与湿合,便为湿热。临床上尿蛋白形成过程中,湿热多见。故云水湿是湿热产生的基础,湿热是尿蛋白产生的重要病因之一。肾小球疾病中湿热的形成原因较为复杂,除水湿停聚日久化热外,尚有外感所致、内生所致及内外合邪、药物饮食等诸多因素。薛生白云:"太阴内伤,湿饮停聚,客邪再至,内外相引,故病生湿热,皆先有内伤,再感客邪。"说明脾虚不运,水湿停留的基础上,外感湿热毒邪再侵方可形成湿热。此时主要原因是中虚不运。若人体无内伤,中气实者,即使感受湿热毒邪,其病亦微。

  临床上肾脏病中单纯外感引起的湿热证较少,内外合邪者居多。再者药物损害也是产生湿热证的一个因素。如患者长期大剂量服用类固醇药物助阳生热,致损真阴,引起机体阴阳失调,水火不济,气化之机怫郁,水湿无以宣行,内蕴为患致生湿热,湿热内蕴,壅滞三焦,气机升降失常,脾胃失其升清降浊之能,导致精微下泄,致尿蛋白。

  肾脏病过程中,由于水湿的存在,湿热证的形成就有了基础。湿热证在肾脏病程的某一阶段或整个病程中,以湿热为主要表现经常存在。甚至贯穿肾病的全过程,只是有时候占主要地位,有时为次要地位。湿热形成之后,湿热毒邪还可壅滞三焦,致使人体脏腑功能进一步失调,如湿热壅滞上焦,上焦不利,肺卫失宣,卫表不固;湿热壅滞中焦,中焦不利,脾失健运,气血乏源,则神疲乏力,纳呆便溏;湿热壅滞下焦,下焦不利,肾失气化,则肢体浮肿,腰膝痠软,肾失封藏精微下泄,致蛋白尿。

湿热证治疗,清热利湿为其大法,但治湿有碍清热,治热有碍化湿,因清热多偏寒冻,不利湿之温化,化湿常用温燥,又不利热邪清除。因此治疗湿热,常温清两难,相互掣肘,且湿热证有湿重于热,热重于湿,湿热并重之分,其间还有轻重缓急,用药难以恰到好处,治疗过程中难以急见成效。

瘀血证也是肾小球疾病发病的致病因素和病理产物。水湿与瘀血相互影响,瘀血加重水肿,水肿阻碍血行,导致疾病持续发展。

瘀血是脏腑功能失调所产生的病理产物,导致瘀血的病因不外乎虚实两端。因虚致瘀,因瘀而正更虚,因瘀而邪更恋,故常虚实相兼。本虚主要责之于肺、脾、肝、肾四者的功能虚损,尤以脾、肾二脏虚损为关键,所谓"肾病者腹大胫肿"。"诸湿肿满,皆属于脾",即此道理。脾为气血生化之源,肾为阴阳之宅,脾肾虚损,主要是脾气、肾阴、肾阳亏乏。气为血帅,气行则血行,气虚则血滞。正如《读医随笔虚实补泻论》中云:天士"谓久病必治络,其所谓病久气血推行不利,血络之中,必有瘀凝,故致病气缠进不去,疏其血络而病气可尽也"。又云:"气虚不足以推血,则血必有瘀"。肾阳为一身阳气之根,气血的运行赖以肾阳的温煦和推动。脾肾阳虚,寒以内生,寒凝血脉则滞涩不畅。正如《灵枢·痈疽》篇所云:"寒邪客于经脉之中则血泣,血泣则不通"。阴血互存相互资生。若肾水亏乏,相火偏亢,煎熬阴液,则血液浓聚,瘀阻难行。

综上所述,因虚致瘀的病机特点主要为:气虚血瘀、阴虚热瘀、阳虚寒瘀和气阴两虚瘀阻等证型。

肾小球肾病患者的血液流变学检测结果也表明,气虚型患者的全血黏度增高,此乃气虚血瘀本质所在;肝肾阴虚型患者则表现为血浆黏度增高;脾肾阳虚者则是低全血黏、高血浆黏综合征,导致全血黏度降低,此为阳虚无力运化水湿所致;气阴两虚瘀阻型,常见全血浆高黏状态,由此可见血瘀虽是肾小球疾病的共性,但因不同的病因和病机,导致的血瘀又有各自的特点,其治疗用药也各不相同,这也是中医治病的特点。

综上所述,蛋白尿是脾肾亏虚、肾失封藏、脾不摄精、精微下泄所致,并可兼挟水湿、瘀血内阻、三焦水道运行失畅、精微不能循行常道而外泄,以致蛋白尿形成。湿热、瘀血等病理产物,形成恶性循环,终致蛋白尿经久难消。

治病必须治人,治人则须安定情绪,蛋白尿的治疗重在调整机体内阴阳失调,谨察阴阳,正确处理扶正与祛邪、治标与治本、客观数据与整体三者关系,方能控制蛋白的丢失,改善症状,缓解病情。

阴平阳秘,精神乃治,阴阳失调为疾病发生发展的病理基础,肾为水火之宅,内富元阴元阳,为一身阴阳之根,肾之阴阳失衡,气血阴阳亏虚,为肾脏病产生蛋白尿的根本原因。肾脏病产生蛋白尿原因是多方面的:① 先天禀赋不足,或饮食起居失调,或七情过用、劳倦过度及病后体衰致肺、脾、肾三焦精气受损、功能失调。② 素体阴虚或水湿内停,是久郁化热伤阴,或应用激素助阳生热伤阴,或长期蛋白等精微物质丢失过多,或服用利尿剂伤阴等都可致肝肾阴虚,肝肾阴虚进一步发展致气阴两虚。③ 素体阳虚或水湿停聚日久伤阳,导致脾肾阳虚,脾肾阳虚进一步发展为阴阳两虚,封藏失职,固摄无权,精微外泄,是蛋白尿产生的根本病机。如巢元方《诸病源候论》所云:“水病者,有肾脾俱虚故也。肾虚不能宣通水气,脾虚不能制水,故水气盈溢出,渗液皮肤,流变四肢所以通身肿也”。张景岳曰:“凡水肿等病,乃其标在肺,水唯畏土,故其制在脾,则总由阴胜之害,而病本皆归于肾。”肾为先天之本,脾为后天之本,两者相辅相成,共同完成精微物质的生化及封藏。脾虚不能升清,谷气下流,精微下注,肾虚封藏失司,肾气失固,精微下泄,则形成蛋白尿。人体是一个有机整体,脏腑之间,五行相配,相互联系,相互资生,相互制约,相互影响。同时气血失调是蛋白尿产生的病理因素。肾为气之根,脾为气血生化之源,脾肾亏虚则气血不生。肾主藏精,肝主藏血,肝肾亏虚则精血不能互生。肝脾肾亏虚,致气血失调,导致气不摄血,水津不行,痰湿内生,血行不畅等气虚、气滞、水停、血瘀等病理变化。气为血帅,血为气母,气与血相互依存,相互为用,气血病变则相互影响,气血同病。

各种肾小球疾病治疗蛋白尿时,总体上把握阴阳平衡。伤其气者,增其阳,耗其精者,益其阴,益火之源以消阴翳,壮水之主,以制阳光,阴平阳秘,消除产生蛋白尿的病理基础,如用大量激素治疗阶段。中医认为激素为阳刚燥烈之品,常见五心烦热、情绪激动、口干咽燥、失眠多梦、阴津耗伤、阴虚阳亢等症状,治当滋养肝肾之阴以降虚火,调理人体阴阳平衡,减轻激素副作用,以使治疗顺利进行,而在激素撤减时随着激素用量减少,阴虚症状逐渐减轻,而转为气阴两虚,此时又当益气健脾、滋养肾阴,而到激素撤减到维持量时,临床常见脾肾阳虚证,此时又温肾健脾。各种肾脏疾病蛋白尿的治疗,均应以调理脾肾之阳和肝肾之阴为重点,辨证准确,方能避免虚实之诫。

气血失调是蛋白尿产生的重要的病理因素,调理气血,益气养血,化气行水和行气活血是改变产生蛋白尿病理状态的治疗方法。益气养血以补中益气汤合归脾汤为主，化气行水则以二术五苓汤合苓桂术甘汤为主，行气活血则用血府逐瘀汤加味。难治性肾病综合征病人，无论肝肾阴虚还是脾肾气虚，都是随之产生的水气、湿浊导致气血运行不畅，脉络瘀阻，致使顽固性水肿及瘀血征象。蛋白尿持续不清，宜重用益气活血。扶正固摄是关键，蛋白尿治疗重点在健脾补肾，扶助摄精，方用水陆二仙汤加味。

肾脏病在发生发展过程中蛋白尿是其最重要的临床表现，不但短期内不易消失，而且容易反复，即使一般症状消失，蛋白尿还可持续存在。临床和实验研究发现，尿蛋白本身亦具有肾毒性，是进行性肾衰竭的一个持久、独立的恶化因素，是肾脏病预后不良的一个重要标志，所以减少和清除蛋白尿是保护肾脏功能的重要措施之一。

各类肾炎水肿期，通过疏风清热、宣肺利水、发散风寒、发汗、开鬼门、疏风祛湿、健脾渗湿、通阳利水、扶正活络等诸法治疗水肿消退，而尿蛋白长期不消，影响肾气恢复，加速肾衰竭进程。影响蛋白尿长期不消的原因很多，诸如湿热蕴结、瘀阻肾络等病因病理产物影响，最主要的是正气亏虚，古人云："邪之所凑，其气必虚"。此正气主要指肺脾肾诸脏功能不足。同时肝肾同源，也常见肝肾不足证候，所以对肾小球疾病蛋白尿的治疗应以扶正为主，兼顾祛邪。当然在邪实为主要矛盾时，必须先祛邪后安正。如风寒或风热、风湿外袭、湿热中阻、下焦湿热者、正气尚未重创、病情初期或复发期，则宜先祛邪。临床常见的扶正祛邪方法总结如下。

（一）扶正法

益气补肺固表消蛋白

临床各类肾脏病反复发作，常因肺气亏虚，卫外功能减退，抵抗力低下，易受外邪入侵所致。补益肺气、实卫固表，避免外邪侵袭而诱发。肺虚主要为气阴亏虚，肺阴虚则低热干咳，口干咽燥或咽喉干痛、舌红。肺气虚则怕风，动则汗出，治当益气养阴固表。方用补肺汤加味。药用：

南沙参 15 g	麦冬 10 g	五味子 10 g	黄芪 50 g	茯苓 20 g
白术 15 g	防风 10 g	白茅根 20 g	山药 12 g	当归 10 g
玄参 10 g	白扁豆 15 g	僵蚕 10 g	蝉衣 10 g	

健脾益肾固根本消蛋白

尿中蛋白属人体的精微物质,与脾肾关系密切,脾主运化,布散水谷精微。《素问·经脉别论》云:"脾气散精,上归于肺,精微物质经肺气散精,吸收布散全身,充养五脏六腑"。脾主升清,以防水谷精微下泄。五行之中土能克水,脾土制约肾水,助肾之封藏。脾土亏虚,不能化运阴精以充养肾气,则肾封藏失职,精微下泄随尿而出,是肾脏病致生蛋白尿的根本,同时伴见体倦乏力、面色不荣,脘腹胀满,纳减便溏,腰膝酸软,头晕耳鸣,晨起面浮,午后足肿,脉细苔薄白。多见隐匿性肾炎,单纯蛋白尿型或慢性肾炎水肿消退后,蛋白尿为主者。治疗重在健脾益肾,方选大补元煎加减。药用:

黄芪 60 g	党参 15 g	白术 15 g	茯苓 15 g	仙灵脾 15 g
丹参 15 g	益母草 30 g	怀牛膝 15 g	石斛 15 g	杜仲 20 g
木瓜 15 g	鸡血藤 15 g	补骨脂 15 g	石菖蒲 10 g	川芎 15 g

有脾肾阳虚见症者适量加巴戟天、附子、菟丝子等。

滋养肝肾消蛋白

肾脏病患者常因温补脾肾时间较长致肝肾阴液耗伤而转化为肝肾阴虚,或是治疗时应用大剂量糖皮质激素耗伤阴液。肾脏病中高血压型患者都会出现口干咽燥、手足心热、头晕耳鸣、腰酸腰痛,甚或潮热盗汗、舌红少苔、脉沉细后细数等肝肾阴虚证候,尿蛋白阳性,红细胞增多,治当滋养肝肾,方选六味地黄丸加味。药用:

生地 10 g	熟地 10 g	山药 15 g	丹皮 10 g	泽泻 10 g
茯苓 10 g	地骨皮 15 g	女贞子 25 g	牡蛎 30 g	龟板 30 g

应注意的是高血压型患者,虽常见肝肾阴虚证候,但也不是所有肾病高血压患者均有肝肾阴虚,也有肾阴阳俱虚者,特别是肾病高血压晚期,患者既有五心烦热、脉沉细数等阴虚表现,又有畏寒怕冷,配以温补肾阳如仙灵脾、肉桂、巴戟天、鹿角片等以调补阴阳。明显的尿血病人也常见于肾阳不足,治宜滋阴清热凉血。

补肾固精消蛋白

临床上无论是慢性肾炎、隐匿性肾炎、肾病综合征等肾脏病患者,凡症见腰酸膝软、头晕耳鸣、神倦乏力、小便频数、遗精早泄或带下、月经不调,尿蛋白持续阳性,证属肾气亏虚,封藏失司,肾精不固,精微下泄,精微随尿而出,致使尿蛋白长期不消者,均可用补肾摄精之法。方选金锁固精丸加味。药用:

金樱子 30 g	芡实 15 g	山药 15 g	山萸肉 15 g	莲须 10 g
菟丝子 15 g	覆盆子 15 g	枸杞子 10 g	茯苓 15 g	黄芪 50 g
黄精 20 g	党参 15 g	白术 15 g	鹿衔草 30 g	益母草 50 g
水蛭 10 g	蝉衣 15 g	僵蚕 15 g		

如水肿消退后,尿蛋白经久不消,伴畏寒肢冷,面色㿠白,腰部酸痛,舌质淡润,脉沉细,证属肾阳亏虚,治当温补肾阳,方选桂附地黄汤加味。药用:

附子 10 g	肉桂 6 g	菟丝子 15 g	巴戟天 15 g	仙灵脾 15 g
熟地 15 g	山萸肉 12 g			

临证时常伴脾阳也虚,出现少食生冷即便泄,脐周隐隐作痛等脾阳亏虚表现,所以温补肾阳常与健脾益气药合用,单用温补肾阳药无效时加入温补脾阳药后可获取较好效果,同时温补肾阳时须兼顾滋养肾阴。所谓善补阳者,必于阴中求阳,以阳得阴助则生化无穷。如单纯温阳,则阳炽而阴消,转致肾阴亏虚。

益气养阴清利湿热消蛋白

用于慢性肾炎、水肿消退后,蛋白尿持续不退,或肾病初始未见浮肿,仅有大量蛋白尿。临床表现为面色㿠白、四肢倦怠、腰部酸痛、手足心热、口干溲黄、舌尖红苔薄白、脉沉细。常见于肾病综合征足量使用激素撤减至半量时,水肿已消退,湿热又生,内湿外湿相合,留恋气分弥漫三焦,郁而化湿。治当益气养阴、清利湿热以消蛋白。药用:

黄芪 60 g	党参 30 g	麦冬 15 g	地骨皮 15 g
土茯苓 60 g	益母草 50 g	白花蛇舌草 30 g	萆薢 20 g
丹参 30 g	柴胡 10 g		

益气养阴活血通络清蛋白

用于临床上尿蛋白长期不清,辨证属气阴两虚夹有瘀血者或大剂量服用糖皮质激素撤减过程中出现气阴亏虚证候时段。症见面色少华、气短乏力或面色晦暗、腰膝酸软、下肢浮肿、皮肤干燥、口干咽燥、长期咽痛,或手足心热、潮热盗汗、面色潮红、舌红苔少、脉细数、舌下脉络青紫,治当滋阴益气活血通络,方用参麦地黄汤加味。药用:

党参 20 g	麦冬 10 g	生地 10 g	熟地 10 g	山药 15 g
山萸肉 15 g	丹皮 10 g	茯苓 15 g	三棱 10 g	莪术 10 g
益母草 60 g	蝉衣 10 g	僵蚕 10 g	玄参 10 g	黄芪 50 g
丹参 30 g				

各种类型的原发性肾小球疾病,蛋白尿是最常见的检验指标和诊断依据,是导致肾功能进行性减退的主要原因。蛋白尿泛指人体精气、精微物质,是肾精的重要组成。蛋白为后天脾胃化生,先天肾脏摄藏。蛋白尿则是人体精微渗漏,精气亡泄,阴精耗损,肾虚失藏是蛋白尿发生的根本病机。所以说肾无实证,肾可补不可泻。治疗蛋白尿亦总以补肾固摄为治疗常用方法。然而临床上有时会使病情加重,越补越漏,越摄越遗,形成这种困境,常因风湿热毒突然侵袭滞留。风开肾门,热扰肾窍,湿滞肾关,壅塞肾隧,肾关失守。此时首当清除风热湿毒于外,方可补肾固本。邪在上焦疏风散邪,清肺利咽,肾不可泻,此泻肺非泻肾;邪在中焦,胃为肾关,而大肠为肾之户,肾不可泻,此泻胃与大肠,也非泻肾。邪在下焦,膀胱与肾相为表里,泻膀胱湿热,也非泻肾,而胜于泻肾,肾之真气不损,而肾气邪气已除。

(二)祛邪法

疏风宣肺消蛋白

用于急性肾炎或慢性肾炎。患者因外感六淫之风邪,风邪上受,首先犯肺,致肺气郁闭,肺失宣降,肺不宣散,精微不能正常散布,必致水谷精微不循常道而溢于外,从尿液漏出,致生蛋白尿。急性肾炎在上感后发生扁桃体肿痛发炎,可见蛋白尿、血尿,而慢性肾炎也常因外感而诱发病情加重或反复。如风邪久羁不散,则致蛋白尿持久不消,郁闭于肺的风邪常与热邪相兼为患。故治时应相伍清热之品。治宜疏风宣肺兼以清热。药用:

荆芥 10 g	防风 10 g	牛蒡子 10 g	板蓝根 15 g	连翘 15 g
蝉衣 10 g	僵蚕 10 g	白茅根 30 g	赤芍 15 g	山豆根 10 g
甘草 5 g				

清热利湿消蛋白

湿热是导致蛋白尿的常见因素,也是肾脏病中常见的一种实邪,存在于各类型肾脏病的各个阶段,常常影响疾病的转归和治疗效果,而加快病情的进展。湿热之邪既有外感,也有内生,也有内外合邪。肾炎患者体内有感染病灶存在,就有湿热的表现。治疗时必须依据湿热证的轻重缓急及湿热所在的部位,采取相应的治疗方法,或标本兼治,或急则治标。只有彻底清除湿热湿邪,才能收到好的治疗效果,否则湿邪留恋或湿热未净过早应用温补,造成闭门留寇之弊,导致长期尿蛋白存在,故云湿热不除,蛋白难消。

湿热有上焦湿热、中焦湿热、下焦湿热之不同,在选用清热化湿方药时,必须分辨湿热病邪所在部位和特点,在相应的基础上精准用药。有上焦湿热、中焦湿热、下焦湿热,同时湿热实邪,同样要用清热化湿方法,但中药有性味、归经、功效和主治不同,所在部位脏腑功能不同,出现的证候各异,所以选用药物也各有不同。

上焦湿热多以外感为主,常与风邪相兼发病,风邪上受,首先犯肺,致肺气郁闭,郁闭于肺的风邪与湿热实邪相兼致病,症见发热咽痛等急性咽炎、扁桃体炎、上呼吸道感染及晨起颜面及眼睑水肿、尿血等证候,治宜疏散风邪、清肺利咽、清泄湿热,使邪从表出,阻断病邪循经深入,上焦得清,则下焦得安。治上焦如羽,在选方用药上宜选用甘寒味薄轻扬之品,如银花、桔梗、蝉衣、僵蚕、薄荷。

中焦湿热,多因脾主运化水湿,肾为主水之脏,脾肾两虚,水湿不化,湿滞生热于内。环境气候之湿热氤氲蒸腾于外,内外相引,浸淫于脾胃,不能将胃行其精微上归于肺,则精微下流,变生蛋白尿。湿热蕴郁中焦脾胃、肝胆,致生身热汗出而黏、口干、口苦、口臭、恶心呕吐,脘腹胀满,两胁胀痛,纳呆食少、便泄溲黄,舌质暗红,舌苔色黄厚腻,脉濡滑等中焦湿热见症,治应先驱湿热之邪于外,而后安内健脾,予以清化中焦湿热,同时注意湿与热的孰轻、孰重。湿重于热者,宜淡渗理气利湿,药用茯苓、苡仁、砂仁、陈皮、竹茹。夏季暑湿重者加苍术、川朴、藿香、佩兰、荷叶等芳香化湿之品。如此治疗效果不显时,可酌加少量扶阳之品,如巴戟天、仙灵脾以助阳,使阳气得化,湿邪易除。巴戟天能补阴中之阳,辛温通肾络、益火补脾肾、温肾阳助纳气,温阳止腰痛五大功效。因其能补助元阳而兼散邪之功用,温而不燥烈,补而不助邪。正宜湿盛阳微之候。热重于湿或湿热并重者,则在化湿基础上加用黄芩、黄连、栀子、蒲公英、蛇舌草、土茯苓、茵陈等清热之品。湿祛热孤、孤热易除。湿热蕴结下焦膀胱,膀胱气化不利,则见尿频、尿急、尿痛、尿血、小便黄赤、涩痛不畅等热淋证候,或带下黄稠,小腹疼痛,阴部潮湿不适等下焦湿热证。与现代医学中的膀胱炎、盆腔炎相近,治当清热除湿,选用入下焦和入血分药物,方如八正散、龙胆泻肝汤。药用:土茯苓、知母、黄柏、苡仁、苦参、生地。

现代研究表明,清热利湿药能显著抑制尿道致病菌大肠杆菌 P 菌毛的表达,使其在人尿道上皮细胞的黏附功能下降,容易通过尿液和尿道蠕动而排出体外,有利于临床症状清除,提高疗效,但也不适某药治某菌简单对号入座,或以某单味药与某抗生素相比较。各种感染迁延难愈,除细菌毒力的强弱,菌株是否耐药外,更主要取决于病人整体情况。《内经》云:"正气存内,邪不可干。"正气亏虚,机体免疫力低下,是导致病变持续存在的内在基础。目前研究证实,健脾益肾、扶正培本中药对人体免疫功能有调节作用,如增强黏膜屏障,增强吞噬细胞吞噬功能,清除抗原、减少抗体,抑制细胞因子产生,减轻免疫病理损伤。所以在清除湿热内外实邪之后,应适时改为扶正培本、健脾益肾。

湿之邪重浊、黏滞,阻遏气机,热易灼伤血络,煎熬阴血,湿热相合,则气机阻滞,血运受阻,致瘀血内生,故在治疗湿热实邪时,宜适加用活血通络之品,如益母草、丹参、鬼见羽、泽兰、地鳖虫、三棱、莪术。

湿热蕴郁日久易化火伤阴,所以湿热与阴虚在病变过程中时常相伴出现,临证时可见舌红苔黄厚腻,但苔有裂纹,或舌苔仅居中央,边尖苔少而燥,或苔有剥脱。此时清热利水则不利于肾阴恢复,滋肾养阴又有碍于湿热的化除,所以此时在清热利湿的同时适当加用沙参、石斛、生地、白茅根、知母、黄精等滋养肾阴药物育阴利水,使湿热除而阴不伤,利于蛋白尿清除。

活血化瘀消蛋白

瘀血内阻也是导致蛋白尿长期不消,影响肾气恢复,加快肾功能减退的另一种实邪,它贯穿肾脏病的始终,瘀血的轻重也始终影响肾功能损伤的进展。瘀血是气、血、水三者异常的病理产物,同时又是致病因素。临床上各种肾炎患者均有不同程度的高血黏综合征,肾病综合征最重,其次依次为慢性肾炎、慢性肾衰、隐匿性肾炎、急性肾炎。病程早期由于水湿郁热蕴结,湿郁则血滞,水停则血阻。病程后期,由于气血耗伤,阴阳亏虚。气虚则血缓而滞,血虚则血少而涩,阴虚则血黏而聚,阳虚则血寒而凝。诸多因素致血行不畅而致生血瘀。血瘀是瘀血的先期病变,如不及时或适当治疗,血瘀便可演变发展为瘀血。瘀血一旦形成,则使蛋白尿顽固难除,影响整个病情的转归,使病情迁延难愈。瘀血既可使肺、脾、肾功能紊乱、三焦失常,水湿内停,郁滞凝结成痰,更可使肝络阻滞,而加重水肿、少尿及低蛋白血症。因此在肾脏病蛋白尿的治疗应特别注重活血化瘀法的运用。不疏其郁滞,蛋白尿则顽固难消,即使一时消退也易反复。所以活血化瘀要贯穿治疗蛋白尿的始终。血瘀存在于各种肾脏病的发展过程中。肾脏病的病理改变常常表现血瘀的特征。如现代医学对肾小球肾炎病理检查诊断为局灶增生性肾炎,其病理特征为血管祥增殖,血管壁纤维蛋白源性物沉积,血管祥发生僵直、皱缩、玻璃样变,细胞增殖,足突肿胀变形,肾小球纤维化缩小变硬等都与血瘀、瘀血病理相似。特别是肾病综合征常见的血液高度浓稠性、高度黏滞性、高度聚集性、高度凝固性都与中医血瘀高度一致。同时血小板数量增加和纤维蛋白降解的异常,均可造成肾小球微循环障碍。因此血瘀在肾小球疾病病程中自始至终均有存在,只是轻重程度不同,在治疗时一定要予以活血化瘀,以改善肾脏微循环,恢复肾脏病理功能及肾气功能,所谓瘀血不去,肾气难复。

瘀血形成的病因很多,诸如:外伤、气滞、寒凝、湿热、气虚、阴虚、阳虚、痰阻、久病等,而肾病中的瘀血多为病程日久,正气亏虚,或阴虚或阳虚或湿热居多,因此临床上要辨明病因配以活血通络或破瘀活血、活血养血之品。气虚者宜益气活血,阳虚者当温阳活血,阴虚者当益气养阴活血,湿热者则应清热化湿活血等等。其中气虚又有肺气虚、脾气虚、肾气虚,阴虚又分肺阴虚、肝肾阴虚,阳虚又有脾阳虚、肾阳虚不同,湿热也有肺热、胃热、膀胱湿热之异。临证时务必要辨证精准,方可对症用药,收效良好。

临床上常用活血药分三类:

一是活血化瘀药,如赤芍、川芎、紫草、泽兰、乳香、没药、益母草、五灵脂、蒲黄、茜草、山楂、郁金、川牛膝、苏木。

二是活血破瘀药,如三棱、莪术、桃仁、红花、穿山甲、王不留行、牤虫、水蛭、地鳖虫、血竭、昆布、海藻。

三是活血养血药,如当归、丹参、鸡血藤等。对于病程短、瘀血较轻者或伴血瘀者宜选用丹参、益母草、当归、鸡血藤、赤芍、桃仁、红花。

而病程日久、病情较重,水肿或蛋白尿经久不消者可选用三棱、莪术、泽兰、牤虫、水蛭、地鳖虫、地龙等。

活血化瘀、活血破瘀等药,能改善微循环,抑制血小板聚集,改善毛细血管通透性,防止血栓形成。近代研究证实此类药具有抗凝、抗炎、减轻肾间质纤维化,提高机体免疫作用,对消除症状、改善血运、缓解炎症反应导致的组织损害有积极作用。轻者活血通络,如当归、丹参、赤芍、桃仁、川芎、刘寄奴、益母草,重者虫类搜剔,如全虫、水蛭、地龙、蜈蚣、地鳖虫等。

验案举隅

翁××,女,54 岁,2019 年 1 月 7 日初诊。

主诉:全身浮肿半年。

患者 2018 年 7 月因全身水肿在我处就诊。当时全身明显水肿,面色㿠白,小便量少,检查尿常规蛋白 3＋。为明确诊断,评估病情,建议住院治疗,以后入住市二院,检查 24 小时尿液总蛋白 12 g,病理提示膜性肾病。先后给予强的松、环孢素 A 等及降压调脂相关药物治疗,水肿减轻。2018 年 12 月 10 日复查 24 小时尿液总蛋白为 2.41 g,血清白蛋白 23.9 g/L;今日前来就诊寻求中医治疗。刻下:眼睑微浮,面色㿠白,神疲乏力,饮食尚好,月经量少,脉沉细苔薄白,血压 170/140 mmHg,尿蛋白 2＋,肝肾功能正常。病属水肿,病机为脾阳虚衰,运化失司,水湿逗留,治当益气健脾,崇土制水。药用:

生黄芪 60 g	党参 20 g	炒白术 15 g	茯苓 15 g	当归 10 g
泽兰 10 g	丹参 30 g	益母草 60 g	苡仁 15 g	山药 15 g
熟地 10 g	菟丝子 15 g	芡实 15 g	灵芝 15 g	猪苓 15 g
地龙 10 g	金樱子 15 g	仙灵脾 15 g	泽泻 15 g	

每日一剂,煎二次,混匀分二次服。同时自服降压调脂护胃等西药,以及吗替麦考酚酯,余药不变。

2019 年 1 月 25 日复诊。诉其服上方无不适,尿中仍大量泡沫,诊其脉象沉细,察其面色㿠白,结合考虑膜性肾病的肾脏病理主要为肾小球是细胞下免疫复合物沉积,使其膜增厚,通透性改变,尿蛋白漏出的病理改变,多属中医瘀浊范畴,故在原方基础上加用地龙 10 g、地鳖虫 10 g、乌梢蛇 10 g、土茯苓 50 g、附片 10 g 等活血化络之品及少许附子振奋阳气。守方服至 2019 年 5 月 27 日,复查 24 小时尿液总蛋白 1.086 g,总胆固醇 7.0 mmol/L,血清总蛋白 54.01 g/L,白蛋白 29.15 g/L,病情趋向好转,原方稍作调整,酌加蝉衣 10 g、僵蚕 10 g、石苇 15 g,增强祛水消蛋白作用。守方服至 2019 年 9 月 30 日,复查 24 小时尿液总蛋白为 580 mg/2 400 ml,肝肾功能正常,血压 130/85 mmHg,病情趋向缓解。随后患者自行停服中西药物。2020 年 1 月 6 日复查,24 小时尿蛋白定量回到 2 398.2 mg/2 100 ml,血压 140/100 mmHg,回家过春

节。2020年4月复查,尿蛋白定量3 592 mg,5月7日复查5 107.2 mg。中药调整处方:

黄芪60 g	党参20 g	白术15 g	猪苓苓15 g	仙灵脾20 g
仙茅10 g	丹参30 g	益母草60 g	泽兰20 g	炙甘草6 g
桃仁10 g	红花10 g	当归10 g	川芎15 g	地龙10 g
地鳖虫10 g	乌梢蛇10 g	石韦20 g	芡实15 g	蝉衣10 g
僵蚕10 g	制大黄5 g	全虫3 g		

坚持守方服用,尿蛋白呈逐渐下降趋势。从2020年5月7日5 107.2 mg→2020年6月12日2 727 mg→2020年9月14日2 080.4 mg→2021年1月6日1 860 mg→2021年2月9日922.3 mg→2021年5月17日475.2 mg。

2021年5月17日来诊,诉其两膝酸软无力,调整用药:

黄芪60 g	党参20 g	炒白术20 g	茯苓20 g	当归15 g
熟地15 g	山药15 g	白芍15 g	丹参15 g	蝉衣10 g
僵蚕10 g	土茯苓50 g	益母草50 g	补骨脂15 g	仙灵脾20 g
怀牛膝15 g	鸡血藤15 g	木瓜15 g	石斛15 g	骨碎补15 g
地鳖虫10 g	制大黄6 g	水蛭5 g		

每服两天一剂或三天一剂。尿中蛋白仍不断减少,最低24小时蛋白定量为193.6 mg,达到基本缓解标准。药后膝软无力、腿抽筋等症状减轻。

按语:膜性肾病也称膜性肾小球肾炎。主要是肾小球基膜上有免疫复合物沉积,使基膜增厚,通透性改变,尿蛋白漏出。目前尚无有效的治疗方法。据临床表现属中医学水肿、虚劳范畴。发病初期,以周身浮肿、神疲乏力、面色㿠白虚浮、舌淡嫩苔白润、脉沉细,属脾阳虚损、运化失司、水湿逗留。脾主四肢、肌肉,水湿横溢,致周身水肿,水性趋下,故下肢浮肿,小便量少,疲倦乏力,水湿逗留,气机升降失常,故腹胀纳呆,阳虚则面色㿠白,虚浮,舌脉均为脾阳虚而水湿滞留征象。

水肿消失后,仍有大量蛋白尿,蛋白是因脾肾两虚,升运封藏失职,精气下泄所致,治疗当以益气健脾崇土制水、益肾涩精温润脾阳为治则,由于本身病变由瘀浊(免疫复合物沉积)所致,治疗在扶正同时兼顾清血和络,必理法方药一致,治无特效,属疑难杂症之例,必须守法守方,坚持服药,虽不能一日一剂,也需一剂多日,小量维持,方可收效。

目前认为肾炎的发展与免疫平衡失调有关,而健脾益气的中药大多有免疫促进和调节的作用。同时健脾益气药物对改善消化功能、促进蛋白合成及提高血浆蛋白也有良好作用。

三、血尿中医辨证治疗

中医认为,血尿的病因主要是风热之邪外袭,内客于肾,伤及肾络,迫血妄行,或心火炽盛,移热于小肠及膀胱,迫血下行,或脾肾气阴两虚,脾虚统血失职,肾虚封藏不固,也有肝肾阴虚,虚热内蕴,损及肾络,偶有脾肾阳虚,摄血无权者。

血尿的辨证治疗主要从急性发作期和慢性缓解期进行辨证施治。血尿急性发作期多以邪实为主,常见于急性肾小球肾炎及各类肾炎外感后复发期,或见肉眼血尿或镜下血尿加重。主要病因是外感风热之邪侵袭,热邪客于肾,伤于络,迫血下行,或心火移热于小肠、膀胱,迫血妄行所致。血尿常让患者惧怕。其实,血尿仅是急性肾炎的一个次要症状。主要症状应是水肿、蛋白尿、发热、扁桃体肿大疼痛等。治疗重在清热利水、发汗祛风消肿。血尿当从兼证论治,在发汗清热利水基础上,酌加小蓟、仙鹤草、白茅根等清热利尿、凉血之品,不妨碍治疗大法,如不抓住主要矛盾,只关注出血、止血。选用苦寒清热之栀子、黄柏、木通等寒凉之品,或炭类收涩止血药,急于止血,非但血尿不能止,反使水肿、发热、蛋白尿等加重,宜用蝉衣、连翘、银花、黄芩、虎杖、白茅根、生茜草、炒牛蒡子、徐长卿等。

各种肾炎病情稳定后,正虚为主,血尿多为气阴两虚或肝肾阴虚为主,气虚多是脾肾气虚,阴虚则是肝肾阴虚。治疗宜从益气养阴。脾肾气虚者健脾益肾,方选归脾汤加味。药用:黄芪、党参、白术、当归、白芍、山药、旱莲草、白茅根、仙鹤草等。慎用苦寒清热、收敛止血药物。用之不当,则红细胞不但不清除,反致加重,使脾肾更虚。临床上无症状、多形型红细胞尿为主,无蛋白尿或少许蛋白尿,多属肾气阴两虚,治当补肾气养肾阴。药用:黄芪、山药、茯苓、山萸肉、女贞子、旱莲草、生地、白芍。扁桃体感染后出现肉眼血尿或尿检异常加重者,应积极控制感染,早日摘除扁桃体后,对于轻中度肾炎有效,可以降低蛋白尿、血尿和终末期肾衰竭的发生率。

急性肾炎发作期对血尿的治疗,慎用活血化瘀之品。本期因热、因虚多见,因瘀血而至者少,同时止血不留瘀,不宜用苦寒之品,以防寒凝血滞。可在止血剂中酌加少量散血和血之品,如丹参、当归等。通用止血药与专用止血药配伍使用。通用止血药,如三七、仙鹤草、蒲黄。专用止血药,如小蓟、白茅根、墨旱莲等。慢性肾炎血尿多属气虚兼血瘀，以益气养血、活血止血为宜，不可长期凉血。血尿为主者，重在调整气血阴阳，清除风湿热邪，不要追求血尿完全消失。慢性肾炎有水肿而血尿者，不宜用止涩之品，宜止血利水用小蓟、白茅根等。

血尿预后

1. 急性肾小球肾炎单纯血尿为主者，经五年追踪观察，约50%以上患者可自行缓解。

2. 单纯血尿患者约一年后95%出现蛋白尿。十年后，约3%患者出现血肌酐升高，主要原因是蛋白尿加重和血压升高。因此，对于单纯血尿患者应长期随访，并注意预防高血压病、糖尿病及动脉硬化发生和肾毒药物的影响。

3. 遗传性肾炎也可表现为反复发作性血尿，但常伴神经性耳聋或眼部先天性疾病。病程多进行性，预后不佳。

4. 良性家族性血尿，有家族史，预后好。

5. 单纯血尿型隐匿性肾炎，预后良好，发病五年后，50%以上患者自发缓解，仅极个别病人出现血压升高，肾小球滤过率下降，止血药治疗无效。

四、高血压中医辨证治疗

高血压也是原发性肾小球肾炎常见的一个主症。一般以头痛、眩晕为主要临床表现，故中医当根据头痛、眩晕等进行辨证论治。

急性肾小球肾炎高血压常浮肿明显，起病急，多属实证，血压升高多为中等度，血压多（130～150）mmHg/（90～110）mmHg，舒张压很少超过120 mmHg。高血压与水肿的程度常平行一致，随着水肿消退而恢复正常。治疗祛风渗湿利水，药用：浮萍、钩藤、石决明、连翘、猪苓、白术、茯苓、泽泻、夏枯草、豨莶草。

慢性肾炎、隐匿性肾炎等水肿不明显或水肿消退后或病程晚期的高血压，多属虚证而非肝郁实证，是因阳损及阴、肾阴亏虚、水不涵木、木失滋荣、虚阳浮越不潜、升而无制、风气内动而致头晕头痛、耳鸣目涩、颧红面热、心烦少寐、腰酸膝软、足跟疼痛、舌红少苔、脉细弦、血压高。诸风掉眩，皆属于肝，故治宜滋水涵木、柔肝息风。药用：生地、山药、山萸肉、茯苓、牛膝、杜仲、石决明、白芍、白蒺藜、益母草、生牡蛎、天麻、钩藤、豨莶草。

风药调肝，使其疏泄有度，肾之开合闭藏有功，肾风乃去，应防由风转湿,故当疏风有度,中度即止。滋阴药多黏滞,易恋湿蓄水,不利消肿,故不宜常用之消肿。为了利水不伤阴,滋阴不留湿,宜用淡渗利水药,配伍滋阴健脾益肾药,如山药、茯苓。或重用润泽肾阴、泻火利水的泽泻,或配用白术、薏苡仁、白扁豆、玉米须等健脾之品,慢性肾病病程日久,久病入络,气血郁滞,瘀阻肾络,所以在辨证用药基础上加入活血通络药,如桃仁、红花、丹参、泽兰、三棱、莪术、益母草、地龙、水蛭、地鳖虫等,使得肾水涵木,瘀阻消除,血行流畅,血行阻力减轻,血压下降。肾性高血压,也有畏寒肢冷、头晕目眩、腰酸膝软、失眠多梦、手足心热、尿量多等阴阳俱虚者,治疗又应阴阳双调。

慢性肾炎高血压与原发性高血压肾损害区别:慢性肾炎高血压除表现头晕、头痛、耳鸣、目痛外尚见面色㿠白或晦暗,腰背酸痛,小便或多或少,或黄或清,倦怠乏力,五心烦热,夜寐不安等肾虚症状。证由肝肾亏虚,水不涵木,肝阳妄动所致。治疗时不可拘泥单纯平肝息风,尚需滋补肾阴,育阴潜阳,镇肝息风。原发性高血压肾损害,有高血压病史在先,长期高血压病,其后再出现肾损害。临床上远端肾小管功能损害,如浓缩肾功能减退,夜尿增多,较肾小球功能损伤早。

尿沉渣改变轻微,尿蛋白定量较少,仅微量至轻度蛋白尿,可见镜下血尿及管型,很少有持续性血尿及红细胞管型,一般无贫血及低蛋白血症,常伴高血压其他靶器官(心、脑)损伤表现。肾穿刺活检病理检查进行鉴别诊断。

美国研究人员研究发现,收缩压与慢性肾病患者终末期肾病发生风险呈正相关,应将 CKD 患者收缩压控制在 130 mmHg 以下。一般来讲,血压越高,持续时间越长,病情越严重,预后不佳。因此对慢性肾病患者积极控制高血压很重要。国内外多种指南均建议将慢性肾病患者血压控制在小于130 mmHg,收缩压与 CKD 患者终末期肾病发生风险呈正相关,应将慢性肾病患者收缩压控制在小于 130 mmHg。

五、结语

1. 原发性肾小球疾病的治疗,除肾病综合征、急进性肾小球肾炎,现代医学治疗有一定优势外,其他的急性肾小球肾炎、隐匿性肾小球肾炎、慢性肾炎等,用中医辨证论治具有一定优势。辨证是中医诊断学,论治是中医治疗学,证候是中医学体系中特有的概念,是中医辨证论治的主要依据。辨证的过程是以中医学的阴阳、脏腑、经络、病因病机等基本理论为指导,通过望闻问切四诊所搜集的病史、症状、体征等进行综合分析,辨明疾病的病变性质、病变部位以及邪正双方盛衰状况,做出最后诊断,这是中医特色。若把辨证论治和现代医学的诊断学结合起来,先用现代医学的诊断手段和方法明确是什么病,再用中医辨证的方法辨明是什么证,施行病症结合的诊断模式,才能了解患者的整体状况,明确疾病的病因病机、轻重程度和预后,选择中西医治疗上各自优势,取长补短,有机结合,才是最好的诊疗方法。对于现代医学中的各种检查及检验结果,只能用来诊断疾病和观察疾病治疗情况做参考,切不可用作用药的指标。如果脱离中医的治疗原则、辨证的纲领,滥用检查指标作为治疗依据,常常会发生治疗上的错误,必当注意,如临床上经常会见到的尿检红细胞增多的,且红细胞确实是肾源性的镜下血尿患者,诊断肾小球肾炎确实未错,而予以益肾的金水宝,或活血作用的阿魏酸,甚至有的使用激素、雷公藤及各种治疗肾炎的中成药,但长期服用,尿中红细胞始终未除,这只能越治越重。不但加重患者经济负担,浪费医疗资源,更重要的是精神负担。使虚者更虚,病情难愈,更何况单纯的红细胞尿的肾炎,预后多良好,但要注意长期随访,如发现有蛋白尿、高血压症状出现,必须及时治疗。

2. 慢性肾小球疾病的病因病机及演变规律。风湿热之邪干预肾主封藏、主水、司开合的职能(肾风),病程日久,久病入络,久闭成痹,导致肾络瘀痹,肾微癥积形成(肾痹),由体及用,肾的各种气化功能进一步衰减或丧失(肾劳),病症进展,终致溺毒,累及肾外多个系统。从蛋白尿被检出开始,便存在肾气虚亏,封藏不固(气虚)和精微渗漏(阴伤),病机为气虚和阴伤同时存在,无需再分气虚、阴虚,况且善补阳者必阴中求阳,则阳得阴助,而生化无穷。善补阴者必阳中求阴,则阴得阳升而泉源不竭。慢性肾炎急性发作特点:潜伏期少于 3~5 天;尿沉渣可见宽大的肾衰管型、尿比重下降;可能已有贫血(肾衰时),长期高血压引起的心脏及眼底改变;X 线平片、肾超声检查或肾扫描提示肾脏缩小;明确诊断需肾穿刺活检。

3. 原发性肾小球疾病应首辨虚实,分清寒热。临床上任何一类肾小球疾病的发病都是以正虚和标实相间为常见。正虚以脾肾气阴两虚和肝肾阴虚为主标,标实则以湿热内蕴、瘀血阻络多见。随着病情的发展,虚象会更加明显。寒热是阴阳偏盛偏衰的表现,阳虚则外寒,阴虚则内热。阳虚辨证要点是畏寒怕冷,手足不温,面色㿠白,脉沉细缓,舌淡苔白。阴虚主要表现为咽干舌燥,五心烦热,烦躁失眠,潮热盗汗,舌红苔少,脉细数。经多元回归分析,中医证型中阳虚证与水肿关系密切,有水肿的患者出现阳虚的危险是无水肿的 1.6 倍。阴虚与血尿关系较大,肉眼血尿越重,阴虚证型表现越明显,肉眼血尿出现阴虚证是没有肉眼血尿患者的 1.5 倍。腰背酸痛,则无论阳虚、阴虚或阴阳两虚均可出现。治疗血尿过程中,采用清热凉血养阴应顾护阳气,治疗水肿过程中,温阳利水应顾护阴液。

4. 临床对原发肾小球疾病的中医治疗均应根据正邪虚实、标本缓急和脏腑病理进行辨证论治。水肿明显者,先予消肿,消肿之法因证而异,急性发作兼有表证者宜宣肺利水或温阳利水等。水肿消退后,主要以蛋白尿、高血压、血尿为主。应根据正虚不同情况,选用健脾补肾、滋阴温阳、益气养血等予以扶正培本。虽水肿不显,仍应注意病邪滞留、湿热蕴结,适当配用清热利湿药。因气虚、阴虚、湿热、寒凝,病久均可治瘀阻肾络,所以活血通络药物在整个病程中都要酌加使用。病情后期,肾衰竭,正气益衰,邪气愈盛,湿浊内生,有化热、生瘀成痰、动风诸变,更需随证变而施治。有一点必须注意,就是在整个治疗过程中,无论出现任何兼证,均需注意慎用苦寒直折,峻攻妄下,宜缓宜温,如标实过盛非用苦寒泻下之品不可,亦需重病即止,再转治补脾益肾固其本。

5. 慢性肾炎治疗中应处理好以下两点:

一是扶正与祛邪兼顾。慢性肾炎病因多端,病机复杂,病理属性为本虚标实。正邪相争是疾病发生与否的内在机理,是决定疾病发展与转归的主要矛盾。病程中应审时度势,处理好正邪关系。该病与脾肾关系密切,正虚多指脾肾亏虚,又有偏气虚(阳虚)、阴虚之不同。初期以气虚为主,后期气阴两虚或有阴虚及阳之别。标实常以风热、湿瘀、水毒为主。湿热最为常见,亦有兼夹外感风邪,热毒壅盛,络脉瘀滞,水湿泛滥,相互胶着。早期以气虚为主,后期多气阴亏虚,阴损及阳,虚实夹杂早期邪实虽明显,但正气尚能耐受,当祛邪为主,兼以扶正。后期多气阴亏虚,阴虚及阳虚,虚实夹杂,治当扶正为主,兼祛余邪。邪气不除,正气难复,正气不足,又不耐攻伐。治疗中应做到祛邪不伤正,中病即止,避免过于克伐,以扶正不滞邪为要务,如清热利湿不伤阴,益气滋阴不助邪,清热解毒不伤胃,活血不留瘀耗血等。

二是辨病与辨证相结合。整体观念与辨证论治是中医学的核心,是临床治疗取效的关键,也是中医治疗肾病的特色和优势。如阴虚患者当阴虚为本、热毒为标时,治疗多以滋阴清热、化瘀解毒为法。然临床上患者个人体质各异,病邪性质及病位浅深有别,病情又有轻重之分,同一患者、同一疾病不同的阶段表现出不同的特点,且常常病机兼杂,病邪复杂,不可拘泥于阴虚之念,一味滋阴而罔顾其他。在复杂的病机基础上分清主次,兼顾不同证候特点,采用辨病与辨证相结合,在常规治疗基础上予以个体化论治。如同样以热毒为标实,有的是湿热搏结,有的却是络瘀热盛,临证时当依据热邪性质,分别采用清热利湿,或化瘀解毒。临床上血热和血瘀常同时出现,既是病理产物,又是引起肾功能损害的致病因素,贯穿整个疾病发展的全过程,单用清热凉血或单用活血化瘀治疗,效果均佳。瘀和热病理产物的形成,多因火热毒邪深在营血、脉络,壅塞血分,或伤气耗阴,或素体阴虚,阳气偏甚,火热自生,或五志过度,郁久化热,或因利尿药品耗伤阴液,滋生内热或过服温补之品,阳复太过,或服用大剂量激素滋生内热,内生之热煎熬血液至血液黏稠,滞而为瘀。王清任云:"血受热则煎熬成块。"朱丹溪亦云:"血受湿热,久必瘀浊。"血瘀日久则致瘀血,瘀血滞于脉内,血液运行不畅,瘀久则可化热。瘀和热相搏互结,胶结为患,所谓热附血而愈觉缠绵,血得热而愈行胶固。

6. 分期治疗各有侧重。急性肾炎或慢性肾炎急性发作期水肿明显,血压升高多属实证,实则泻,"开鬼门洁净府,去菀陈莝"以泻其实。慢性肾炎、隐匿性肾炎、肾病综合征水肿消退后,以蛋白尿、血尿为主者,多属虚证,虚当补益,重在补气血阴阳,久病入络,在辨证基础上,加用活血通络化瘀之品。

7. 治标与治本。在肾病综合征或其他肾病尿中大量蛋白、水肿明显,有时需用激素或其他免疫抑制剂等控制病情,但副作用大,要注意选用中医辨证用药。病程中出现咽部感染、皮肤疾患、肺部病变或脾胃肝胆等疾患常影响本病的治疗,此时应急则治标,只有积极及早控制这些病变,才能使肾脏的损害早日控制,使肾气早日复常。

8. 慢性肾炎治疗的三个难点:

一是水肿易消易散,时起时伏,时轻时重,经年累月难以平复。

二是水肿虽消,或病程中始终无水肿而蛋白尿难以控制,比水肿治疗更难。主要由于脾肾亏损,气阴两虚,或阴阳俱虚,而兼夹湿邪内蕴,本虚标实,邪正交错,辨治困难。整个病程为本虚标实,正虚难复,易感外邪。外邪侵袭,正气更损,使病情反复多变。同时湿邪久恋,郁而化热,热伤气阴,进而阴阳气血俱虚,正气愈虚,湿邪更张。

三是久病气虚(阳虚)不运,血行不畅而气虚血滞,导致湿阻血瘀,互相蕴结,虚者更虚实者更实,如此不良循环反复加剧,终致正气大伤先后天俱衰。

脾失健运,肾失封藏,血瘀湿阻,互相影响,致使肺、脾、肾三藏功能失调,因此治疗时,当正气尚未大伤时,抓紧时机,及时清利湿热、活血通络以澄原,使邪去正复,即使正气已衰,仍应祛邪为主,泻七补三,祛邪与扶正兼顾,临证时应始终着眼湿与瘀的病理症结,清利与化瘀并重,以清除障碍而恢复正气。如一味补涩,则越补越恋,越涩越重。如必欲补者,需当湿去瘀消过半,施以补一泻三,即有一份湿邪存在,切不可补涩过早,以防闭门留寇之余。

9. 蛋白定量减少,血清肌酐、尿酸有所下降,多正气胜而邪气衰。治疗仍以标本同治为主。但宜偏于扶正气以祛邪,重用益气补肾之剂,以期培护先天之本,使正气强盛。也可根据病情变化交替,邪重时偏于祛邪,邪缓时侧重扶正。正虚为本,重在脾肾,邪实为标,重在瘀血贯穿病程始终,湿热外感六淫之邪,本源多端,时时关注,及时清除。

10. 大量蛋白尿本身对肾脏有损害,而血尿本身对肾脏损害不明显,尿蛋白多与少,不能与病情严重程度等同,如病理提示微小病变型患者尿中可有大量蛋白,但病情轻,预后好,其他病理类型则病变可能重,尿蛋白量反而少。不能单纯根据尿蛋白由多变少判定病情好转,这是因为肾小球硬化,肾功能下降,尿蛋白会减少。非选择性蛋白尿表明肾小球病变比选择性蛋白尿严重,对激素敏感性差。肾变型患者水肿持续不退或反复发作,尤其应培补本元,温肾阳,浮脾运,以达扶正祛邪目的,即《内经》中所云"平治权衡"之意。应扶正不敛邪,祛邪不伤正。如单用利水渗湿是舍本求末,难以奏效。如是贫血之体,更需培补气血,增强机体功能。药力毕竟靠人体的正气发挥作用,浮肿而血压高者慎用麻黄。因麻黄不论生用炙用,均有升压作用,服用麻黄后血压升高者,很难使其恢复正常。对于风水证需发汗者,可用浮萍代替麻黄。朱丹溪称浮萍发汗胜于麻黄。水肿明显时慎用甘草。因甘草有抗利尿,使水钠潴留,致尿量减少,水肿加重。慢性肾炎及其他肾小球肾炎在治疗过程中获效后宜守方,坚持长期服药,不宜随意变更治法方药。因服药后症状改善较明显,但改善尿蛋白的作用较慢,说服病人耐心坚持治疗,切不可半途而废或乱投医方,以免病情反复。一般需持续服药 6～8 周方能见效。

清热解毒,祛风化湿,通络以除寇。益气养阴,健脾益肾安家园。

各类肾小球疾病治疗的最终目的和意义是保护肾功能(肾气),抑制肾脏疾病的进行性发展因素,不能停留在对水肿、腰痛等症状或症候的缓解上。

中医是一门整体医学,把人体视为内部脏器相互联系着的、不断变化着的系统性整体,具有综合性、整体性、全息性,善于整体把握、综合治疗。因此,中西医结合应是以中医为主导,以道御术,在中医的理论体系下使用西药,把西药作为中医的化学药来使用,会让西药疗效最大化,而副作用最小化。现代医学是以人体解剖学为基础的生物医学,门类区分很细,长于专精,失于细碎,恰似"马路警察各管一段"。把原发性肾小球疾病分为急性肾炎、慢性肾小球肾炎、隐匿性肾炎、肾病综合征、IgA 肾病等。根据病理检查再分为微小病变型、中度系膜增生型、重度系膜增生型,再分膜性肾病Ⅲ、Ⅳ期,以及局灶节段硬化、膜性、新月体等等。最终治疗不外激素、细胞毒药物、免疫抑制剂及降脂、降压、抗凝等,各种药物也在不断更新。

中医是经验医学,因人施治。思维方式是"象思维",是人体形而上层面及生命层面的医学。通过恢复人体形而上统领形而下的本能,达到让人体回到健康状态的目的,治病追根溯源,以治本为主。现代医学关注"人的病",重在对"症"下药,旨在依靠药物迅速攻克疾病,而中医则关注"病的人",重在调理人的身体,提高患者自身正气,来克服疾病,因人因时施药。即使不同患者所患同一种疾病,也会因患者身体气血阴阳不同而开具不同方药。现代医学诊断的原发性肾小球疾病,如急性肾炎、慢性肾炎、肾病综合征、隐匿性肾炎等,统统归属于中医学的"水肿""腰痛""虚劳"范畴,病情发展至后期,肾衰竭期则归于"虚损""癃闭""关格"。水肿只是肾小球肾炎的临床表现之一,也有原发性肾小球疾病可以没有水肿。水肿消退后并不等于肾小球病变缓解痊愈。临床将肾炎性蛋白尿称为尿浊也不确切。肾炎性蛋白尿常于体检或其他情况下发现。而中医称尿浊多外观混浊如米泔,类似现代医学中的乳糜尿。中西医结合治疗肾脏病源于西医而高于西医,源于中医而高于中医。中医药治疗原发性肾小球病的优势在于改善患者的临床症状,减少蛋白漏出,提高生活质量,稳定病情。

第三章
糖尿病肾病的中医辨治

糖尿病性肾病又称糖尿病性肾小球硬化症，属糖尿病微血管病变范畴，是糖尿病之心、脑、肾三大并发症之最，也是常见的继发性肾小球疾病。多数研究表明 30％～60％的糖尿病患者合并糖尿病性肾病。糖尿病患者中病程在 10～20 年，不论年龄大小，约 50％发展为临床肾脏病，出现持续性蛋白尿、高血压、水肿及氮质血症，此后病情即呈进行性发展。据统计，糖尿病患者死于糖尿病性肾病肾衰竭者为非糖病尿患者的 17 倍。糖尿病性肾病一旦出现显性蛋白尿，病情就很难逆转，仅有 10％患者病情可得到控制，进展至Ⅴ期慢性肾衰竭的速度远远超过其他肾病患者。

中医古代文献虽无糖尿病性肾病专篇论述，但根据其病机，症状描述可归于水肿、"肾消"范围。晋代巢元方《诸病源候论》记载："消渴其久病变，或发痈疽，或发水疾。"说明消渴日久可转变为水肿。《圣济总录》亦云："消渴日久，肾气受伤，肾主水，肾气衰疲，气化失常，开阖不利，水流聚于体内而出现水肿。"明代戴原礼《证治要诀》指出："三消久而小便不臭，反作甜气，在溺中滚涌，更有浮溺面如猪脂，此精不禁，真元竭也。"这种尿液表现可见于糖尿病性肾病尿中有较多尿蛋白。至于肾消，《外台秘要》引《古今录验》说："渴饮水不能多，但腿肿，脚先瘦小，阴痿弱，数小便者，此是肾消病也。"从症状描述看，很像糖尿病性肾病的晚期症状，糖尿病性肾病肾衰竭早期常见腿肿而脚不肿者。

糖尿病肾病的发生主要是消渴病治疗不得法，病情控制不佳，阴津继续耗伤，加之肾元禀赋有亏，肾阴不足，肝木失养,致使肝肾阴虚,阴虚而阳盛,常见尿频量多,阴伤不止,同时耗气,形成气阴两伤,气虚失摄,精微外泄,则尿多尿浊,久则阴虚及阳,阴阳气伤,精微外泄增多,水湿气化不利,水液停滞,游溢肌肤,从而尿浊、水肿并见。病情继续发展,肾体劳衰,肾运失司,气血俱伤,血脉瘀阻,浊毒内蕴,诸证四起,终致肾元衰败,五脏受损,升降失常,三焦阻滞,水湿浊毒泛溢,转为气机逆乱至关格。

糖尿病性肾病中医治疗首先辨明阴虚阳虚。糖尿病性肾病初期多以阴虚为主,如阴虚内热、肝肾阴虚、气阴两虚等。病情发展至中后期,阴损及阳,则阴阳两虚,阳虚水泛为主。糖尿病性肾病是慢性进展过程,病程冗长,久病入络,久病必瘀,同时糖尿病性肾病,多气阴亏虚,也是致瘀必备条件,所以瘀血证候常伴随整个病程始终。

糖尿病性肾病治疗,宜病证结合,分期治疗。

糖尿病性肾病初期,以阴虚内热为主,症见烦热多饮多食善饥,口干舌燥,尿频量多,舌边尖红脉细数。证属阴虚内热,治疗当滋阴清热,自拟知麦地黄汤。药用:知母、生地、熟地、麦冬、五味子、地骨皮、女贞子、山药、石斛、天花粉、太子参、鬼针草、丹参。

本期微量白蛋白间断升高。

肝肾阴虚,糖尿病性肾病初期(Ⅰ～Ⅱ期)。症见水肿消瘦,倦怠乏力,头晕耳鸣,视物模糊,五心烦热,口干舌燥,腰膝酸软,尿频泡沫多,舌红苔少,舌下脉络青紫,脉细。证属肝肾阴虚,水瘀互结,治宜滋补肝肾,利湿化瘀。药用:

黄芪 50 g	山药 20 g	茯苓 15 g	丹参 15 g	川芎 10 g
制大黄 10 g	水蛭 10 g	苍术 10 g	玄参 10 g	桑葚子 15 g
二至(各)15 g	桑叶 15 g	黄连 10 g	太子参 30 g	知母 15 g
益母草 30 g	麦冬 10 g	丹参 15 g	葛根 20 g	鬼针草 15 g
鬼见羽 30 g				

气阴两虚,尿蛋白持续阳性,多为糖尿病肾性肾病Ⅲ期,症见倦怠乏力、形体消瘦、心慌气短、头晕目花、手足心热、小便频数,证属气阴两虚,治宜益气养阴。药用:

黄芪 50 g	太子参 30 g	生地 25 g	山萸肉 15 g	山药 20 g
麦冬 15 g	知母 20 g	丹参 30 g	葛根 15 g	生石膏 30 g
鬼见羽 30 g	鬼针草 15 g	玄参 15 g	桑螵蛸 15 g	地骨皮 15 g

糖尿病性肾病中后期多脾肾阳虚,即临床肾病期Ⅳ期,持续大量蛋白尿,肾功能减退,临床表现为面浮肢肿,腰以下尤甚,胫部下端至足踝部按之凹陷不起,倦怠乏力,腹胀纳呆,口淡不渴,腰部冷痛痠重,四肢不温,足凉尤甚,夜尿清长,舌淡嫩,脉细弱。久病及肾,阴损及阳,肾之阴阳俱虚,封藏失职,水液泛滥,精微不藏,先天不温后天,致脾肾阳虚,治宜培补脾肾,温阳利水。药用:

生晒参 10 g	黄芪 60 g	炒白术 15 g	茯苓 20 g	附片 10 g
仙灵脾 15 g	巴戟天 15 g	熟地 10 g	山药 20 g	泽泻 15 g
干姜 10 g	丹参 30 g	川芎 15 g	益母草 50 g	杜仲 15 g
制大黄 10 g	水蛭 10 g	桂枝 10 g	泽兰 10 g	

糖尿病性肾病晚期(Ⅴ期),即肾衰竭期,血肌酐及尿素氮升高逐渐明显,肾小球滤过率逐渐下降,病情发展终至尿毒症。久病入络,久病及肾,肾气即虚,不能上达于血管、推动血液运行,必血停而成瘀。临床常见身痛麻木,肌肤瘙痒,口渴漱水不欲咽,舌暗红,舌下脉络瘀紫,脉细涩。糖尿病性肾病,病程长,气阴多不足,瘀血始终存在于整个病程中,只是程度轻重不同,因此治疗时活血化瘀通络应贯穿治疗的全过程,根据病情瘀血轻重不同,在辨证基础上,适当选加桃仁、红花、泽兰、川芎、制大黄、水蛭、丹参、三七、蝉衣、僵蚕、地龙、地鳖虫、乌梢蛇、鬼见羽等。笔者根据临床经验制经验方:蛭军糖肾汤,临床疗效显著,处方:

蛭军糖肾汤组成:水蛭、大黄、黄芪、黄精、葛根、丹参、益母草、柴胡、白花蛇舌草。方中水蛭、大黄、丹参、益母草等活血化瘀药物有抗凝血、抑制血小板聚集和释放、降低血黏度等作用,特别是水蛭尤善于搜剔络脉瘀滞,具有缓解肾小球肾炎蛋白尿和减轻肾实质损伤的作用。黄芪补中益气升阳,辅以黄精培元固本,佐以葛根生津止渴,诸药相伍共奏益气生津、健脾补肾、固摄止漏之功效。大黄、柴胡、白花蛇舌草三药相伍,升降并调,利湿泄浊,尤其大黄一味荡涤肠胃,通腑泄浊,改善肾功能效果显著。

验案举隅

李××,男,65 岁,2019 年 10 月 7 日初诊。

主诉:尿泡沫多 5 年,加重 3 月。有糖尿病病史 10 余年,长期口服二甲双胍、阿卡波糖等药物控制血糖,血糖控制尚可,餐前 6.5 mmol/L,餐后 10 mmol/L。5 年前出现间断泡沫尿,近三月持续泡沫尿。

刻诊:疲倦乏力,尿中泡沫多,不消散,下肢水肿,夜间口干,大便干,食欲正常。舌质红有瘀点,苔薄白,脉沉细。尿常规检查:尿蛋白(2＋);血肌酐 95 μmol/L。

西医诊断:糖尿病肾病。中医诊断:尿浊,证型阴虚血瘀型。治以益肾滋阴,活血通络。药用:

生地 15 g	山药 10 g	山萸肉 15 g	女贞子 15 g	枸杞子 10 g
麦冬 10 g	川连 10 g	天花粉 15 g	水蛭 6 g	制大黄 10 g
黄芪 30 g	黄精 12 g	葛根 15 g	丹参 15 g	益母草 30 g
柴胡 10 g	白花蛇舌草 20 g	当归 10 g	肉桂 3 g	生白术 40 g

桃杏仁各 10 g

10 剂,水煎 400 ml,分早晚两次温服。

2019 年 10 月 21 日二诊。

药后尿中泡沫明显减少,口干已平,下肢水肿消退,大便畅快,全身轻松,舌质暗红苔薄,脉沉。原方去黄连、天花粉,生白术改为 30 g,继服 10 剂。

2019 年 11 月 4 日三诊。

诸羔已平。复查尿常规尿蛋白转阴,血肌酐 85 μmol/L。上方再去女贞子、麦冬、桃杏仁,继服 10 剂。嘱适当运动,清淡饮食,规律作息。

临证时用药选择

1. 改善症状效果好,但无降糖作用的药物:生石膏、北沙参、益智仁、桑螵蛸。

2. 能改善临床症状又有降糖作用的药物:人参、黄芪、白术、山药、茯苓、黄连、淫羊藿。

3. 能改善临床症状却能升高血糖的药物:党参、杜仲、柴胡、淡竹叶、龙胆草。

4. 常用降糖中药药对:苍术—玄参、黄芪—山药、生地—熟地、丹参—葛根、黄芪—鬼见羽。

5. 降糖作用中药:人参、黄芪、山药、生地、熟地、天花粉、生石膏、麦冬、知母、桑叶、桑白皮、桑葚子、桑寄生。

6. 常用活血通络中药:鬼见羽、丹参、葛根、川芎、当归、赤芍、益母草、制大黄、水蛭、泽兰、地鳖虫。

吴师注：鬼见羽，又名卫矛，味苦性寒，功专破瘀行血活络通经，功精专于血分。国医大师朱良春，认为卫矛味苦善于坚阴，性寒入血，擅清阴分燥热，对糖尿病性肾病之阴虚燥热证加入辨证方中30 g，能止渴清火，降低血糖、尿糖，用量20～30 g。

地鳖虫，性味咸寒，有毒，入心、肝、脾三经，破血逐瘀，散瘀消结，是一味平和的活血化瘀药，化瘀血而不伤新血，分毫无损气分，尤为治瘀血之妙药。

水蛭：始于《本经》，味咸平，入肝经、膀胱经。功用破血逐瘀，散结消痕通经。善入血分，为其原为嗜血之物，故善破血，为其气腐，其气味与瘀血相感召，不与新血相感召，故破瘀血而不伤新血且其色黑下趋，又善破冲任之瘀，盖其破瘀者乃此物之良能，非其性之猛烈也。一般而言，凡破血之物，多伤气分，唯水蛭味咸，专入血分，于气分丝毫无损。

现代研究表明，水蛭主要含有蛋白质、多肽、肝素、抗血栓素及其新鲜唾液中含有水蛭素等成分。水蛭素能阻止凝血酶激活纤维蛋白质，阻碍血液凝聚，防止血栓形成。且水蛭分泌的一种组胺样物质，能扩张毛细血管，缓解小动脉痉挛，抑制血小板聚集，减低血液黏度，改善微循环，其活血化瘀作用与此药理机制相关。

水蛭运用特征：① 久病入络，舌质暗或无身热而舌绛，或舌有瘀斑、瘀点。② 疼痛日久，为阵发性刺痛，拒按，触之有硬块，疼痛昼轻夜重。③ 妇女闭经或经血不断，色紫暗有血块。④ 风湿性关节炎发生结节性红斑，此起彼伏不绝者。⑤ 各类肾小球疾病长期尿蛋白不消或病情中后期肾功能减退者等，均可在辨证中加入水蛭，以提高临床治疗效果。

水蛭最宜生用，甚忌火炙。

结语：糖尿病性肾病治疗，先辨阴虚阳虚，再辨病辨证，病证结合，分期治疗，活血化瘀，贯穿始终。西药治疗降糖降压重在病之标。中医用药求原因，重在病之本，究之标本原宜兼顾。若遇难治之证，以西药治其标，中药固其本，则奏效必捷。

第四章
尿酸性肾病的中医辨治

尿酸是嘌呤代谢终末产物。由于嘌呤代谢紊乱或肾脏排泄尿酸减少均可引起高尿酸血症。当尿酸盐结晶沉积于肾髓、间质或远端集合管时产生的病理改变,称尿酸性肾病。高尿酸血症是尿酸性肾病的基础。人体内尿酸来源有内源性和外源性两种。从富含核蛋白的食物中核苷酸分解而来的为外源性,从体内氨基酸、磷酸核糖及其他小分子化合物合成和核酸分解代谢而来的为内源性。每天体内产生的尿酸大部分经肾脏排出,少部分由肠道排出,或在肠道内被细菌分解。当尿酸生产增加和或尿酸排出减少时,则引起血中尿酸浓度增高,血浆尿酸$>420\ \mu mol/L$(试纸不同,标准也不同)称为高尿酸血症。血尿酸浓度过高,造成肾脏滤出增加,在远端肾小管和集合管的酸性尿中,尿酸形成结晶,沉积于肾小管内阻塞管腔,破坏肾小管,造成肾脏缺血引起肾细动脉硬化及肾小球纤维化,导致肾功能损伤或衰竭。

尿酸性肾病早期常无临床症状,当尿酸持续 9 mg/dl($540\ \mu mol/L$)以上,关节和肌腱中开始有尿酸盐结晶沉积,肾脏、血管壁、关节内、皮下等部位出现,临床症状和体征常见腰痛、水肿、血尿、砂石尿、夜尿多及关节红肿疼痛等,故尿酸肾病应归属中医学中的腰痛、水肿、石淋、痹证、肾劳等病症范畴。

尿酸性肾病的治疗重在辨别邪正盛衰,分期治疗。

一、调养五脏,升清降浊

尿酸性肾病早期无明显自觉症状和体征时多为邪盛正

不衰,虽邪盛也是相对而言,并非有多盛。主要是在正常体检时发现血尿酸升高和尿蛋白阳性。治宜调养五脏、升清降油,方选四妙丸化裁。药用:苍术、生薏仁、车前子、生地、土茯苓、萆薢、杜仲、川断、独活、牛膝、防风、五加皮。

二、清热利湿,降浊通络

用于尿酸性肾病急性发作期。嗜食酒醴肥甘,致生湿热,浸淫筋脉,气血运行失畅,痹阻不通,阻滞经络,着于关节,致关节红肿热痛,甚者痛如刀割,手不可近,口渴烦躁、溲黄,苔黄厚腻,脉细数。治宜清热降浊、利湿通络,方用当归拈痛汤加减,药用:羌活、防风、苍术、生薏苡仁、生地、当归、川牛膝、丹皮、忍冬藤、土茯苓、山慈菇、木防己、泽泻、黄芩、黄柏、葛根、升麻。

三、温阳化浊,标本兼顾

用于尿酸性肾病湿热消退后病情缓解。素体禀赋不足,阳气亏虚,脾虚则土不制水而反克,肾虚则水无所主而妄行,水不归经,逆行上泛传入脾而肌肉肿。此期脾肾阳虚为主,症见腰痛畏寒,下肢及眼睑微肿,腹胀,便溏,夜尿多,尿清长,蛋白尿,肾功能不全,舌淡胖,脉沉迟。治宜温阳化浊、标本兼顾,方选右归丸加味。药用:附片、桂枝、威灵仙、土茯苓、萆薢、白术、车前子、泽泻、熟地、当归、独活、白芍、山药、生薏苡仁、山慈菇、党参、黄芪、乳香、水蛭、地龙。

验案举隅

张××,男,35 岁,2020 年 7 月 20 日初诊。

主诉:右足大踇趾关节红肿疼痛伴下肢肿一周。

患者一周前因朋友聚会,进食海鲜、啤酒等高嘌呤食物后出现右足大踇趾关节红肿疼痛,自服阿莫仙治疗,症状未见减轻,遂来就诊。刻诊:症见右足踇趾红肿热痛,身体困重,双下肢微肿,按之轻度凹陷不起,饮食正常,大便质黏,小便浑浊有泡沫,舌质偏红,苔黄腻,有裂纹,脉弦滑。尿常规检查:尿蛋白(2+);血清尿酸 528 μmol/L,血肌酐 170 μmol/L;B 超提示左肾大小 10.9 cm×5.6 cm,右肾 9.0 cm×4.5 cm,双肾多发性结石,最大 4 mm,双肾集合系统不分离。西医诊断:尿酸性肾病。中医诊断:痹证,证型为湿热浊毒壅塞、肾络痹阻,治宜化湿降浊、泄热解毒、通络止痛。药用:

土茯苓 60g   苍术 15g   生薏苡仁 20g   连翘 15g   萆薢 20g

川牛膝 15g   生地 15g   地龙 10g   虎杖 20g   制大黄 10g

水蛭 10g   忍冬藤 30g   黄柏 10g   当归 10g   车前子 10g

泽泻 15g   威灵仙 30g   冬瓜皮 30g   大腹皮 15g   益母草 30g

10剂，每日水煎二次分服，并嘱慎食高嘌呤食物。

2020年7月30日二诊。

诉其服药后足趾关节红肿清退、疼痛减轻，身体轻松，下肢水肿已平，苔白脉细滑，原方去连翘、忍冬藤、黄柏，继服10剂。

2020年8月10日三诊。

诸恙已平，复查肾功能血肌酐 89 μmol/L，血尿酸 360 μmol/L，尿常规蛋白转阴，B超提示双肾大小正常，左肾结石最大直径 3mm，右肾未见强回声。原方去冬瓜皮、大腹皮，继服10剂，巩固疗效。嘱其清淡饮食，慎食动物内脏及啤酒、海鲜等高嘌呤食物。

2021年6月朋友代为就诊，诉其治疗后至今未再发病，各项检查指标均正常。

按语：《金匮要略》："夫病痼疾，加以卒病，当先治其卒病，后乃治其痼疾也。"本案为尿酸性肾病急性期，当以攻邪为主。西医诊为尿酸盐结晶沉积肾小管或肾间质产生的急性炎症反应造成肾脏损害。中医认为急性炎症，红肿热痛属热毒，热毒凝聚，损伤肾络，清浊代谢失常，水湿内聚而致生水肿，清浊相淆而见尿蛋白，湿性重浊黏滞，浊瘀壅塞，则肢体困重乏力。病虽本虚标实，当下湿热浊毒壅盛，标实为主，急则治标，故以清热化湿降浊为法，方中土茯苓化湿降浊、解毒通利关节，祛邪而不伤正气。《本草正义》载："土茯苓利湿祛热，能入络搜剔湿热之蕴毒。"该药不仅为历代医家治疗痛风推崇的专病专药，亦有诸多现代药理研究结果证实土茯苓具有降低血尿酸水平、免疫抑制、抗炎镇痛等作用，常用量60g，配用萆薢降低血尿酸，配用威灵仙溶解尿结石，配生薏仁、车前子、泽泻，促进尿酸排泄。方中忍冬藤、虎杖、黄柏、连翘等清热解毒，祛除湿热毒邪；制大黄、水蛭、地龙活血通络泄浊；冬瓜皮、大腹皮、益母草、泽泻等利水消肿。诸药共用，使浊去湿除、气行血活、经络疏通，诸恙皆平。

尿酸性肾病整个病程中，清浊相淆、浊瘀伤肾之基本病机贯穿全程。浊邪、瘀血、热毒既是病理产物，又是疾病加重因素，极易耗伤正气，正气愈耗，邪气愈盛,侵袭留邪,难于速效,病情缠绵,具有因实致虚的特点。《景岳全书》:"病有标本者,本为病之源,标为病之变。病本唯一,隐而难明,病变甚多,显而易见,诸病皆当治本。"脾肾亏虚是尿酸性肾病之本,临床观察阳虚患者及具有阳虚证候者,其尿酸排出量明显低于阴虚者,提示阳虚者的体内代谢水平明显降低。阴虚患者的尿酸排出量增高,提示阴虚患者体内的分解代谢明显增高,而具有阴虚证候的患者,其尿酸排出量比具有阳虚证候或无阴虚证候患者明显增高。尿酸排出量是反应机体核酸代谢水平的客观指标,当机体物质能量代谢增强或降低时,则尿酸排出量有相应的增高或降低。所以尿酸性肾病应注重温阳化浊,标本兼顾。

第五章
慢性肾衰竭的中医辨治

　　慢性肾衰竭是多种肾脏病晚期出现了严重综合症候群，属中医学中"关格""癃闭""水肿""虚劳"等范畴，是由多种慢性肾脏疾病造成肾单位严重损伤，引起肾脏排泄、分泌及调节功能减退，造成水与电解质的紊乱和酸碱平衡失调，代谢产物在体内大量潴留而出现消化系统及心肺、神经、肌肉、皮肤、血液等广泛的全身中毒症状。各种肾脏病变持续进展均可造成慢性肾衰竭。慢性肾衰竭的中医病机为本虚标实。脾肾虚损为本，湿浊瘀毒为标。慢性肾衰的形成常因"水肿""淋证""腰痛""眩晕"等病症迁延缠绵，久治不愈，导致脾肾功能严重受损，致使肾失气化，脾失运化水湿之职能，当升不升，当泄不泄，当藏不藏，水湿蕴于体内，日久化浊。浊腐成毒，毒滞成瘀，而湿浊毒瘀相互交结，壅滞于内，进一步加重脏腑损害演变过程。因实致虚，虚生实邪。

　　慢性肾衰竭病机两个重要特点：

　　① 肾不藏精反漏精：蛋白尿、血尿均为精微丢失，肾不泌浊反留浊，尿素氮、肌酐等毒素排泄不出至一定程度后进入恶性循环。脾肾阴阳衰惫，难以恢复。临床见肾脏萎缩不可逆转，肾性贫血难以恢复。

　　② 补泻两难：终末期肾病，脾肾衰败，浊邪内盛，表现为本虚标实，寒热错杂。本质为虚，处于肾气衰败，正气将亡境地，切忌攻伐。扶正也非易事。因浊邪壅塞，诸症蜂起，扶正药物难达病所，反化为浊邪，因此治疗困难。血液透析属祛邪法，虽名曰肾替代疗法，但不能替代肾脏的整体功能，只能替代肾脏的滤过功能，不能替代甚至还损害肾脏的内分泌功

能,同时影响机体蛋白质、氨基酸代谢,使部分血清蛋白、氨基酸水平下降,加重机体营养不足。更谈不上替代中医学中的"肾气"功能。中医学中的脾肾等正气虚损与现代医学的肾单位大量损害,都是正气(功能)不足,而湿浊瘀毒等内蓄积与氮质潴留均为邪气(病理产物)有余,治疗应该清其有余,补其不足。尿素氮的升高,大多数表现为湿浊留滞,血肌酐上升提示肾元虚衰。尿素氮越高,邪气越盛,肌酐越高,正气越衰。贫血加重,说明精血损耗,尿比重下降,说明元阳衰微。

中医辨证论治慢性肾功能不全

慢性肾衰竭病位广泛、病机复杂、病程缠绵,虚实夹杂,病情危重。水毒湿浊潴留是病机关键,湿浊瘀毒贯穿病程始终,主要损害部位是肝、脾、肾。病变初期,以脾肾气虚兼血瘀湿热多见。病变中期,正虚日甚,以气阴两虚、湿浊内壅渐重为主。病变后期,脾肾功能衰败,以脾肾阳虚挟寒湿、瘀血浊毒阻滞更为突出。慢性肾功能不全辨证治疗,应宏观辨病与微观辨证相结合,分清标本主次,分期施治。慢性肾功能不全早期多湿热蕴阻,耗伤气阴,正虚为主,邪浊不很严重。正虚主要是脾肾气(阳)虚或气阴两虚,症见神疲体倦、少气懒言、腰膝酸软、纳呆腹胀、畏寒喜暖、夜尿清长、大便溏薄、脉细舌淡,属现代医学肾功能分期中的Ⅰ~Ⅱ期。治当补脾益肾,清热化湿,标本同治,以本为主。药用:黄芪、生晒参、白术、山药、仙灵脾、巴戟天、菟丝子、丹参、石韦、苡仁、蛇舌草、制大黄、水蛭、山茱萸。本方益元温肾、健脾活血、泄浊解毒,祛邪扶正,补气而不滞腻,温阳而不伤阴,泄浊而不伤正。此期常因气阴及营血耗损而伤阳,出现脾肾阳虚诸多体征,但不宜妄投桂、附等刚燥之品。因其易动血动风,引起血压升高和分解代谢增强,尿素氮升高,如阳虚明显,必须补阳时宜用仙灵脾、巴戟天、肉苁蓉、鹿角霜等温而不燥、少火生气之品。慢性肾衰中后期,肾功能损害严重。病变中期,正虚渐甚,邪浊瘀毒内蕴亦渐重。病变后期脾肾更亏虚,而浊瘀毒阻塞更为突出,常见恶心呕吐,口苦纳呆、腹胀便结、小便短涩、苔黄腻而垢浊、脉细沉等体征。正气亏损,邪毒内盛,严重影响营养物质的吸收,加剧能量代谢紊乱,加重水、电解质和酸碱平衡失调,促使肾功能进一步恶化。此时必须及时调理脾胃、和胃降逆、通腑泄浊、温运脾阳,使得气血生化有源,充实肾气,强肾填髓以养血,泄浊化湿祛瘀毒,改善肾脏微循环,调节人体免疫功能,减慢病情进程,提高患者生活质量。方选黄连温胆汤加味。药用:

黄连 9 g	姜半夏 10 g	茯苓 15 g	竹茹 10 g	枳壳 10 g
生晒参 10 g	陈皮 10 g	代赭石^先 30 g	赤芍 15 g	六月雪 20 g
泽兰 10 g	川芎 10 g	半枝莲 15 g	益母草 30 g	制大黄 10 g
水蛭 10 g				

此期正气亏损,邪毒内盛,证候复杂,虚实交错,变化迅速,必须随机应变,但要注意慎用温燥,补阳以温润两顾,如用药峻猛,诛伐过盛,则虚体难支。总而言之,整个病变过程中,掌握好正虚和邪盛表现的轻重,是其辨证要点。治疗以维护肾气,保摄阴阳为基本原则,同时分清标本虚实的主次缓急,扶正祛邪,标本兼顾,急则治标,缓则治本,不得滥用克伐之品,以损肾气。肾功能不全(Ⅰ~Ⅲ期),是中药治疗的有利时机,在积极治疗原发病的基础上,多途径给药(口服、中药保留灌肠、药浴、汗蒸等),积极保护肾功能,延缓进展至终末期进程。到尿毒期,病机以邪实为主,降浊解毒以透析为主治其标,配以中药辨证顾其本,方可最大限度提高患者的生活质量。

总结:慢性肾衰竭主要分虚损期、关格期。虚损期以虚为主,关格期以实为主。关格病机为正虚邪实,因虚致实,寒热错杂,病位广泛。虚损期,神疲乏力,心悸气短,头晕耳鸣,畏寒多偏气虚,如见五心烦热,腰酸膝软,自汗或盗汗,多为偏阴虚。关格期,邪实多为痰热、水湿、湿浊、湿热、瘀血、风动(抽搐)、风燥(皮肤瘙痒)、燥结(大便秘结)。正虚多见脾肾气虚(阳虚)、气阴两虚、阴阳两虚。治疗:虚损期,重在补肾以平补、调补、守方兼顾他脏,调补以扶正为主,兼顾祛邪。扶正防峻补碍胃,以免虚不受补,欲速不达。关格期重在调理脾胃:① 温胃降浊,香砂六君子,可重用半夏;② 清胃降浊,黄连温胆汤加大黄,黄连量宜小,最多用 10 g;③ 通腑降浊,大便燥结,重用生大黄;④ 健脾止泻,方选参苓白术散。透析期宜健脾益气活血,随证辨治。终末期肾衰竭慎用活血化瘀药,以防出血。

肾功能不全时补肾阳药的选择:一级选择:仙茅、仙灵脾、补骨脂;二级选择:菟丝子、枸杞、阳起石、巴戟天;三级选择:蛇床子、锁阳。

健脾益气药:一级选择:黄芪、太子参、白术、白扁豆;二级选择:黄精、山药;三级选择:党参、甘草。补气补阳药易助生热邪,滋阴药易助生湿邪。

慢性肾衰竭外治法

1. 中药灌肠

（1）湿热偏盛者

药物：生大黄 30 g，生牡蛎 50 g，槐花 30 g，六月雪 30 g，徐长卿 30 g。加水 400 ml 煎取药液 150 ml。

体位：臀部垫高，先左侧位——升结肠，平卧位——横结肠，右侧位——降结肠。

水温 37～38 ℃，太凉易刺激肠黏膜，导致药液反射性排出。

滴速：120～180 滴/分，直肠刺激小。

保留灌肠，保留时间长效果好，一般保留 30 分钟至 1 小时，每天一次，10～15 天为一疗程，间隔 5 天，继续下一疗程，不宜久用。

（2）阴盛阳虚者

药物：生大黄 30 g，熟附片 15 g，生牡蛎 50 g，细辛 5 g。

方法同上。

2. 药浴

尿毒症定期发汗有排毒作用。皮肤为人体第二心脏，具有排毒功能，用药液浸泡洗浴热透后汗出排毒。

药物：苏叶、木瓜、土茯苓、细辛，或附片、桂枝、麻黄、赤芍、地肤子。

方法：将药材打成粗末，纱布包煎，煎取浓液加入温水中，浸泡半小时，微微汗，每日一次，十天一疗程，体弱者 2～3 天一次。

3. 穴位贴敷

尿毒症大便秘结者予以脐部穴位贴敷促进肠道蠕动、增加大便排泄，增加肠道排毒。

药物：黄芪、大黄、玄明粉、枳实、生地、当归、红花、土茯苓、细辛、六月雪。

方法：将上述药材打成细粉，凡士林混匀，贴脐，每日或隔日一次，保留 4～8 小时。

第六章
膀胱过度活动症的中医辨治

膀胱过度活动症是一种以尿急、尿频为特征的症候群。可伴或不伴急迫性尿失禁，但没有尿路感染或其他明确的病理改变，是一种膀胱功能障碍性疾病。严重影响患者的生活质量。

膀胱过度活动症的发病率在男性患者中为 7%～27%，在女性患者中为 9%～43%。同时其发病率随着年龄的增长而呈上升趋势。

膀胱过度活动症的病因尚不清楚，可能与逼尿肌、排尿中枢、膀胱感觉神经等因素有关。情绪紧张、焦虑及担心尿失禁、害怕排尿疼痛者形成自我暗示，有意或无意地提醒自己排尿，最终形成不良的排尿习惯和心理。

膀胱过度活动症诊断

首先要排除泌尿系统感染、肿瘤、结石等原因引起的尿急尿频。尿急，指一种突发的强烈的而且很难通过主观克制而推迟的排尿欲望。尿频，指 24 小时内排尿 8 次以上，夜间排尿≥2 次，每次尿量＜200 ml，常在膀胱空后仍有排尿感。或因尿意憋醒而排尿。部分患者在尿急时伴有耻骨上或会阴部疼痛，或伴周身乏力、小腹坠胀等不适。

相关检查

1. 尿常规及尿培养，排除泌尿系统感染。
2. 超声检查排除肾脏、输尿管、膀胱、尿道是否存在畸形、炎症等相关的器质性病变。

膀胱过度活动症的治疗

膀胱过度活动症现代医学多采用行为治疗,如膀胱功能锻炼、盆底肌锻炼等,收效甚微。多年来用中医辨证治疗,效果满意。

膀胱过度活动症属中医学"虚劳""劳淋"范畴,症见神疲乏力、不耐劳累、少气懒言、小便频数、小腹坠胀,稍用力则小便失控,或尿无力,淋漓不尽,尿终稍感尿道涩痛,脉细弱,苔薄舌淡。证属中气下陷。治宜益气升清,方选补中益气汤加味。

验案举隅

孙某,女,47 岁,2021 年 11 月 2 日初诊。

主诉:尿频尿急十余年,加重一月。

患者诉其十多年来,反复尿急、尿频,无尿血、尿痛。稍作劳务即诱发。甚则小便失控自遗。外出需用护垫,生活极不方便,甚是痛苦。多次检查尿常规,尿培养及 B 超泌尿系检查均未见异常。前诊医生常用"左氧,头孢,三金片"等治疗,未效。近一月因家事操劳,尿频尿急发作加重,神倦乏力,少气懒言,快步行走则小便自遗,未有尿痛、尿血及腰痛等不适。自购三金片、热淋清服用 7 天,症状未减,遂来就诊。刻下:尿频,尿急,尿无力,小腹坠胀,神倦疲乏,尿终稍有涩痛,无尿道灼热不适,脉细弱,苔薄白,舌淡有齿痕。尿常规检查未见异常。B 超检查提示双肾输尿管膀胱无异常改变。中医辨证属"劳淋""虚劳"范畴,证属气虚下陷,治宜益气升清,方选补中益气汤加味。药用:

生黄芪 30 g	炒白术 15 g	陈皮 10 g	升麻 5 g	柴胡 5 g
党参 15 g	炙甘草 6 g	怀山药 15 g	益智仁 20 g	桑螵蛸 15 g
山萸肉 15 g	覆盆子 15 g	芡实 15 g	乌药 10 g	

14 剂,煎服,每日一剂,煎两次分服。

2020 年 11 月 29 日二诊:患者服药后,自觉神倦疲乏减轻,精神有增,仍尿频数,急迫,无排尿涩痛,病历十年有余,难以速效,原方黄芪改 50 g,继服 14 剂。煎服法同上。

2020 年 12 月 14 日三诊:患者排尿有力,尿频尿急减少,小腹坠胀已平。自述平素腰部怕冷,夜尿偏多,量清长。夜间阴常有余,肾阳不足,原方加附片 10 g,仙灵脾 10 g,继服 14 剂,煎服法同上。

2020 年 12 月 18 日四诊：患者尿频尿急明显改善，基本正常。夜尿 1～2 次，量正常。腰部怕冷缓解，精力转佳，正常劳作不觉疲劳，脉细有力，苔白舌润。嘱其继服 14 剂巩固疗效。煎服法同上。

半年后，因其他病就医：自上次服药治疗，小便一直正常，身体很好，很少生病。

按语："劳淋"之证，多因劳累耗气而成。病者常因劳力过度或劳心房劳过度，伤及脾肾。人体气机升降运动，是脏腑功能活动的基本形式，脾胃居中，是气机升降的枢纽。脾升胃降、肝升胆降、肾水升而心火降，各自为常，但诸脏腑的升降都以脾胃为机枢，始终进行者。脾虚则气机升降失常、影响膀胱正常气化功能。同时脾主肌肉，而膀胱尿道实际正是一群有序组成的肌肉。脾虚肌肉不充，肌群失调，固摄无力，故见尿频、尿急，排尿无力。脾虚不主四肢，气血生化之源受损。证见倦怠乏力，四肢不温。方中黄芪味甘微温，入脾肺经，补气之力居群药之益。人参、甘草补脾益气和中，白术燥湿强脾，当归和血养阴，诸药合用补中益气。方中柴胡、升麻二味，一从左施，一从右旋，旋转于胃之左右，升举上焦所陷之气。肾为水脏，与膀胱相表里，肾气亏虚，气化功能失常，膀胱开合失常，尿液排泄受损致尿频尿急，夜间阴盛阳衰，阳不足以支撑肺气宣发作用，影响对尿液的控制和固摄，所以夜间尿多。方中覆盆子、山药、附片等益肾温阳、固摄止遗，诸药并用，升固相伍，尿频自愈。

第七章
泌尿系结石的中医辨治

泌尿系结石为临床常见病之一,是指在泌尿系统(包括肾、输尿管、膀胱、尿道)中晶体块。晶体块在肾脏称肾结石,在输尿管称输尿管结石,在膀胱称膀胱结石,在尿道称尿道结石,统称泌尿系统结石,输尿管结石、膀胱结石、尿道结石绝大部分源于肾结石。结石在肾脏形成后,随尿流入输尿管、膀胱、尿道等部位。结石常嵌顿在输尿管的狭窄部位:① 输尿管肾盂连接部;② 输尿管跨越髂血管部;③ 女性子宫韧带的基底部,男性输精管跨输尿管处;④ 输尿管膀胱入口的壁间段;⑤ 输尿管膀胱开口处。

泌尿系统结石绝大部分是以含碳酸钙、磷酸钙等成分为主的含钙性结石,约占 85%,其余是少见的磷酸铵镁结石,表面粗糙,质地较软,颜色发白,尿酸结石或膀胱酸结石表面光滑色略黄。

泌尿系统结石属于中医学中"石淋""腰痛""血淋"等范畴。其形成主要是湿热蕴结下焦,灼阴熬液而致。《杂病源流犀烛·五淋》云:"轻则为砂,重则为石。"《太平惠民和剂局方·石苇散》指出:"肾气不足,膀胱有热,水道不足,淋沥不宣,出少且数,腹脐急痛,著作有时,劳倦即发,或尿如豆汁,或便出砂石。"说明泌尿系统结石,多因肾虚而膀胱生热,尿液受热煎熬,水液结为滓质,犹如海水煎熬而成盐碱,自无形而渐有形,凝结成石。

石淋日久不愈,湿热耗伤正气,或房劳过度,房事不节,或嗜食肥甘,喜冷贪凉,或老年久病,均可伤及脾肾。脾虚则中气下陷,肾虚则下元不固,因而小便淋漓,结石难以排出。

或恼怒伤肝肝失条达，气机郁结，膀胱气化不利，则小腹作胀，小便艰涩而痛，甚则点滴不通。

泌尿系统结石的治疗，根据结石大小、部位、病程长短及湿热轻重，分而治之。

病程短、结石小、湿热重、结石在肾内者，症见腰痛，尿黄刺痛、舌质红、苔黄腻、脉弦滑治当清热利湿排石，方用四金排石汤加味。药用：金钱草、海金沙、郁金、鸡内金、石韦、冬葵子、土茯苓、瞿麦、栀子、王不留行、泽泻、车前子、六一散、牛膝、黄柏。

方中海金沙、滑石、鸡内金有溶石作用，大剂量郁金开郁清肺，顺气散结，助结石排出，石韦、金钱草、土茯苓、瞿麦、黄柏、栀子清热利湿，川牛膝、王不留行引诸药下行，车前子、泽泻利水排石，诸药合用共奏清热利湿排石之功。

结石在肾内者要注意结石在肾的部位，根据部位不同采用不同的按摩、跳动、叩击振动，使结石脱离粘连，呈游离状态，便于排出。如结石在肾的上极，嘱其服药后 30 分钟左右，叩击或按摩振动腰部肾脏表面投影位置，持续10～15 分钟后，进行踮足运动，每天一次。结石在肾下极者，服药后半小时，抬高臀部，年轻人可以倒立，进行叩击按摩振动肾脏体表投影部位，以便叩击后游离结石向肾盂处移动，随尿液排出。结石在肾中部则选择侧卧位，服药30 分钟后，沿脊柱外侧肾体表投影外缘叩击或振动按摩，每天一次，每次 10～20 分钟。7 天一疗程。肾内的小结石经上述治疗，多可自行排出。

对于结石较大或结石移至输尿管者，因结石的移动损伤输尿管内黏膜，堵塞尿液排泄而引起阵发性锐痛，即肾绞痛，疼痛剧烈，病人十分痛苦，翻动不安，甚至恶心呕吐、大汗淋漓、手足厥凉、面色苍白等休克特征。疼痛时间可长可短，可突然停止，留有持续钝痛。因结石不再移动，停留在肾盂或输尿管，疼痛可暂时缓解。疼痛部位一般在肋脊角处，并向腹部或髂嵴上方放射。随着结石向下移动，疼痛部位也随之下移，向下腹部或睾丸外阴部及大腿内侧放射。对于结石移动擦伤肾盂或输尿管内壁黏膜而致肉眼血尿或镜下血尿，尿中红细胞呈均一型，有湿热者可见白细胞增多，亦可见尿蛋白阳性。

分期治疗

1. 结石活动期　即因结石移动引起肾绞痛初始阶段，多属实证，以下焦湿热蕴结、砂石结聚、气滞不利为主。临床症见小便短数、灼热刺痛、溺色黄赤、少腹拘禁胀痛、口中呕恶、腰部似刀割样疼痛，甚则面色苍白、四肢冰凉、苔黄腻、脉滑数。治当清热利湿,通淋排石,方用四金汤加味(自拟经验方)。药用:金钱草、海金沙、鸡内金、郁金、石韦、冬葵子、瞿麦、王不留行、川牛膝、木通、车前子、元胡、川楝子,缓解痉挛止痛。结石在输尿管下段,大便干结者加生大黄、枳实,通腑泄热,促进肠蠕动,促进排石。肾积水明显者加乌药、泽泻或川牛膝、益母草,以利水排石。血尿明显增加,加琥珀冲服。

2. 结石活动期　也有平素嗜食肥甘厚味、嗜烟酒,阳明湿热证显著,在饮食生冷后发作,证见少腹剧痛,牵掣腰痛及会阴部不适,小便艰涩或见血尿,大便不畅,舌红苔白腻,脉弦滑。泌尿系彩超显示,肾盂积水,一侧输尿管结石伴输尿管扩张,治宜寒温并用,攻补兼施,泄阳明,温少阴、厥阴,行气缓急,排石止痛。方用大黄附子汤合枳实芍药散加味。大黄附子汤见于《金匮要略·腹满寒疝宿食病脉证治》:"胁下偏痛,发热,其脉紧弦,此寒也,宜温药下之,以大黄附子汤。"清代张璐《伤寒绪论》言:"大黄附子汤,用细辛温少阴厥阴大黄清泄阳明。"枳实芍药散出自《金匮要略·妇人产后》篇,原文:"产后腹痛,烦满不得卧,枳实芍药散主之"。《医宗金鉴》注解:"今腹痛,烦满不得卧,里实也。气结血凝而痛,故用枳实破气结,芍药调腹痛。"乌药、泽泻利水通淋,消积水,益母草、川牛膝活血消肿,引血下行,海金沙、鸡内金、石韦化湿通淋,诸药合用,攻补兼施,温下寒,清湿热,破气消结,缓急止痛,活血利水,通淋排石。

3. 肾结石活动静止期　因结石移动致肾绞痛发作,经过治疗或未曾治疗,肾绞痛缓解,进入静止期。主要表现为腰部隐痛,尿有余沥。时作时止,遇劳易发,尿中仍有砂石排出,易疲劳乏力,舌淡脉细。此时并非结石排出,只是结石停止移动,结石对肾盂或输尿管等部位黏膜的擦伤停止罢了。因此凡是以泌尿系结石就诊病者,必须进行相关检查,如B超或CT泌尿系检查,以确定结石大小、部位从而制定相应的治疗方案。

静止期的基本病机为脾肾亏虚为本,湿热瘀血为标,治当扶正为主,兼祛湿热瘀血,攻补兼施,攻邪不伤正,补虚不消邪,正气旺盛,蒸腾气化正常,清浊自能分利,而砂石无以生,气血畅达则砂石易排。自拟扶正排石汤。药用:黄芪、党参、白术、牛膝、川断、鹿衔草、威灵仙、金钱草、石韦、鸡内金、郁金、乳香、没药、滑石、制大黄;肾积水者加乌药、泽泻、益母草;血尿者加琥珀。

结石较大或表面光滑者,服用排石药无效者,应选择体外波冲击碎石术或输尿管软镜碎石术,或经皮肾镜碎石术等微创治疗方法,但这些碎石治疗后,仍有部分结石未排出,导致结石复发或新结石再生以及长期尿频、尿痛、尿不畅等慢性尿道感染。所以经过微创治疗后残余碎片的排出是提高泌尿系结石治愈率的重要举措。此时治疗亦以健脾益肾为主,兼以清热利湿,活血通淋。药用:党参、山药、茯苓、牛膝、菟丝子、枸杞、金钱草、石韦、瞿麦、木通、制大黄、水蛭。方中金钱草利尿通淋,消肿排石,车前草清热解毒,利水排石,二者合用共奏排石之功,石韦、瞿麦、木通为清热利尿通淋要药,菟丝子、枸杞补益肾气,鼓邪外出,党参、山药健脾益肾,牛膝引药下行,诸药合用,扶正祛邪,攻补兼施,以排石通淋,清热利尿,提高和巩固结石排泄疗效。现代药理学研究表明,金钱草含有三萜醇配糖体,能通过增加尿量和尿枸橼盐的排泄,减少尿钙和草酸的排泄,从而抑制草酸钙结石,且金钱草水提取液能够抑制肾小管内草酸钙结石。清热利湿中药有增加尿量、增强输尿管蠕动的功效,活血化瘀药对平滑肌有明显舒缓作用,使输尿管的蠕动频率和幅度增大,推动结石移动。同时活血化瘀还能改善微循环,降低毛细血管通透性,促进炎症吸收,减少黏连,利于嵌顿的结石排出。

验案举隅

案例一:

李××,男性,40 岁。2017 年 5 月 10 日初诊。因左侧腰痛伴恶心呕吐 5 小时就诊。患者因前一天晚上朋友聚会进食生冷后又感受寒凉于清晨出现左侧腰部绞痛,难以忍受,向左下腹放射,伴频繁恶心呕吐。彩超提示:左肾积水 4 cm,左侧输尿管上段扩张伴结石约 0.7 cm,双肾结石。尿常规见红细胞呈均一型,尿蛋白阳性。刻诊:痛苦面容,辗转不安,额头汗出淋漓,呕吐频作,呕吐物为清水稀涎,四肢不温,舌淡苔白滑,脉沉弦。中医诊断:石淋,证为肝胃虚寒,冲逆上犯。治则:温中降逆,通淋排石。药用:

吴茱萸 15 g	炒白芍 30 g	生姜 30 g	党参 10 g	大枣 10 g
代赭石 20 g	金钱草 20 g	鸡内金 20 g	乌药 30 g	泽泻 15 g
益母草 30 g	怀牛膝 15 g			

3 剂,水煎服,每天一剂。

5 月 14 日二诊:药后腰及左下肢疼痛缓解,恶心呕吐已平,四肢转温,尿转清,苔薄白,脉沉弦,拟方温肾健脾通淋。药用:

黄芪 30 g	党参 15 g	补骨脂 20 g	怀牛膝 15 g
益母草 30 g	乌药 30 g	泽泻 15 g	小茴香 5 g
吴茱萸 10 g	川楝子 10 g	王不留行 20 g	金钱草 30 g
鸡内金 20 g	海金沙^包 20 g	郁金 20 g	

7 剂,水煎服,每天一剂。

5 月 20 日三诊:诉服药第三天,先后排出结石一枚及数个细小砂石,腰痛已平,小便正常,泌尿系 B 超复查双肾及输尿管未见结晶。嘱其平时清淡饮食,少食生冷,常避风寒,多运动,多饮水。

随访一年未见发作性疼痛,泌尿系统 B 超并无结石发现。

案例二:

屠××,男 61 岁,2018 年 7 月 18 日初诊。间断性右侧腰部疼痛半年,疼痛加重伴血尿一天。患者半年前开始腰部疼痛,时轻时重,右侧痛甚,夜间疼痛更甚,痛时小便发红,疼痛常可自行缓解,因忙于生计,未做过检查治疗。昨日气温高,过于操劳,汗出较多。今夜腰痛加重,右侧尤甚,疼痛持续不减,伴恶心呕吐,小便色暗、涩痛不畅,遂来就诊。刻诊:右侧腰部疼痛难忍,向右下腹放射,伴恶心呕吐,呕吐物为胃内容物,小便黄赤涩痛灼热,大便干结,口干,舌红苔黄腻,脉滑数。泌尿系 CT 提示,右侧输尿管上段结石伴扩张,右肾盂积液 3.5 cm,双肾小结石。中医诊断:石淋(下焦湿热、瘀血阻滞)。治则:清热利湿,活血通淋。药用:

萹蓄 30 g	车前草 15 g	木通 10 g	六一散[包] 30 g	金钱草 30 g
海金沙[包] 20 g	石韦 20 g	鸡内金 20 g	郁金 20 g	枳实 15 g
生大黄 10 g	乌药 30 g	泽泻 15 g	茵陈 15 g	

5 剂,水煎服,每天一剂。2018 年 7 月 25 日二诊:腰痛已除,二便通畅,泌尿系 CT 复查,双肾无积水,肾下极小结石 2 枚,直径约 3 mm,双侧输尿管不扩张。治则补肾排石,用西洋参、鸡内金、核桃等量磨粉,每次 10 g,一日一次,开水冲服调治。随访半年未发,B 超复查无结石生成。

案例三:

张××,女 52 岁,2020 年 11 月 7 日初诊。双肾结石伴右肾积水近一年。患者于 2019 年底因右侧腰部疼痛,并向右下腹放射,伴恶心呕吐,在当地医院进行 B 超泌尿系检查,提示双肾结石,右肾积水,右侧输尿管上段扩张伴强回声,给予体外震波碎石及口服肾石通冲剂治疗,腰及腹部疼痛缓解,恶心呕吐,未曾复查,但经常腰部疼痛,神疲乏力,小便时刺痛不适,过劳后症状明显,要求 B 超检查泌尿系,结果提示双肾结石,右肾积水 4 cm,右输尿管中段扩张伴结石。刻诊:腰部疼痛不适,倦怠乏力,脉沉细,苔薄白,舌有紫气。中医诊断:腰痛(肾虚血瘀)。治则:益肾活血,健脾利湿。药用:

怀牛膝 15 g	杜仲 15 g	山药 15 g	菟丝子 20 g	巴戟天 10 g
乌药 30 g	泽泻 20 g	桃仁 10 g	郁金 20 g	鸡内金 20 g
水蛭 6 g	黄芪 30 g	党参 15 g	鹿衔草 30 g	

7 剂，水煎 100 ml，二次分服。2020 年 11 月 15 日二诊：服药后未见不适，腰部疼痛依旧，病已一年，难以速效，久病必瘀，结石滞留，加强化瘀通络，后方加失笑散（包）20 g，制乳没各 15 g，皂角刺 15 g，再进 7 剂，嘱服药后 30 分钟，进行单足跳动。2020 年 11 月 25 日三诊：述其服药期间有疼痛加剧感，并有细砂样东西排出，泌尿系统复查，右肾积水减少至 2 cm，右输尿管结石移至下段近膀胱开口处，肾内小结石 1～2 枚，效不更方，加强消石排石之功。后方加冬葵子 15 g，金钱草 30 g，白芍 30 g，生大黄 10 g，黄芪 20 g，附子 6 g，再服 5 剂，继续服药后跳动。2020 年 12 月 1 日四诊：药后疼痛已除，精神好转，并排出结石 1 枚。泌尿系 CT 复查，肾积水已消除，双肾及输尿管无结石，无扩张，尿常规无异常。随访半年未见结石复发。

小结：泌尿系统结石是临床上常见的一种病。发作时，病者痛苦万分，同时容易引发尿路梗阻、肾积水、尿路感染反复不愈，甚至肾功能下降。泌尿系统结石属中医"石淋""腰痛""血尿"等范畴。中医认为肾主水，肾虚则膀胱气化不利，下焦湿热蕴蒸，煎熬尿液，并为尿液中沉积物结聚而成砂石。结石阻滞，导致气血不畅，瘀结不散，气滞难行，不通则痛，引发肾绞痛、腰痛、腹痛、血尿等症。急性发作多因劳累，进食生冷，感受寒凉而诱发，一则是因进食生冷后，使肝胃受寒，冲逆上气所致。久病入络，久病必瘀，在泌尿系结石治疗中也很重要，案例三既是病程年余，故治疗中需重视培补脾胃，扶助正气，活血通络提高排石，除此尚需注意结石大小、部位，采用相应治疗，配合相应运动如按摩、跳动，增加排石效率。对于结石较大或结石不光整者宜采用体外震波碎石，或输尿管软镜碎石，或经皮肾镜碎石等微创治疗，采用这方法治疗后，一定要及时进行泌尿系检查，了解结石排出情况，绝不可认为治疗后结石会完全排出。同时嘱其清淡饮食，适当饮水，少坐多动，才能预防复发。对于膀胱结石、尿道结石，因发病较少，且容易排泄，故不多述。

总之，泌尿系结石治疗必需动静结合方能取得满意疗效。动即运动，叩击按摩肾在体表相应部位，或单足跳或踮足，或体外震波碎石，或输尿管软镜碎石等；静则为辨别证候、结石部位、大小等，清热化湿，或益肾健脾，活血通腑，给予相应中药内服。

第八章
滋阴法在肾病中的运用

肾病常因外感湿热、风热、热毒致生病变；或邪热羁留，或服用有助阳作用的激素，或长期大量蛋白尿等，均能灼津耗液，且尿中蛋白、红细胞又是人体津液中的精华，长期流失，使肾精耗伤过度，肾精亏损，虚者更虚。因此肾病治疗应注意滋补肾阴以充其源。阴虚之候常兼血瘀、夹湿、夹热之症，故在滋阴补肾的同时，配以清热化湿、活血化瘀之品，方能收效显著。临床中，笔者常用滋阴法为主，兼顾清热活血利湿治疗肾病。

肾性高血压

慢性肾病高血压者较为常见，阳亢证型少见，临床以肝肾阴虚或脾肾气阴两虚者居多。临床以血压升高、尿蛋白阳性、头昏头痛、耳鸣耳聋、目花乏力、视物模糊、眼周青黑、面色萎靡、腰膝疲软疼痛，肾区有灼热感，似热水流过，脉沉细，舌红苔少，证属肾阴亏虚，水不涵木，木失滋荣，致虚阳升动，气虚血滞，阴虚血稠而瘀。治宜滋肾养阴、柔肝息风、活血和络，方用建瓴汤加味。药用：山药、生地、牛膝、生白芍、生赭石、生龙骨、牡蛎、杜仲、茺蔚子、益母草、桑寄生、何首乌，使肾水涵木，瘀血消除，气血流畅，血压平稳。

急性肾炎恢复期

急性肾小球肾炎的发病，常因肾气不足，外邪乘虚侵入所致。根据病史和临床症状，辨别病程的不同阶段。初发病变为病变发展期，此期有外感表证及水肿、尿少、血尿等。尿中有红细胞及尿蛋白。此期或给予疏风清热、利水消肿,或予祛风散寒、宣肺利水,或予清化湿热、利水止血等治疗。外邪渐解水肿消退,余热未尽,水肿虽消,阴虚之象显见,尿中蛋白、红细胞仍见,同时出现口干或低热盗汗、腰酸、尿黄便干、舌红苔少、脉细数等阴虚有热之象,此乃急性期湿热内蕴伤阴所致,治宜滋养肺肾阴津,兼以清热利湿,可使病情顺利缓解,方用参麦地黄汤化裁。药用:生地黄、丹皮、地骨皮、墨旱莲、白茅根、玄参、麦冬、北沙参、白薇、茯苓,此时湿热虽去,亦不可过用温补之品,以防病情反复。

IgA 肾病慢性发作阶段

IgA 肾病以反复发作的肉眼血尿、持续性镜下血尿,伴有或不伴有蛋白尿为主要表现。主要病机:急性发作阶段多由感受风热之邪所致,而慢性发作阶段则多为阴虚火旺为主,或兼气虚瘀阻,除镜下血尿、少量蛋白尿外,尚见腰酸腰痛、手足心热、咽干口渴喜凉饮、便秘尿赤、舌红苔少、脉细数,也有少数患者畏寒而手足心热,上半身热下半身凉,手心热而足心凉,口干而饮水不多,大便先干后溏等气阴两虚所特有体征,尿检虽有蛋白但量不多,此乃阴虚络阻,治宜滋阴补肾,方选滋肾化瘀清利汤。药用:生地、山药、山萸肉、丹皮、益母草、女贞子、墨旱莲、白茅根、石韦、白花蛇舌草。

此期患者一般临床症状消除,大多数为镜下血尿或少量尿蛋白存在,过度劳累或受凉后感冒发热而诱发或加重,因此除服药治疗外,尚须注意调养护理,防止外邪入侵亦十分重要。

狼疮性肾炎缓解期

狼疮性肾炎归属于中医学的"阴阳毒""湿毒发斑""水肿""腰痛""虚劳"等范畴。以先天肾阴亏损、阴虚火旺为本,因烈日曝晒为标。烈日曝晒使人体感受火毒之邪,热毒燔灼,伤津劫液,重则迫血妄行,致发衄血、尿血、紫斑,邪热伤肝,肝肾阴虚。其治疗热毒炽盛期宜清热解毒、凉血止血。当热毒清除、水肿消退进入缓解期,症见腰膝酸痛乏力,低热咽干,面部升火,手足心灼热,颧红盗汗,皮肤瘀斑,舌红苔少或舌苔花剥,脉细数等,病机属阴虚内热夹有瘀血,治疗应滋养肾阴兼以益气活血通络。药用:生黄芪、当归、生地、川芎、丹参、制首乌、麦冬、女贞子、益母草、黄精、北沙参、石斛、地骨皮。

肾病综合征激素治疗副作用

临床上对肾病综合征的治疗,选用糖皮质激素药物也是常事。激素相当于中药中的温阳药物,长期大量应用耗伤阴液,出现肾水不足、阴虚火旺所表现的口干面红、头目昏眩、腰酸耳鸣、潮热盗汗、性情急躁、五心烦热、舌红、脉细数。此乃肝肾阴虚而湿热留恋不去,治以滋阴补肾、清热化湿、活血化瘀,方选知柏地黄丸化裁。药用:生地、丹皮、知母、川黄柏、泽泻、地骨皮、益母草、土茯苓、制首乌、白茅根、萆薢、半枝莲。

慢性肾炎水肿消除后,蛋白尿持续不消,或病发即无水肿,仅有大量蛋白尿患者,症见腰部痠痛,手足心热,面浮㿠白,四肢倦怠,尿黄口干,舌红苔少、脉沉细,尿蛋白阳性。证属气阴两虚,夹有湿热。治当益气养阴、清利湿热,方用石莲子饮化裁。药用:黄芪、党参、石莲子、麦冬、柴胡、地骨皮、土茯苓、萆薢、益母草、白花蛇舌草。

糖尿病肾病早期

凡是糖尿病患者都应考虑肾功能损害的存在,一旦确诊为糖尿病,应每年都进行尿蛋白和 GFR 检查。所有 1 型糖尿病患者从确诊时间开始,1 型糖尿病病程在五年以上者都应每年检查一次,所有成年糖尿病患者无论尿蛋白有否,每年至少检查一次血肌酐,并评估 eGFR。糖病尿肾病一旦出现持续性显性蛋白尿,病情就很难逆转,只有 10% 左右可得到控制,其进展至慢性肾衰竭尿毒症的速度快于其他肾脏病患者数倍。因此早期治疗是延缓病情进展的最佳时期。

糖尿病肾病主要是消渴病治不得法,阴津继续耗伤,加之肾元禀赋亏虚,肾阴不足、肝木失养,致肝肾阴虚,阴虚而阳盛,尿频量多阴伤不止,同时耗气,形成气阴两伤,气虚失摄精微外泄,则见尿多尿浊,尿蛋白持续阳性,并见腰膝酸软、神疲乏力、头晕目眩、烦热多汗、两目干涩、大便秘结、舌红苔黄、脉弦细数。此期治疗重在益气养阴,兼以清热活血。药用:生地、黄精、山萸肉、女贞子、墨旱莲、石斛、制首乌、丹参、天花粉、焦山楂、麦冬、黄芪、太子参、川黄连、萆薢、鬼箭羽。

注:方中黄连用于降糖,用量多在 10 g 以上,小于 3 g 无降糖作用。

现代药理提示滋补肾阴的药物,如何首乌、女贞子、黄精、枸杞子有促进淋巴细胞转化功能。相关文献报道鳖甲、玄参、麦冬、女贞子有延长抗体存在时间的作用,肾病中使用滋补肾阴法可能通过调节免疫、控制感染,来改善患者机体状态而收效。

第九章
激素治疗肾病分阶段中医辨治

临床上对肾病综合征(原发性),尤其是原发性难治性肾病综合征的治疗,常常很棘手,属于疑难病症范畴。现代临床医学治疗有一定优势,常选用糖皮质激素、细胞毒药物及免疫抑制剂等药物治疗,虽然有一定效果,但副作用太多,病人不能依从,影响疗程进行,影响对疾病的治疗。此时可以运用中医辨证论治的理论,根据病人服药期间出现的不同证候进行治疗,既能减轻西药治疗带来的不良反应,提高病人的依从性,又能提高治疗效果,缓解病情,延缓病情进展。糖皮质激素是治疗原发性肾病综合征常见的首选药物,在服药过程中会出现很多副作用。期间结合中药辨治,效果良好。

糖皮质激素治疗肾病综合征的四大原则:① 首始治疗剂量要足;② 减量要慢;③ 维持时间要长;④ 分阶段给予中医中药辨证治疗。

肾病综合征在接受糖皮质激素前和激素应用初期,患者均存在脾肾阳虚证候,症见水肿、尿少、腰膝酸困、畏寒面白、倦怠乏力、纳呆口淡、大便溏薄,易感冒,苔薄白,舌胖有齿痕,脉沉细等脾肾阳虚体征。治宜温阳利水,补益脾肾,方选附子理苓汤加味。药用:

人参 10 g	白术 15 g	附片 10 g	干姜 10 g
甘草 6 g	桂枝 10 g	茯苓 20 g	猪苓 20 g
泽泻 15 g	益母草 50 g	穿山龙 30 g	

临床上也有肾病综合征水肿不明显,主要表现为倦怠乏力,纳呆便溏,身体困重,畏寒肢冷,气短懒言,舌淡不红,口淡不渴,脉细弱脾虚。治宜健脾利水,方以参苓白术散加味。

药用：

生晒参 15 g　　炒白术 15 g　　怀山药 15 g　　薏苡仁 15 g　　白扁豆 20 g

仙灵脾 20 g　　巴戟天 15 g　　菟丝子 15 g　　黄芪 60 g　　益母草 30 g

平素属阳虚体质患者，服用激素治疗后出现副作用反应一般较慢，而阴虚体质患者则出现较快，常在服用足量激素一个月前后出现阴虚火旺症候。激素首始治疗量要足，一般成人泼尼松每天 1 mg/kg，小儿则 1～1.5 mg/kg，每天最大量不宜超过 60～80 mg，每天晨起八点前顿服。激素属于阳刚温燥之品，晨起阳长阴消符合糖皮质激素的生理昼夜分泌规律，利于减少不良反应。

激素足量诱导缓解一般需 6～8 周。在服用一个月后，肾阳虚逐渐减轻或消失，而逐渐出现亢奋、面部潮红、口干咽燥、五心烦热、失眠多汗、皮肤痤疮、舌红少津、脉细数等肾水不足、阴虚火旺证候，也称为继发医源性肾上腺皮质功能亢进，出现满月脸、水牛背等柯欣综合征副作用。此阶段中医辨证属肾水不足、阴虚火旺，治当滋阴降火、清热利湿。方选知柏地黄丸加味。药用：

知母 15 g　　黄柏 10 g　　生地 20 g　　丹皮 10 g　　玄参 15 g

地骨皮 15 g　　蒲公英 20 g　　连翘 15 g　　地龙 15 g　　白花蛇舌草 15 g

益母草 40 g　　徐长卿 30 g　　丹参 30 g　　野菊花 15 g　　泽泻 15 g

土茯苓 50 g

通过滋阴降火、清热利湿，既能减轻和减少大剂量激素所致的副作用，又能提高患者对激素的依从性和敏感性，提高临床缓解率。足量激素治疗 8 周有效后，可以开始减量。如服用 8 周时疗效不显，尿白蛋白没有降至原来的50%，可按原剂量延长服至 12 周开始减量。对于激素治疗敏感的患者，可在尿蛋白连续阴性 2～4 周开始减量。激素撤减要慢，不可贪快。对激素治疗不敏感或者是治疗无效的，激素撤减速度可稍快，以便及早停药。

激素减量，一般成人每周减量 5 mg，在减至小剂量后（成人每天 0.5 mg/kg，小儿每天 1 mg/kg），维持服用一个月。病情平稳，再逐渐减到维持量阶段或足量治疗后，每 1～2 周减原用量的 10%，当减量至 0.5 mg/kg 时，可将两天量隔日一次顿服，维持 2～3 个月，然后再缓慢减量。每 2 周减 10% 至最小有效剂量 20 mg，隔日一次维持量。维持服用至少 6 个月至 12 个月甚至更长时间。当激素撤减至半量或减至维持量后，阴虚火旺证候也逐渐减轻，直至消失。如由阴虚向气虚阳虚转变至肾阳虚证或气阴亏虚证，临床表现多见疲乏无力，腰膝酸软、头晕耳鸣，易感外邪，舌淡红，脉沉细等肾阳亏虚为主，或倦怠乏力、口干咽燥、五心烦热、舌红少苔、脉细数等气阴亏虚证。

肾阳虚者治宜益肾温阳兼以活血通络。药用：

生黄芪 30 g	仙灵脾 15 g	菟丝子 10 g	生地 20 g	山药 15 g
太子参 15 g	当归 20 g	地龙 15 g	益母草 30 g	丹参 30 g
白术 15 g	莪术 15 g	肉苁蓉 10 g	何首乌 15 g	巴戟天 15 g

气阴亏虚为主者，则宜健脾益气活络。药用：

黄芪 60 g	太子参 20 g	生地 20 g	旱莲草 15 g	女贞子 15 g
丹参 30 g	白术 15 g	地骨皮 15 g	益母草 30 g	桃仁 10 g
红花 10 g	地龙 15 g	当归 20 g	蛇舌草 15 g	三棱 10 g
莪术 10 g	白扁豆 10 g			

激素维持时间要长，平稳撤减。经首始足量激素治疗获得完全缓解的患者，经过缓慢减量，至维持量已接近人体生理剂量，副作用造成的阴虚火旺的临床体征逐渐消退，继而出现疲乏无力、腰膝酸痛、畏寒肢冷、少气懒言、舌淡苔白、脉沉细，肾阳虚证复现。根据肾病综合征患者服用激素前后的阴阳转化规律，可以认为肾阳虚的实质在激素治疗前与治疗后是不同的。治疗前的肾阳虚证，纯属肾病综合征疾病本身的病理改变。而治疗后激素撤减时的肾阳虚证，除疾病的病理改变外，还与外源性激素导致下丘脑—垂体—肾上腺皮质轴（HPA）的反馈抑制有关。而且肾上腺皮质功能，受外源性激素抑制的早期多表现为肾阴虚证，到后期才表现为肾阳虚证。在此阶段，随着激素用量的逐渐减少，中药滋阴药也应逐渐减少，而加强补肾健脾、温阳活血药的使用。药用：

黄芪 60 g	党参 20 g	白术 15 g	仙灵脾 15 g	巴戟天 15 g
锁阳 10 g	苁蓉 10 g	菟丝子 15 g	山药 15 g	川芎 15 g
丹参 30 g	益母草 30 g	桃仁 10 g	红花 10 g	金樱子 30 g
芡实 15 g				

临床实践证明，在激素撤减至半量至维持量的阶段，加服温补肾阳药物，能促使临床缓解率提高，使部分激素依赖型肾病综合征患者脱离激素依赖现象，使患者肾阳虚症状改善，临床症状显著减轻，加速血皮质醇水平回升。研究表明，分阶段加用温补肾阳中药的中西医结合治疗，具有保护自身肾上腺皮质拮抗外源性激素反馈抑制，减轻肾病综合征患者对激素的依赖及减少病情复发。

激素维持量 10 mg/d 或 20 mg/d，服 3～12 个月，或 1～1.5 年，每隔 3 个

月减 5 mg，直至停药。激素撤停时间最好在冬至，冬至阳长，夏至阴长。冬至是人体命门相火进入生理旺盛的季节。夏至则相反，如夏至停用，冬至时易出现全身乏力，易感外邪，甚至出现一过性蛋白尿。维持量至停药时段应注意阴阳双补，虽然后期出现肾阳虚证，也不宜过用大剂量温补之品，如附子、肉桂等，可选用仙灵脾、菟丝子、巴戟天等平补肾阳即可，少佐二至滋阴，善补阳者，必阴中求阳。现代研究表明，益气温肾之品具有保护肾上腺皮质免受外源性激素的抑制，促进肾上腺皮质分泌作用，减少激素撤减过程中的病情反复。动物实验表明，温补肾阳药与滋阴降火药，药性不同，甚至相反，但调节机体内分泌、免疫、代谢等都有相同的一面。温补肾阳药物有类似激素样作用。温阳药与激素同用时，可出现保护肾上腺皮质免受外源性激素抑制而萎缩现象，且能维持激素促进心、肝、肺等脏器的蛋白质合成作用。滋阴药与激素同用，可加强对淋巴的抑制，对肾上腺有保护作用，避免致其萎缩。激素撤减过程中应注意撤减速度与滋阴清热和益气温肾关系，通过辨证对滋阴清热和益气温肾轻重的调整，维持激素使用过程中机体阴阳平衡，以达到预期治疗效果。

第十章
肾病的饮食治疗

慢性肾炎是一种顽固的慢性难治性疾病,常反复发作。小便检查始终有尿蛋白、红细胞不能消除。面目及双下肢轻度浮肿,腰酸乏力,面色少华,小便不利,虽用大量温补脾肾方药治疗,仍难根治或缓解,因此在治疗时可配合饮食治疗。饮食治疗,既能减少服汤药的麻烦和困难,还能减轻病人经济负担,尤其是儿童慢性肾炎,用饮食疗法容易收效,恢复健康。下面介绍几种食疗方。

1. 赤豆薏仁粥:赤小豆、薏苡仁、粳米以 1∶1∶2 煮粥分服,可健脾利湿、消肿。用于小儿慢性肾炎,脾虚湿甚者。

2. 黄芪粥:生黄芪、粳米以 1∶2 煮食,以补气健脾。用于脾肾气虚,颜面浮肿,小便不多,精神疲倦,肢体乏力。

3. 茅根粥:白茅根、粳米以 1.5∶2 煮粥,以补脾益阴,清热利尿。用于肾阴虚,小便不利,轻度水肿,尿检以红细胞为主者,便溏,舌淡苔白者不用。

4. 玉米须糯稻根汤:可健脾补肾。用于脾肾两虚,小便不利,面浮便溏者。玉米须治疗小儿慢性肾炎,凡在 15 岁以下的儿童服用,均能趋于好转。其味甘、淡、平,可利水通淋,用量在 15～30 g。煎水代茶,每天 60 g,不拘次数,喝完为止,成人效果不著。

5. 芪汁赤豆汤:黄芪 100 g,煎水去渣,加入赤小豆 30 g,文火煮烂,每天分二次服,可长期服用。

6. 黄芪粥:生黄芪 30 g,生薏仁 30 g,赤小豆 15 g,鸡内金 10 g,糯米 30 g,金橘饼两个。先用水 600 ml 煮黄芪 20 分钟,去渣,加入薏苡仁、赤小豆煮 30 分钟,再加糯米煮成粥,分二次服,食后嚼金橘饼,开气开膈消胀,无金橘改用陈皮同煮。

7. 黑大豆丸:黑大豆 120 g,山药 60 g,黄芪 60 g,苍术 60 g。共研细末,炼蜜为丸,每次 10 g,早晚各一次,开水冲服。黑大豆性味甘平,活血利水,祛风解毒。用于水肿胀满,风毒脚气,风痒痉挛。

8. 鲤鱼汤:鲤鱼 500 g,生姜 50 g,葱 100 g,米醋 50 g,共炖,不放盐,喝汤吃鱼。

9. 黄芪鲤鱼汤:黄芪 30 g,白术 15 g,赤小豆 30 g,金樱子 30 g,地龙 20 g,僵蚕 20 g,与鲤鱼共炖,吃鱼喝汤。

10. 鲫鱼汤:鲫鱼一尾约半斤,去鳞及内脏,将红皮蒜八瓣,砂仁 1.8 g,陈皮 15 g,红糖 30 g,用布包好,放鱼腹内,用线扎紧,用清水煮烂,加米醋少许,吃鱼喝汤,分三次服下。

附：
肾小球疾病尿液检验的临床意义

微量白蛋白尿

微量白蛋白尿是指尿中出现微量白蛋白 30～300 mg/d，反映肾脏异常渗漏蛋白质。单纯出现微量白蛋白不代表慢性肾病的发生，但大量蛋白尿与慢性肾病显著相关。当尿微量白蛋白浓度高于 150 mg/L，尿常规检验即可发现蛋白尿。尿常规蛋白定性阴性，尿微量白蛋白却可能阳性。微量白蛋白及时治疗，肾脏损伤尚可逆转；而大量蛋白尿时，即尿中白蛋白浓度大于 200 mg/L，肾损害已不能复原。

微量白蛋白尿是高血压患者心血管风险的标志。在预测死亡和主要心血管事件方面优于传统的 C 反应蛋白，所以尿微量白蛋白的出现并非预示慢性肾病，而是高心血管病风险标志。如果在控制高血压等危险因素情况下，尿微量白蛋白持续增加，则提示合并慢性肾病。

微量白蛋白尿与心脑血管疾病的相关性强于与肾脏病的相关性。急性心梗患者的尿蛋白排泄率显著高于对照组。血压正常的患者伴微量白蛋白尿者发生缺血性心脏病的风险是不伴微量白蛋白尿的 2.2 倍。在血压升高患者中伴微量白蛋白者风险同样升高。随着尿白蛋白/肌酐比值升高，全因死亡的相对风险同样升高。

随着蛋白尿水平变化，心血管事件风险和慢性肾病风险也持续发生变化。当由微量白蛋白尿发展至大量蛋白尿时，不仅心血管风险更高，发生慢性肾病的风险也会升高。有研究者观察 5 年尿白蛋白排泄率变化模式,发现尿微量白蛋白与糖尿病肾病进展的相关性并不明显。大量蛋白尿是肾脏病进展的强预测因素。微量白蛋白尿的出现并不代表进展为肾脏病,出现微量白蛋白尿,对于高心血管病风险的提示作用,优于慢性肾病。尿微量白蛋白的存在常提示动脉粥样硬化性心血管疾病的病理生理过程已经启动,积极降压降蛋白尿可以延缓高血压患者病情进展。

隐血

尿隐血又称尿潜血,指检查尿液内的血红蛋白或肌红蛋白是否升高。尿隐血不等于血尿,尿隐血(+),有可能是尿液中出血引起,也有可能因为血管内溶血引起血红蛋白过高,或肌肉损伤引发的肌红蛋白尿引起。

尿隐血(+),代表尿液中血红素含量多少。无论是血红蛋白还是肌红蛋白都含血红素,加号越多,血红素含量越大,说明血红蛋白或肌红蛋白含量越多。

隐血原因:

1. 血尿:每升尿液中出血量>1 ml,尿液呈淡红色,称为肉眼血尿。尿检红细胞数>3/HP 称镜下血尿。

尿路有出血时,尿中红细胞随着时间的推移会被破坏溶血,释放出血红蛋白导致尿隐血(+)。

血尿常见因素:感染、结石、肿瘤、肾脏病,其他如剧烈运动、创伤、前列腺增生、饮酒、药物、凝血功能障碍、子宫内膜异位症。

2. 血管溶血反应

① 红细胞直接损伤、心脏瓣膜置换、严重烧伤、肌肉或其他血管组织严重损伤。

② 微血管性溶血、溶血性尿毒症、肾皮质坏死、DIC。

③ 生物因素所致溶血、蛇毒、蜂毒。

④ 感染性溶血:疟疾、斑疹伤寒。

⑤ 免疫性溶血:特发性血红蛋白尿、血型不合导致溶血性输血反应。

⑥ 药物性溶血:阿司匹林、磺胺类药、青霉素等。

3. 肌肉损伤等导致肌红蛋白尿

尿中肌红蛋白含量大增,隐血阳性,尿中红细胞不升高,多发于剧烈运动后。

尿液送检时间不应超过 2 小时,尿隐血阳性应结合尿中红细胞检查。超过 2 小时尿中红细胞容易破坏,无法检出。

镜下血尿与肉眼血尿只是量的不同,没有质的区别。

管型尿

管型尿标志着肾实质有病,病变在肾小球和肾小管,管型是由蛋白质、细胞或细胞碎片在肾小管内凝聚而成。正常人可偶见透明管型。如见颗粒管型,则标志肾实质有病,多见于肾小球肾炎或肾盂肾炎病人;如见有短而粗、蜡样管型,多见于慢性尿毒症病人,粗大的上皮细胞管型多见于急性肾衰竭;红细胞管型见于急性肾小球肾炎,白细胞管型则见于肾盂肾炎。

管型只有在显微镜下才能看到,必须是新鲜尿液,尿标本放置时间长了,管型就被破坏不易查到。

蛋白尿检测

① 清晨首次尿或随意尿白蛋白浓度;② 清晨首次尿或随意尿白蛋白/肌酐比值;③ 定时(如24 小时或8 小时)尿白蛋白排泄率;④ 尿白蛋白特异试纸条检测(假阳性率高)ACR 30~299 mg／g,大于 300 mg／g 为显性白蛋白尿,大于等于两次阳性者(间隔至少1~2 周)方可诊断持续性蛋白尿。第一次尿白蛋白阳性者中,仅 58.5％~63.2％复查时仍为阳性。

尿蛋白量和质的分析有助于肾小球和肾小管疾病的鉴别。临床上常作为治疗及判断疾病预后的依据,如尿本周氏蛋白提示多发性骨髓瘤,轻链蛋白提示轻链病;视黄醇结合蛋白是儿童反流性肾病诊断标准之一等。

一般临床上尿蛋白测量范围是 20~3 000 mg／L(邻苯三酚红比色法),尿微量白蛋白测量范围是 2.0~300 mg／L(免疫比浊法)。当尿液中蛋白质结果＞300 mg／L 时,以尿白蛋白检测结果为诊断依据;当蛋白质结果≤150 mg／L 时,相比尿白蛋白,微量白蛋白可以提供更准确的检测结果。

　　正常人,尿常规检测 24 小时尿蛋白定量范围小于 150 mg/24 小时,如果受检人的 24 小时尿蛋白定量指标高出正常值参考范围,则可认为存在其肾功能损伤情况。通过 3 次及以上的 24 小时尿蛋白定量指标均高于正常参考范围才可判定患者确实发生了肾脏病。当提示发生肾脏损伤时,需要做其他检查判断损伤的程度以及疾病的类型。

　　选择性与非选择性蛋白尿是指尿中高分子量蛋白/低分子量蛋白的清除比率,选择性蛋白尿小于 0.1,非选择性蛋白尿大于 0.5。尿 IgG 排泄分数或 IgG 排出量,或 IgM 排出量是预测原发性肾小球肾炎慢性进展较好的指标。而 α-微球蛋白是评估肾小管损伤的指标。尿蛋白量多少和持续时间长短与肾脏疾病的进展速度相关。

第一章
盗汗辨治六法

盗汗一证出自《金匮要略·血痹虚劳病脉证并治》篇,又称寝汗,指睡中出汗,醒后即止,多见于虚劳,以阴虚者居多。《医略六书·汗病》云:"盗汗属阴虚……"盗汗乃睡中汗出,醒则汗收。因阴气空虚,睡时卫气乘虚陷入,则表无护卫而营中之火独旺于外,蒸腾汗出。醒则卫气行阳而气固于表,其汗乃止,多见于虚劳,宜养阴清热。热盛者,用当归六黄汤,阴虚者,用六味地黄汤。盗汗亦可因阳虚、湿热、气虚、外感热病所致。临证时常用的几种治疗盗汗的方法介绍如下:

一、调补气血法

本法适用于产后盗汗。

因产时气血暴虚,血虚阴亏而致睡中汗出,醒后汗止。产后盗汗与内科杂病盗汗治法不同。内科杂病盗汗阴虚火旺偏盛者宜当归六黄汤,阴虚明显无火旺者宜六味地黄汤。而产后盗汗则宜调补气血万不可用当归六黄汤。

验案举隅

王××,女,27岁,2017年4月15日初诊。

患者产后二周,夜间睡时汗出不止,醒后汗停。神倦乏力,面色㿠白,头晕气短,懒于言语,脉细弱,苔薄白,舌有齿痕。病属盗汗,辨证为气血亏虚,表无护卫。治当调补气血,兼以敛汗,方用止汗散。药用:

人参 15 g	当归 15 g	熟地黄 20 g	麻黄根 15 g
浮小麦 30 g	大枣 10 g	黄连 3 g	煅牡蛎 30 g

5 剂,每日一剂,水煎二次分服。

2017 年 4 月 20 日二诊。药后汗出已止,余证有减。大便偏干,原方去煅牡蛎加生白术 30 g,枳实 10 g 以润肠通便。

二、化湿宣通法

本法用于酒客之人,湿热内盛,蒸腾汗出。

验案举隅

姜××,男,46 岁,2010 年 2 月 25 日初诊。

患者经常夜间睡中汗出遍身,浸湿衣被,醒后汗收,皮肤黏腻。近一周汗出加重,肢体困倦,头重如裹,口腻不爽,苔厚腻,脉濡滑。平素喜食肥甘厚味,饮酒,量多数频,酿生湿热,湿热外蒸而汗出。治当化湿清热,宣通气机。药用:

苍术 15 g	薏苡仁 15 g	陈皮 10 g	法半夏 10 g	藿香 10 g
厚朴 10 g	生山楂 10 g	荷叶 10 g	浮小麦 30 g	麻黄根 15 g
糯稻根 30 g	茵陈 15 g	砂仁 5 g		

7 剂,每日一剂,水煎二次分服。

2010 年 3 月 4 日二诊。药后汗出减少,舌苔渐退,仍口黏不清,原方加竹茹 10 g,白蔻仁 5 g,泽泻 30 g。7 剂,服法同上。

2010 年 3 月 11 日三诊。夜间汗出已平,唯患者形体丰满,要求调治。患者属痰湿体质,加上平时饮食不节,伤及脾运,故调方健脾化湿。药用:

黄芪 15 g	苍术 15 g	薏苡仁 10 g	仙灵脾 10 g	决明子 10 g
冬瓜皮 15 g	山楂 15 g	荷叶 15 g	砂仁 6 g	半夏 10 g
陈皮 10 g	白芥子 10 g	丹参 15 g	制大黄 10 g	白术 15 g
泽泻 30 g				

30 剂,煎服,并注意饮食,少食煎炸、高糖、高脂食品及饮料。

服药一个月,自觉身体轻松许多,体重减少近 4 kg,嘱其继续合理饮食,适当运动,并用山楂、荷叶泡水代茶调治,三个月后随访。诉其盗汗一直未作,身体轻松,无明显不适。

三、清火补阴法

用于阴虚偏于火旺血热者盗汗。

验案举隅

孙××,男,48岁,2017年11月6日初诊。

患者睡时汗出,醒后汗止,反复2~3年。平时口干口渴烦热,喜凉面红,溲黄便干,脉细数,舌红苔少。近期烦热汗出加重,病属盗汗证属阴虚有火,偏于火旺,血热。《景岳全书·杂证谟》云:"阴虚者阳必凑之,故阳蒸阴分则血热,血热则流泄而盗汗也"。治宜清火补阴,方选当归六黄汤加味。药用:

生熟地_各10 g　　黄连10 g　　黄芩10 g　　　黄柏10 g　　　当归10 g
黄芪20 g　　　浮小麦50 g　　麻黄根15 g　　煅牡蛎30 g

7剂,每日一剂,煎二次分服,饭后服。

2017年11月23日二诊。药后烦热汗出均减其大半,口干仍作,夜寐不实,原方加乌梅6 g,酸枣仁20 g,增其滋阴安神,以防芩连黄柏苦寒伤阴,同时酸枣仁也为止汗良品。7剂,服法同前。

2017年11月30日三诊。诸恙已平,脉细苔薄舌润,无明显不适,予知柏地黄丸巩固。

四、滋阴清热敛汗法

用于阴虚为主盗汗,症见午后潮热心烦寐差,头晕腰酸,手足心热,夜间睡中汗出,上床入睡即汗出,醒后汗收,证属肝肾阴虚,治当滋阴敛汗。

验案举隅

孙××,女,56岁,2018年4月23日初诊。

患者自诉近几年,常五心烦热,午后为甚,心烦寐差,睡后汗出,腰酸腰痛,脉细数,苔薄白舌偏红,月经已绝多年,证属肾阴亏虚,虚阳上浮,治当滋阴清热,方选麦味地黄汤加味。药用:

麦冬10 g　　　五味子10 g　　生熟地_各10 g　山药10 g　　茯苓10 g
山萸肉10 g　　知母10 g　　　丹皮10 g　　　泽泻10 g　　枣仁15 g
怀牛膝10 g　　莲子心5 g　　川断10 g　　　合欢皮15 g　浮小麦30 g
麻黄根15 g　　煅牡蛎_先30 g　桃奴30 g

7剂,水煎服,每日一剂,煎二次,饭后服。

2018年4月30日二诊。药后汗出减少,心烦寐差减轻,效不更方,原方继服10剂,服法同前,后因胃痛就诊,诉其上次治疗后盗汗未作,也无潮热心慌寐差等不适。

五、益气温阳敛汗法

用于阳虚盗汗。症见喜暖畏寒，手足不温，大便溏薄，小便清长，夜间睡时汗出，身半以上尤甚，脉沉细苔白润，证属阳虚盗汗，治当益气温阳敛汗。

验案举隅

沈××，女，50岁，2016年2月18日初诊。

夜间睡时汗出，醒则汗止，反复6～7年。患者诉其多年来常常夜间睡时汗出，醒则汗止，汗出身凉，浸湿衣被，喜暖怕冷，手足不温，食欲正常，大便溏薄，小便清长，脉沉细苔薄白，舌胖嫩，前医曾予当归六黄汤治之，汗出未减反加重，虽然当归六黄汤是治疗盗汗圣方，但其主治是火炎汗出，而该患者证属阳虚不固，治当益气温阳，兼以敛汗。药用：

党参15g	制附片10g	桂枝10g	白芍10g	黄芪30g
炒白术15g	陈皮10g	当归10g	煅牡蛎先30g	浮小麦30g
麻黄根15g	瘪桃干20g			

10剂，每日二剂，水煎二次分服。

2016年2月28日二诊。药后睡中汗出减轻，时有右胁疼痛，上方加柴胡10g，白芍改为生白芍，继服7剂，服法同上。

2016年3月7日三诊。睡中汗出已除，畏寒肢凉有减，饮食二便正常，原方去浮小麦、糯稻根、煅牡蛎等敛汗之品，继予益气温阳之品善后，并嘱常服干姜泡水代茶，以驱体内寒气。

六、益气养阴抑肝敛汗法

用于下半夜凌晨3点前后睡中出汗。

验案举隅

张××，男，67岁，2018年9月17日初诊。

夜间汗出，醒后汗止，反复十余年，汗出多在后半夜凌晨3点前后，以胸窝部为主，晨起口苦大便偏干，苔薄舌有裂纹，脉细数。多处求治未果。病属盗汗，辨证气阴亏虚，肝阳偏亢。治宜益气养阴，抑肝敛汗，药用：

太子参30g	麦冬10g	五味子10g	炒白术15g
白芍15g	生地20g	钩藤10g	桑叶10g
煅龙牡先,各30g	浮小麦30g	麻黄根15g	糯稻根30g

水煎服,每日一剂,煎二次分服。

2018 年 9 月 24 日二诊。药后汗出减轻,无不良反应,效不更方,原方继服 7 剂,用法同前。

2018 年 10 月 8 日三诊。凌晨汗出已止,虽停药几天,未见汗出,偶有胸闷心慌,予去麻黄根、糯稻根,加川芎 10 g,郁金 10 g,石菖蒲 10 g,远志 10 g。7 剂,继服。

半年后因其他不适就诊,诉其上次诊后,未再出现凌晨汗出。

按语:盗汗一病的辨治,正如《景岳全书·汗证》中所云"盗汗亦多阳虚也,不得谓盗汗必属阴虚。"因此在临床上要辨明盗汗的内伤杂病与外感时病的不同性质,前者多属虚证,后者多属实证。但以虚证多见,也有虚实夹杂、气阴两虚及阳虚之证。应注意辨证求因,审因论治,方能收效。调气补血法案例为产后盗汗,属产后气血暴虚,血虚阴亏而致,故予调补气血为主,兼以敛汗。化湿宣通法案例为酒客之人,湿热偏盛,湿热外蒸所致,故予化湿清热,宣通气机。清火补阴法案例虽是阴虚火旺,但重在火旺热盛,治当清火补阴,方选当归六黄汤正合拍。虽然古人云当归六黄汤为治病盗汗的圣方,但必须注意,必是"火炎汗出才适应,没有火炎症状,只是阴虚为主则不宜用之"。滋阴清热敛汗法案例为阴液亏虚,重在阴虚,治当滋阴清热。益气温阳敛汗法案例为阳虚盗汗,治予益气温阳兼以敛汗。益气养阴抑肝敛汗法案例汗出在凌晨子时前后,至丑时,是足厥阴肝经临至,阴气浓重,两阴相遇,阴虚无以敛阳,卫气乘虚陷入,表无护卫。营中之火独旺于外,蒸腾汗出,故当益气养阴、抑肝敛汗。中医诊病,重在宏观辨病,微观辨证,精准用药,方可收效。

第二章
不寐中医辨治

不寐是以经常不易入睡为特征的一种病证。临床表现各有不同,有从就寝即难以入睡,有寐而易睡,醒后难以再睡,亦有眠而不酣,时寐时醒,甚者彻夜难眠等等。

《黄帝内经·灵枢·邪客》篇记载:"卫气,昼日行于阳,夜行于阴,常从足少阴之分间,行于五脏六腑,今厥气客于五脏六腑,则卫气独卫其外,行于阳,不得入于阴,行于阳则阳气盛,阳气盛……不得入于阴,阴虚目不瞑"。

引起不寐的原因很多。过思劳疲倦,内伤心脾,心火炽盛,烦热伤心,心神不宁,或肾阴亏虚,真阴不升,心火独亢。水火不能相济或心胆气虚,神魂不安,或痰热扰心,或肝胆郁热,扰乱神明;或肝郁气滞,肝脾失调,皆可致失眠。还有宿食停滞、胃中不和等亦可引起不寐。

不寐病因不一,证有虚实寒热之别,临证时必分清虚实,治疗方能奏效。切不可一遇不寐,即投以滋阴养血之品。一般情况凡痰火、忿怒、饮食等所致者多为实证,而思虑、劳倦惊恐忧愁,久病之后所致者为精气不足、心神失养所致的虚证。

1. 清热化痰,安神定志,治疗痰热扰心不寐。

脾运不健,嗜食肥甘,聚湿酿痰,痰蕴化热,或热邪侵袭入里,灼津耗液……烁结为痰,致生痰热,痰热上扰心神,而致不寐。症见睡卧不宁,多梦易惊易醒,恶梦纷纭,心烦不安,胸闷多痰,恶心欲吐,口苦而黏,或头晕面红目赤,性情急躁,口渴喜冷饮,舌红苔腻脉弦滑。治宜清热化痰,安神定

志,清心宁神,方选黄连温胆汤。药用:

黄连 5 g	半夏 10 g	茯苓 10 g	茯神 15 g	竹茹 10 g
远志 10 g	陈皮 10 g	甘草 6 g	莱菔子 10 g	枳实 10 g
合欢花 15 g	栀子 5 g	夜交藤 15 g		

2. 清肝泻火,镇惊安神,治疗肝胆气郁化火,火热上炎,扰乱神明,心神不安,睡卧不寐。

因恼怒伤肝,肝失调达,疏泄失职,郁而化火,或酒食不节,湿热熏蒸于肝胆,蕴积化火,火热上炎,扰乱神明,心神不安,夜寐不宁,多梦易醒,烦躁易怒,胸肋胀满,太息则舒,口苦目赤,溲黄便干,舌红脉数,治以清热泻火安神,方选龙胆泻肝汤化裁。药用:

茯苓 10 g	柴胡 12 g	栀子 10 g	半夏 10 g	夏枯草 30 g
苦参 10 g	黄连 5 g	甘草 6 g	茯神 15 g	酒军 6 g
合欢花 10 g	磁石^先 30 g	生龙牡^各 30 g	枳实 10 g	郁金 10 g
石菖蒲 10 g	太子参 10 g	桂枝 6 g		

注:半夏、夏枯草配伍善治失眠,半夏生于夏之半,气候由阳转阴之时,得阴气而生,善于化痰安神,夏枯草至夏至后即枯萎,禀纯阳之气,二者相伍,阴阳相用,则热去肝宁,痰消神安,其寐立至。

3. 抑肝扶脾,补血柔肝安神,治疗肝脾失调所致的不寐。

如月经不调,行经前后,夜寐不宁,或围绝经期不寐,症见情绪不宁,两胁胀痛,经期紊乱,或前后不定期,乳房胀痛,郁虑多思,烦热口苦,饮食乏味,经期便溏,易疲劳乏力,舌淡苔白脉细,肝强脾弱,治当抑肝扶脾,以充气血,滋养神明,方选逍遥散加味。药用:

柴胡 10 g	百合 15 g	白术 15 g	茯苓 10 g	白芍 10 g
茯神 15 g	甘草 6 g	淮小麦 30 g	大枣 10 g	栀子 10 g
当归 10 g	生地 10 g			

4. 心火炽盛、烦热伤心、心神不宁之不寐,治以清心安神。

心火亢盛,心神不宁,失眠多梦,胸中烦热,心悸怔忡,面赤口苦,口舌生疮,小便短赤涩痛,舌红脉细数,治当清心安神,方选清心饮化裁。药用:

生地 10 g   当归 10 g   白芍 6 g   莲心 10 g   茯神 10 g

枣仁 10 g   麦冬 10 g   竹叶心 3 g   龙骨 10 g   大贝母 3 g

甘草 3 g

5. 滋心阴养心神,治疗心阴亏虚,心阳偏旺,阴不恋阳,阳不入阴,心神不宁之不寐。

症见不易入睡,睡而多梦易醒,心悸而烦,健忘,五心烦热,潮热盗汗,口干咽燥,舌红少津,脉细数,治当滋心阴养心神,方选天王补心丹加减。药用:

柏子仁 10 g   酸枣仁 15 g   远志 10 g   生地 10 g   麦冬 10 g

五味子 10 g   当归 10 g   党参 10 g   潼蒺藜 10 g   刺蒺藜 10 g

磁石^{先} 30 g   阿胶^{烊} 10 g   分心木 30 g   桂圆肉 10 g   石菖蒲 10 g

茯神 20 g   桔梗 10 g

6. 滋肾阴,降心火,通心肾,治疗肾阴不足,匮乏于下,真阴不升,而心火独亢,水火不济,不得入眠者。

症见虚烦不眠,多梦易醒,头晕心慌,健忘耳鸣,五心烦热,腰膝痠软,男子遗精,女子月经不调,甚则辗转反侧,彻夜难眠,正如《古今医统》所载:"有因肾水不足,真阴不升而心火独亢不得眠者"肾阴亏虚,不能上济于心,心火独亢于上,不能下交于肾,心肾水火不能相济,则不寐、健忘,治疗以滋肾阴降心火、通心肾,方用黄连阿胶汤加减。药用:

黄连 5 g   阿胶 10 g   生地 10 g   熟地 10 g   当归 10 g

白芍 10 g   麦冬 10 g   茯苓 10 g   茯神 20 g   枳壳 10 g

五味子 10 g   夜交藤 15 g   柏子仁 10 g   甘草 6 g   酸枣仁 20 g

7. 益气补血,补养心神,治疗心脾两虚,血不养心之不寐。思虑劳倦,伤及心脾,脾虚不健,气血生化之源不足,血不养心,以致心神不安,夜不能寐,《类证治裁》云:"思虑伤脾,脾血亏损,经年不寐"。症见多梦早醒,醒后难以入寐,心悸难忘,体倦神疲,面色少华,饮食不香,腹胀便溏,脉细无力,舌淡苔薄。治当健脾生血,补养心神。此为心脾两虚病变,临证时应分清两者何者为主。如偏于脾虚,运化失职而致心血不足者,除夜不能寐外,尚见食少纳呆,腹胀便溏,体倦神疲,面色少华等,治当健脾为主,兼以养心。如养心安神药过多,则腻而滞脾更损脾运。如因心血亏虚,不能滋养神明,症见失眠多梦易醒、心惊气短,治当养心为主,兼以健脾益气而生血。益气健脾,补养心神,卫气行阳则寤,行阴则寐,失其常则不得静而藏魂,所以目不得瞑也。卫气者阳气也,水谷之悍气,具有温分肉、肥腠理、司开阖作用,卫气行于阴二十五度,行于阳二十五度,分为昼夜,卫气失常,难以发挥正常生理功能,不能如常入阴而不寐,治当益气健脾生血补养心神,方用归脾汤加减。药用:

黄芪 30 g	当归 10 g	党参 15 g	白术 15 g	茯苓 10 g
麦冬 10 g	磁石先 30 g	夜交藤 30 g	琥珀 10 g	远志 10
石菖蒲 10 g	桂枝 10 g	酸枣仁 15 g	淮小麦 30 g	五味子 10 g

8. 温胆宁神,镇惊定志,治疗心虚胆怯,恐惧不寐。常因卒受惊恐,气陷胆伤,决断无权,恐惧不眠,不能独居一室而卧,易惊醒焦虑紧张,心中惕惕然、神魂不安、处事多虑,喜太息,头晕目眩,疲劳困倦纳呆,苔微腻,脉微弱,治宜温胆宁心安神,方选肝胆两益汤加味。药用:

白芍 30 g	远志 15 g	酸枣仁 30 g	茯神 15 g	菖蒲 10 g
黄芪 30 g	当归 10 g	甘草 5 g	川芎 10 g	熟地 10 g
党参 10 g	生龙骨先 30 g	生牡蛎先 30 g	磁石先 30 g	代赭石先 30 g
麦冬 10 g				

肝胆两益汤以复少阳胆经温和升发之气,加党参、麦冬益心经耗伤之气阴,石菖蒲清肺以制虚火。诸药配合,补心清胆,安神定志。酸枣仁味酸养肝亦能入心,佐川芎辛散,辅酸枣仁,通肝调营使肝气舒达,肝胆互为表里,养肝即所谓补胆,先奏温胆宁神定志之功。人能寐者,由于阳气之潜藏,其不能寐者,即由于阳气之浮越。阳气所以浮越,实因脏腑之气化有升降也。用代赭石降胃镇肝,且其色赤质重能入心,心阳下降以成寐,佐以龙骨、牡蛎收敛之品以安其神魂更可稳重,代赭石与山药配用,以和胃降胃,使胃中气化息息下行,上焦之气化皆可因之下行,佐以枣仁、白芍,以养心血,镇安心神,则能寐。

临证时不寐病因多变,除上述几个证型外,尚有宿食停滞,胃中不和,胃不和则卧不安,且久病入络致瘀,瘀阻神明,或年老肾虚,脑髓不充,神无所养,或寒热错杂,病情顽固,久久不愈等,务必细细辨治,不拘一法一方,方可奏效。

对于顽固性失眠,章次公先生云:"有此失眠病人,单纯养阴、安神、镇静治疗效果不佳时,适当加入桂、附等兴奋药,每每奏效。"朱良春大师善用温补镇摄法补偏救弊,治疗失眠久治不愈,迭进养阴镇静之法无效者,常以黄芪、仙灵脾、五味子、灵磁石为主药,补气温阳、益精潜镇,动静结合,益气而不升浮,温阳而不致燥烈,随症化裁,屡获佳效。制"甘麦芪仙磁石汤",药用:

黄芪 20 g　　仙灵脾 12 g　　五味子 6 g　　灵磁石^先 15 g　　茯苓 15 g

枸杞子 12 g　　丹参 12 g　　炙远志 6 g　　炙甘草 6 g　　淮小麦 30 g

彻夜不眠者加蝉衣 5 g。

第三章
肥胖中医辨治

　　肥胖是指形体发胖臃肿超乎常人而言。《灵枢·卫气失常》记载："其肩肘髀膝高起处的肌肉坚实，皮肤丰满。"后世一般将身体肥胖者称为"肥人"，并认为"肥人多湿痰"。《内经》有"肥美人"。《金匮要略》有"肌肤盛"记载。

　　中医认为肥胖是因过食肥甘厚味、饮食失节、缺乏体力运动、熬夜、工作学习生活压力大及先天禀赋等诸多因素导致体内膏脂堆积过多，体重超过一定范围，伴有头晕乏力、疲惫、懒言、少动气短或多食善饥、肢重怠惰、口臭便秘等一种疾病。近年来随着生活水准提高，发病率有增长趋势，并由此而变生消渴、胸痹、中风、眩晕、不孕等诸多疾病，也逐渐被人们所重视。

　　《内经》把肥胖分为肥、膏、肉三个类型。《灵枢·卫气失常》云："人有肥，有膏，有肉……䐃肉坚皮满者肥，䐃肉不坚，皮缓者膏，皮肉不相离者肉。""其中以膏人"纵腹垂腹为首肥胖者特有"气有余"体质。"夫尊荣人骨弱肌肤盛"，肥胖者易发生骨的病变。肥以多痰湿，肥人多气虚，清代吴道源《女科切要》认为，"肥白夫人，经闭而不通者，必是湿痰与脂膜壅塞之故也"。

　　肥胖分单纯性肥胖和继发性肥胖，我国绝大多数是单纯性肥胖。继发性肥胖指甲状腺功能减退症、脑垂体病所致的肥胖。今天这里讲的肥胖指单纯性肥胖，是体内脂肪太多。正常情况，脂肪占人体重的 $10\% \sim 20\%$。男性平均 13.2%，女性 15%。肥胖者主要是甘油三酯太多。脂肪的多少在于脂肪细胞的个数，和每个脂肪细胞的大小有关。如果脂肪细胞的个数多,每个细胞内脂肪量又多,则体积变大,最终导致人的肥胖。

幼儿期,主要长的是脂肪细胞个数,一旦长成,脂肪细胞数量就终生不变,以后减肥比较困难。儿童肥胖主要是单纯性肥胖,多因营养过剩,缺乏锻炼有关。青春期,脂肪细胞既长个数,又长体积,减肥难度介于幼儿和中年之间。青春期肥胖多为女性,月经初潮之后,体内激素水平失衡引起。脂肪分布在臀部及大腿根部。中年期,尤其是更年期,主要是脂肪细胞体积,容易减肥。产后肥胖,由于经期及产期摄入能量过多,以腹部肥胖为主。中心性肥胖以男性为主,多因生活不规律、饮酒、不运动。老年肥胖则因内分泌紊乱、代谢慢、运动少所致。

肥胖分型:

标准体重(kg)=身高$(m)^2 \times 22$

$\quad$ 或 $\quad$ 男性(kg)=身高(cm)-105

$\qquad$ 女性(kg)=身高(cm)-100

体重指数(BMI)=体重(kg)/身高$(m)^2$

超重:超过标准体重的10%

肥胖:超过标准体重的20%

轻度肥胖:超过标准体重的20%~29%

中度肥胖:超过标准体重的30%~49%

重度肥胖:超过标准体重的50%

儿童体重:1~6个月=出生体重(kg)+月龄$\times 0.6$

$\qquad$ 7~12个月=出生体重(kg)+月龄$\times 0.5$

$\qquad$ 1岁以上=年龄$\times 2+8$

人只有在超重时才会增加发生疾病的危险,应防止短期内(1年)体重大幅度增加9 kg以上。不要把注意力放在标准体重上,只要体重是在健康的范围内就不必减肥。

肥胖病的临床辨治

肥胖病早期,胃热炽盛,过食肥甘损伤脾胃,脾阳不振,脾虚不运,久则脾病及胃,致脾胃两虚。助湿生痰,痰湿流注机体形成肥胖。补虚泻实为肥胖治疗原则。《素问·奇病论》云:“治之以兰,除陈气也。”主张通过芳香清化治疗肥胖及其并发症。而《丹溪心法·中湿》提出肥胖应从湿热及气虚两方面着手。笔者通过长期临床观察,肥胖病最常见的临床证型有以下几种,进行辨证治疗,疗效甚佳。

胃热火郁型肥胖:此型多见于青中年病人,多因生活不规律、饮酒、熬夜、不运动、胃纳太过壅郁生热。症见肥胖多食善饥、口干喜冷、口臭便秘、口苦、肢重怠惰、面部皮肤油垢、腹部脂肪堆积如孕、舌红、苔黄腻、脉弦滑。治宜清热泻火,化痰湿。方选竹叶石膏汤加味。药用:

淡竹叶 10 g	生石膏 30 g	知母 g	枳实 10 g	生大黄 5 g
决明子 10 g	川朴 10 g	茵陈 20 g	荷叶 15 g	半夏 10 g
陈皮 10 g	泽泻 30 g	山楂 15 g	白芥子 10 g	人参 5 g

痰湿内蕴型肥胖:因饮食失调,或长期食欲亢盛,偏食膏粱厚味,甘美甜腻食品,脾运失健助湿生痰,流注肌肤,致体型丰满,困倦肢重,胸闷脘痞,平素痰多,便少怕热,舌胖苔厚腻,脉弦滑有力。治湿则痰无藏之经。消痰必先消水,消水必先健胃,但徒补胃土,而胃气不能自旺,盖胃气虚衰,由心包之气弱,补胃火必须补心包之火。治疗化痰利湿,方用六君子汤加减。药用:

人参 3 g	白术 10 g	茯苓 15 g	陈皮 5 g	半夏 10 g
肉桂 5 g	苡仁 15 g	山药 15 g	泽泻 30 g	山楂 10 g
制大黄 10 g	茵陈 15 g	决明子 15 g	白芥子 10 g	荷叶 10 g
丹参 30 g	绞股蓝 10 g	海带 10 g	海藻 10 g	银杏叶 10 g

方中肉桂,不特助心包之火,且能引茯苓、白术入膀胱,以分消其水湿之气,薏仁、山药燥脾,以泄其下流之水。水泻而痰涎无党,不化痰而化精矣,岂有痰饮之不愈哉!

气虚肥胖型:多因劳倦伤气,久坐伤脾,或饮食不节,脾气受损,即《杂病源流犀烛》云:“火气胜元气,其人非而不寿。”徒见形体肥胖,实则元气之虚。症见形体胖大,少气懒言,身重脘闷,动则自汗怕冷,面浮虚肿,食少纳差,神疲嗜卧,便溏,舌淡苔白,脉细弱。治宜健脾渗湿,方用参苓白术散加味。药用:

党参 15 g	白术 15 g	茯苓 20 g	山药 10 g	薏仁 20 g
陈皮 10 g	半夏 10 g	绞股蓝 10 g	山楂 15 g	荷叶 15 g
冬瓜子 20 g	泽泻 30 g	决明子 20 g	仙灵脾 10 g	黄芪 20 g
防己 10 g				

脾肾阳虚型肥胖:动则生阳,喜坐懒动之人,阴盛而阳弱。阳气之气化动能不足,致津液不归正化,停为痰湿,化为脂膏,而致肥胖。人有少气身重,口吐清水清痰,人以为水在脾,谁知是气之寒,脾为湿土,所恶者水,喜者火,火

衰则水旺,水旺则火衰,必然之理。盖无火则土为寒土,水不能燥且有凝冻之忧。即有微火,仅可化水而不能化津,但能变痰,而不能变液。痰湿流于四体,身安得不重乎。治以利水清痰,以燥脾土之气。然脾中无火,虽脾土之衰,由于肾火之弱,不补肾中之火,则釜下无薪,土如冻炭,故当补火之旺,而土自燥。此型肥胖,形体丰满,面浮㿠白,疲乏肢冷,小便清长,喜坐不动,脉细苔白舌胖,治当温阳化气,以除痰湿,方选真武汤加味。药用:

茯苓 20 g	白术 15 g	白芍 10 g	附子 10 g	干姜 10 g
党参 15 g	桂枝 10 g	陈皮 10 g	半夏 10 g	白芥子 10 g
山楂 10 g	泽泻 30 g	猪苓 15 g	薏仁 15 g	

妇人体质肥盛,恣食厚味,痰湿内生,流注冲任,或因体脂过盛,壅塞胞脉和胞宫……至月经停闭,形体丰满,胸胁满闷,呕恶痰多,神疲倦怠,带多色白,脉滑苔白腻。《叶氏女科》云:"肥人气虚生痰,多下白带……"治当健脾燥湿祛痰。方选苍附导痰丸。药用:

陈皮 10 g	半夏 10 g	茯苓 15 g	苍术 15 g	香附 15 g
胆南星 10 g	枳壳 10 g	甘草 10 g	生姜 10 g	白芥子 10 g
冬瓜子 15 g	薏仁 20 g	黄芪 20 g	海带 10 g	海藻 10 g
丹参 15 g	人参 6 g	柴胡 6 g	白术 30 g	当归 10 g

按语:临床辨证虽有虚实之别,但多虚实相兼,痰湿盛者多必挟气虚之候,气虚者常因脾运失健即生痰湿,只是要辨清虚实之证哪个占据主要地位,而采用或补或泻的治疗方法,才能获效。

除服药治疗,尚需注意控住食欲,尽量少食高热量食品,并坚持有氧运动,如慢跑、快走、游泳、骑自行车等,每次运动 30～45 分钟,每周 3～5 次,同时做到合理膳食,即蛋白质占总热量的 15%,动物蛋白和植物蛋白比例为 1∶2,动物蛋白食品以奶、蛋、鱼、鸡、瘦猪肉为主,植物蛋白以豆类为主,脂肪占总热量 15%,其中动物脂肪占 1/3,碳水化合物即主食占总热量的 60%～65%,并注意增加钙、磷、铁和维生素的摄入。控制每日摄入总能量 1 000～1 200 kcal,达到进出负平衡,方能有效减肥,提高身体素质。

第四章
头痛辨治十六法

头痛是临床常见病证之一,可单独出现,也可见于多种疾病。《素问·平人气象论》中亦称头疼,凡整个头部以及头的前后、偏侧部的疼痛,总称头痛,常表现为钝痛、灼痛、隐痛、胀痛、刺痛等不同。

头为"诸阳之会""精明之府",五脏六腑的气血皆上会于此。凡六淫外感,脏腑内伤,导致阳气阻塞,浊邪上踞,肝阳上亢,精髓气血亏损,经络运行失常,均能致生头痛。

头痛一证,有外感、内伤之分。外感头痛多为新患,起病较急,病程较短,疼痛剧烈。多为掣痛、跳痛、灼痛、胀痛、重痛,痛势较剧而无休止,兼有表证。有风寒、风热、风湿、暑湿之分。内伤头痛起则空痛、昏痛,痛势悠悠,遇劳加重。有虚实之分。虚者为气虚、血虚、阳虚、阴虚,实者为肝阳、痰浊、瘀血、伤食等不同。从经络分有三阳头痛(太阳头痛、阳明头痛、少阳头痛),三阴头痛(太阴头痛、厥阴头痛、少阴头痛)等。从病情轻重、病程长短、发病规律及疼痛部位分,有真头痛、头风、偏头痛、雷头风、脑风、巅顶痛、久头痛等。

头风指头痛经久难愈者。《医林绳墨·头痛》:"浅而近者,名曰头痛,深而远者名曰头风。头痛卒然而至,易于解散也,头风作止不常,愈后触感复发也。"多因患者素有痰火,风寒客之则热郁而闷痛。《杂病源流犀烛·头痛源流》:"头风之症,素有痰饮,或栉沐取凉,或久卧当风,以致贼风入脑入颈。自颈以上,耳目口鼻眉棱之间,有麻痹不仁之处,或头重,或头晕,或头皮顽厚,不自觉知……头风发时闷痛,必欲棉裹者,热郁也,二陈汤加酒芩、荆芥、川芎、薄荷、石膏、细辛。"头风痛在一侧者,名偏头风,两太阳连脑痛者,名夹脑风,头风而见头面多汗,恶寒者名首风。

头痛与头风,明代王肯堂《证治准绳杂病》云:"医书多分头痛,头风为二门,然一病也,但有新久去留之分耳,浅而近者名头痛,其痛猝然而至,易于解散速安也;深而远者为头风,其痛作止不常,愈后遇触复发也。皆当验其邪所从来而治之。"

临床头痛辨证分类繁多,有脏腑辨证、六经辨证、病情轻重辨证、部位辨证等,临床治疗不外十六法。

1. 疏风散寒法:风寒之邪上犯,阻遏头部经脉引起头痛剧烈,发病急,痛连项背,或偏头痛,或满头拘急紧疼痛,恶寒重发热轻,骨节疼痛,遇风受寒疼痛加重,方选川芎茶调散。药用:川芎、荆芥、羌活、防风、细辛、白芷、甘草、薄荷。

本法在未见化热症状之前,绝对禁止使用清降凉遏之品。

2. 疏散风热法:用于外感风热引起的头痛,《医林绳墨·头痛》云:"上攻头目,或连齿鼻不定而作痛者,此为风热之头痛也。"症见头部胀痛,发热重恶寒轻,微恶风,病起急,或鼻塞流浊涕,咽痛面红,咳嗽口干渴喜饮,苔薄黄,舌边尖红,脉浮数,遇热加重。治宜疏散风热,利窍止痛,方选菊花茶调散。药用:菊花、僵蚕、黄芩、白芷、薄荷、川芎、银花、连翘、蝉衣、钩藤、芦根。

3. 祛风胜湿法:用于风湿上犯巅顶,阻遏清窍所致头痛。症见头痛如裹,肢体酸楚困重,阴雨天加剧,胸闷不畅,泛恶欲吐,口黏乏味,口干少饮,大便溏稀,脉濡苔腻。治当祛风化湿,方用神木散化裁。药用:苍术、羌活、川芎、白芷、细辛、藁本、生姜、葱白、甘草。

4. 釜底抽薪法:用于阳明腑实头痛,邪热内郁腑气不通,浊气上蒸,致头痛昏沉,面赤汗出,便结腹满,口臭生疮,苔黄燥,脉弦数。治宜通腑泻热,釜底抽薪,方用大黄承气汤加白芷、川芎、黄芩。药用:枳实、生大黄、厚朴、芒硝、白芷、黄芩、川芎、知母。

5. 清泻胃热法:阳明胃火上攻头痛。症见前额胀痛剧烈,颜面赤热,心烦口渴,喜冷怕热,得热或见疼痛加剧,身热汗出,两目昏,脉洪大苔黄燥。治宜清泄胃热,方用白虎汤加味。药用:生石膏、知母、甘草、牛膝、川芎、白芷、生地、泽泻、木通。

6. 清肝泻火法:用于肝火上炎而致头胀痛,两侧颞部尤甚,头筋突起,或痛连额顶，其痛多于午后或夜半加重，面红目赤，心烦易怒，突发耳鸣耳聋，口干口苦，溲黄便秘，舌红苔黄脉弦数。治宜清肝泄火，方用龙胆泻肝汤加味。药用：龙胆草、栀子、黄芩、柴胡、当归、川芎、泽泻、白芷、香附。

7. 平肝潜阳法：用于肝阳上扰所致头痛。《类证治裁·头痛》："内风扰巅者，筋惕，肝阳上冒，震动髓海。"症见头痛及巅顶掣痛，眩晕烦躁易怒，怒则疼痛加重，面部烘热，口苦咽干目赤，耳中蝉鸣，或筋惕肉瞤，舌红苔少，脉细弦数。治当平肝潜阳，息风止痛，方选天麻钩藤饮。药用：天麻、钩藤、石决明、怀牛膝、黄芩、杜仲、桑寄生、益母草、夜交藤、川芎。

8. 疏肝解郁法：用于肝气郁结所致头痛。症见：头痛时轻时重，常因情志变化诱发，或一侧疼痛，或眉棱骨痛，胸胁胀满，精神抑郁，善太息，呃逆纳呆。妇女经前期头痛加重，经前乳胀，苔白脉细弦。治当疏肝解郁，方用逍遥散加味。药用：当归、柴胡、白芍、香附、川芎、茯苓、白芷、薄荷、熟地、玫瑰花。

注：肝郁、肝火、肝阳均可致头痛，其区别在于：① 症状上，三者皆有偏头痛或巅顶胀痛，但伴随症状不同。肝郁头痛仅有胸胁胀痛，心情郁闷等肝气不舒表现，而无化热之象；肝火头痛除肝郁表现外，还可见烦躁、口苦咽干、溲赤便秘等肝郁化火之征；肝阳上亢也有心烦咽干目赤等热象，以及面部烘热之表现，与肝火之热象有本质不同，肝火为一派实热，而肝阳之热为下虚上热，肝火者舌苔黄，肝阳者舌红无苔或少苔。肝郁头痛不伴耳鸣，肝火者耳鸣，肝阳上亢者耳中蝉鸣。② 病机上三者互相联系又有区别，肝郁为肝的疏泄功能失常；肝火上炎为肝气郁结，郁而化火上逆所致；肝阳上亢则是肝阴不足，不能制约肝阳，肝阳升动太过，肝阳上亢可由肝气郁结，郁久化火，火热伤耗肝阴，阴不制阳发展而来，故有"郁而不舒为肝气，气郁化火为肝火，浮而上亢为肝阳"之说。

9. 温经通阳法：用于阴寒过盛，阳气窒寒所致的寒厥头痛。《兰室秘藏·头痛门》："厥阴头项痛，或吐痰沫厥冷，其脉浮缓"。《冷庐医话·头痛》："厥阴之脉汇于巅顶，故头痛在巅顶"。症见：头巅顶疼痛剧烈，痛时头部有冰冷感，脑户觉冷，畏风，喜用巾裹或蒙被而卧，形寒肢冷，四末不温，伴呕吐清涎黏沫，苔白滑，脉细弦。系寒邪直中厥阴肝脉，肝经寒气上扰所致。治宜暖肝温胃、降逆止痛，方用吴茱萸汤加味。药用：吴茱萸、生姜、当归、川芎、细辛、川乌、肉桂。

10. 益气升阳法：用于气虚清阳不升所致头痛。《兰室秘藏·头痛门》："头痛耳鸣，九窍不利者，肠胃之所生乃气虚头痛也。"症见神疲乏力，头痛不剧，绵绵而痛，痛时有空虚感，头部畏寒，早晨尤为明显，遇劳头痛更甚，面色㿠白，体倦气短懒言，自汗，饮食乏味，便溏次频，舌淡脉细苔薄。治宜益气升阳，方选补中益气汤加味。药用：黄芪、党参、白术、陈皮、升麻、柴胡、当归、川芎、细辛、白芷、甘草、蔓荆子。

11. 养血祛风法：用于阴血亏虚，不能上荣而致的头痛。症见：头痛隐隐，午后痛势加重，起时痛增，卧则痛减，兼有头晕目花，两目干涩，心悸怔仲，易惊惕，手足发麻，健忘寐差，舌淡苔薄白，脉沉细弱。治宜养血止痛，方用养血胜风汤加减。药用：当归、白芍、熟地、川芎、炙黄芪、五味子、酸枣仁、北细辛、蔓荆子。

12. 通窍活血法：用于久病入络或头部外伤所致的头痛。《医林改错》："以头痛无表证，无里症，无气血痰饮等症；忽犯忽好，百方不效者"。《医林改错·头痛》："头痛有如锥刺，痛有定处，时发时止，经久不愈，面色晦滞，舌有瘀斑，脉涩。"夜间加剧，治宜活血通窍止痛，方选通窍活血汤加味。药用：当归尾、川芎、赤芍、桃仁、红花、地龙、白芷、细辛、生姜、葱白、桔梗、牛膝（注：桔梗、牛膝二者一升一降，气机通畅，气血更易运行不滞）。

13. 滋肾填精法：用于肾虚精亏而致的头痛。《证治准绳·头痛》："下虚者虚肾也，故肾虚则头痛"。症见头脑空洞，头晕耳鸣，腰膝酸软无力，五心烦热盗汗，遗精带下，舌红苔少，脉细，治宜滋肾补髓，方用六味地黄汤加减。药用：熟地黄、怀山药、山萸肉、枸杞子、茯苓、细辛、川芎、龟板胶。

14. 益肾温阳法：用于肾阳亏虚，命门火衰，阳气不能上达于巅，上充头府所致头痛。症见头顶及前额冷痛，痛势不甚，得温痛减，劳累则头痛加重，面色㿠白，肢冷便溏，腰膝酸软，阳事不举，腹冷带下，舌淡胖，脉沉细，治宜益肾温阳止痛，方用右归丸加减。药用：熟地、山药、山萸肉、制附片、肉桂、巴戟天、鹿角胶、当归、川芎、白芷、细辛、丹皮、泽泻、茯苓、枸杞子。

15. 化痰祛湿法：用于痰浊上蒙，清阳不升所致头痛。症见头痛皆重，头痛如裹，眉棱骨痛，胸脘满闷，眩晕恶心，呕吐痰涎，体重乏力，晨起明显，发作无时，颜面口唇肢端发麻，舌苔白腻，脉滑。治宜豁痰化浊，方用半夏白术天麻汤化裁。药用：半夏、白术、天麻、橘红、茯苓、川芎、白芷、白附子、制南星、僵蚕。

16. 祛风顺气，清痰降火法：用于头痛偏于一侧者，亦称偏头痛或偏头风。

《医林绳墨·头痛》:"有偏头痛者,发则半边痛,然痛偏于左者属气,此气胜生风也,治宜驱风顺气为先,方用防风通圣丸之类;痛于右者属痰,此风胜生痰也,治宜清痰降火为要,方用贝母二陈加芩栀甘菊。有左痛忽移于右,右痛忽移于左者,风火击动痰湿之气,所以互换也。治当祛风通络,疏肝豁痰,补肝养血,方选散偏汤加味。药用:当归、川芎、熟地、郁李仁、柴胡、白芷、香附、白芥子、白芍、甘草。

一般认为头痛偏左者,属风属血虚或血虚火盛,头痛偏右者,属痰属热或气虚夹痰。临症时当细辨,处方用药方能精准。

验案举隅

案例一:气虚头痛

孙××,女,50岁,2019年4月27日初诊。

主诉:头痛头晕三年。

患者诉其近几年经常头痛头晕,空痛不适,痛势绵绵,整天悠悠忽忽,神疲乏力,精神不振,气短懒言,不耐劳作,劳累时头痛更甚,每次疼痛持续时间或长或短,短则数小时,长则数天,食欲一般,大便溏薄,肛门坠胀,小便频数,小腹时有坠胀感。曾多次进行头部CT扫描及各种检查,检验均未见器质性病变,血压正常,每次发作均需服用止疼片短暂控制。刻诊:头痛懒言,面色㿠白,动则气短,汗出,饮食不香,便溏,溲频,脉沉细,苔薄白,舌淡有痕。病属头痛,证属中气亏虚,清阳不升。治当补中益气汤加味。药用:

黄芪30 g	党参15 g	白术15 g	陈皮10 g	当归10 g
升麻6 g	柴胡6 g	川芎15 g	细辛5 g	白芷10 g
白附子10 g	蔓荆子6 g	甘草6 g	丹参15 g	

7剂,水煎二次分服,每日1剂。

2019年5月5日二诊。药后头痛头晕减半,饮食有增,精神稍有好转,苔脉同前久病必虚。原方加山药15 g、白扁豆15 g以增补脾之力,继服7剂,用法同上。

2019年5月12日三诊。药后头晕头痛已平,唯感体力尚未复原,脉细苔薄白,舌痕已消。原方去细辛、蔓荆子、白附子,加仙灵脾15 g,仙茅10 g,仙鹤草30 g,益智仁20 g,桑螵蛸15 g,覆盆子15 g以补肾固摄再进10剂,服法同上。

2020年8月3日因其他不适就诊,诉其治疗后诸恙已平,头痛未再发作,精神状况良好。

案例二：肾虚头痛

张×,女,30岁,2016年4月16日初诊。

主诉：头痛半年多。

诉其2015年10月以来经常头痛,喜暖怕冷,每遇阴天,气温下降,风寒外袭诱发头痛加重,头脑空痛,头晕耳鸣。腰酸膝软,四肢不温,月经量少质稀,夜寐多梦,痛势不甚,得温痛减,劳累则头痛加剧,疼痛以前额及头顶为主。曾作头颅CT等检查均无异常发现,多服用止痛药或感冒冲剂暂缓解。刻诊：头痛脑空,头晕耳鸣,腰酸膝软,肢冷便溏,月经量少,少腹冷痛,面色㿠白,脉细尺脉尤甚,苔薄白滑,舌淡紫。病属头痛,证属肾阳虚衰,无力升举,治当温肾补阳,方选肾气丸加味。药用：

制附片10 g	桂枝10 g	山萸肉10 g	当归10 g	熟地黄10 g
吴茱萸6 g	川芎10 g	细辛5 g	白芷10 g	仙灵脾10 g
仙茅10 g	白附子10 g	藁本10 g	山药10 g	丹参15 g

10剂,水煎二次分服,每日一剂。

2016年4月26日二诊。

服药后头痛减轻,腰酸怕冷依旧,遇冷水后手指发麻不适,脉细苔薄,背部凉。原方加白芍15 g,桂枝加量至15 g,加姜黄10 g,补骨脂10 g,黄芪30 g,葛根20 g,具体处方如下：

黄芪30 g	附片10 g	细辛5 g	桂枝15 g	白芍15 g
葛根20 g	当归10 g	川芎10 g	吴茱萸6 g	姜黄10 g
白芷15 g	白附子10 g	仙茅10 g	仙灵脾10 g	巴戟天10 g
补骨脂15 g				

10剂,用法同上。

2016年5月6日三诊。

上方服后头痛已平,腰膝酸软减轻,月经量较前增加,原方调整以益肾填精为主。药用：

熟地10 g	山药10 g	山萸肉10 g	茯苓10 g	仙灵脾15 g
仙茅10 g	巴戟天15 g	狗脊10 g	菟丝子15 g	覆盆子15 g
黄芪30 g	当归10 g	黄精10 g	锁阳15 g	蛇床子15 g
肉苁蓉10 g	党参15 g	女贞子15 g		

10剂,用法同上。

案例三：行经头痛

蔡××,女,14 岁,2020 年 11 月 23 日初诊。

主诉:头痛间断发作 3 年,持续疼痛 2 个月。

患者 3 年多以来经常头痛,多在前额及头两侧太阳穴处为主,呈胀痛。常在行经前后或学习紧张、考试时加重,平时心烦抑郁,时太息,伴乳房、胸胁胀痛,经色暗,经行不畅,少腹作胀,夜寐多做噩梦,每次均服用止痛片。刻诊:头痛以两侧太阳穴处疼痛为主,心烦郁闷,善太息,夜间噩梦连连,饮食二便正常,脉细弦,苔薄白,病由考试在即,精神紧张所致。治疗予以疏肝解郁为主,方选加味逍遥散。药用:

柴胡 10 g	当归 10 g	白芍 10 g	川芎 10 g	香附 15 g
郁金 10 g	枳实 10 g	白术 10 g	茯苓 10 g	白芷 10 g
白附子 10 g	细辛 5 g	薄荷 6 g	合欢花 15 g	磁石^先 30 g
蔓荆子 5 g	丹参 15 g	白蒺藜 10 g		

7 剂,水煎二次分服,每日 1 剂。

2020 年 1 月 8 日,二诊。

服上方后头痛减轻,疼痛次数减少,恶梦未作,经期胸痛乳胀减而未平,太息次数减少,月经即将来潮,脉细苔薄白,原方加减具体如下:柴胡 10 g,当归 10 g,白术 10 g,白芍 10 g,茯苓 10 g,熟地 10 g,香附 15 g,川芎 10 g,白芷 10 g,羌活 10 g,白附子 10 g,甘草 5 g,合欢花 15 g,玫瑰花 10 g,薄荷 5 g,生姜 3 片,大枣 3 枚。7 剂,服法同前。

2022 年 5 月 13 日,三诊。

上次服药后头痛基本未作,偶有疼痛,亦不药而愈。近因迎接中考,头痛又作,但较前减轻,由其家属代为就诊。处方:柴胡 10 g,当归 10 g,川芎 10 g,茯苓 10 g,茯神 20 g,白术 10 g,白芍 10 g,远志 10 g,石菖蒲 10 g,白芷 10 g,薄荷 6 g,郁金 10 g,甘草 6 g,熟地 10 g,黄芪 10 g,枸杞子 10 g,党参 10 g,大枣 10 g。7 剂,服法同上。

2022 年 7 月 26 日,其奶奶来诉孙女已顺利考入理想高中,头痛未作。

按语:头痛是症状,头风是病名。头为精明之府,脑髓所寄,为元神之府,神机之源,五神之总,是机体内外活动指挥的枢纽,因此五脏精华之血、六腑清阳之气皆会聚于头,以滋养脑髓以行生理之常。反此者,则为病。病之成,必有因,其因有二,一为六淫之邪,疫疠之气,侵犯太阳经脉,上犯于脑而为头痛,其病宜解表,邪祛则痛愈。二为内伤,发病隐缓,病程绵延,久治不愈,经常发作,难以根除,治疗是既要搜逐血络,开瘀宣痹,又要滋养肝肾,潜阳息风,方能标本兼顾,巩固疗效。

头痛治疗时要做到四辨:一辨,先审久暂,次辨表里。发病急,病程短暂者为外感,发病缓,病程长者为内伤。二辨头痛性质。痛剧多实,隐痛多虚,重痛为湿,刺痛为瘀,肝痛肝火,冷痛属寒,热痛属火。三辨疼痛部位。自脑后上至巅顶为太阳头痛;上连目珠,痛在前额为阳明头痛;痛在头角或偏头痛为少阳头痛;巅顶痛为厥阴头痛。四辨兼证,在辨证过程中除对上述症状详辨外,对兼证亦要全面收集和分析,审清以上四点,既可明证又可辨因。

第五章
中药慢服法治疗胃食管反流病

胃食管反流指当胃的内容物（包括胃酸、胃蛋白酶）和十二指肠液（包括胆汁、胰酶）反流入食管，产生的症状或并发症时，称胃食管反流病。

胆汁反流必然存在的条件：

1. 幽门的异常开放，继而发生痉挛。

2. 胃肠动力紊乱，使十二指肠收缩活动推动其内容物逆向运动。

3. 非糜烂性食管反流病（IVERD），指有反流相关症状，而胃镜检查，食管黏膜正常，无食管黏膜破损，约占 1/3，即内镜阴性。

4. 胃镜下看到食管黏膜充血水肿破损，即内镜阳性。

临床表现：

1. 食管症状　餐后弯腰、平卧有酸性液体反流至咽部或口腔，多在烧心前。烧心和胸骨后疼痛在进食后 30～60 分钟发生，咽下疼痛，或吞食困难，或有癔球感。

2. 食管外症状　诱发或加重哮喘，咳嗽，咽喉痛，心动过缓，心理障碍，焦虑，抑郁等。

临床表现中，烧心约占 88.3%，反流占 72.2%，胸骨后疼痛占 37.6%，上腹痛占 25.5%，咽部不适占 30.4%，咳嗽占 12.1%，哮喘占 3%。

内镜诊断分级：

0 级，镜下食管黏膜正常。

Ⅰ级，镜下食管黏膜破损，呈点状或条状发红糜烂，仅局限于一条黏膜皱襞，无互相融合。为起病初期，病情较轻，多属实热证。

Ⅱ级，镜下黏膜两条以上发红糜烂破损，并有融合，但不是全周性。

Ⅲ级，病变广泛，发红，糜烂融合，呈全周性，或有溃疡或食管黏膜粗糙不齐，黏膜斑驳或见颗粒状增生。

诊断标准：

1. 反流症状典型，无幽门梗阻及系统疾病，可临床诊断。

2. 下列条件可确诊

（1）反流症状：烧心，反胃，反酸。

内镜检查存在食管下段炎症，食管远端黏膜破损，红斑及不规则红线，无十二指肠溃疡、幽门梗阻呕吐等继发的反流性食管炎。

（2）反流症状典型：内镜食管正常，诊断内镜阴性的反流病。

排除消化性溃疡、食管裂孔病、心绞痛、功能性烧心。

中医辨证治疗：

胃食管反流病以烧心、反酸、反胃为典型症状，伴胸痛上腹痛、胃镜烧灼感、嗳气、反食等不适，属中医嘈杂、吐酸范畴。

临床常规治疗：

1. 肝胃郁热证，嗳气泛酸，口干，口苦，两肋胀痛，心烦便结，嘈杂反胃，胸骨后疼痛，舌红苔黄，脉弦。治宜清泄肝胆，和胃降逆。药用：柴胡、枳壳、黄连、吴茱萸、栀子、黄芩、大贝母、旋覆花、绿萼梅、仙鹤草、乌贼骨、白芍、半夏、煅瓦楞。

2. 肝胃不和，嗳气反酸，胃脘胀痛，胸骨后疼痛，胀及两肋，便干，纳呆，苔厚，脉弦细。治宜理气疏肝。药用：柴胡、白芍、枳壳、陈皮、川芎、香附、佛手、香橼。

3. 脾胃虚寒，泛吐酸水，呕吐清涎，胃脘隐痛，喜暖怕冷，纳呆便溏，苔白，舌淡，脉沉细。治宜温中健脾。药用：党参、黄芪、白术、干姜、肉桂、甘草、白芍、吴茱萸、川连、乌贼骨、大枣。

4. 气虚血瘀，胸骨后疼痛，吞咽困难，面色不华，倦怠乏力，消瘦。治宜化痰散结。药用：茯苓、川贝母、郁金、丹参、砂仁、佛手、香橼、莪术、石见穿、半枝莲、鬼针草。

中药慢服法治疗

药用：白及 5 g，白芍 5 g，乌贼骨 6 g，浙贝母 5 g，蒲公英 15 g，制大黄 5 g。

用法：上药加开水 100 ml 溶解，取无糖藕粉适量开水冲成糊状与药液混匀，于晚上睡前卧位缓缓服下，服药后不宜漱口，平卧床上左右翻动，使药糊均匀敷于食管壁，直接作用于食管病变部位，药物直达病所，药效甚佳，服药后，烧心、反酸等症状很快减轻、消失。

验案举隅

徐××，男，64 岁，2017 年 2 月 6 初诊。胸骨后灼痛，痞满反酸多年，近一月症状加重，并见口干口苦、口臭、胃脘嘈杂，烧灼不适，食欲正常，大便溏垢不爽，胃镜检查显示食管黏膜充血、糜烂破损、无相互融合，提示胃管反流病，^{13}C 呼气检查 HP 阳性，中医辨病属嘈杂，肝胃郁热型，治当清泄肝胆，和胃降逆。药用：

柴胡 10 g	枳壳 10 g	黄连 10 g	黄芩 10 g	连翘 10 g
旋覆花 10 g	绿萼梅 10 g	仙鹤草 10 g	栀子 5 g	乌贼骨 15
半夏 10 g	白及 10 g	乌贼骨 6 g	大贝母 6 g	制大黄 5 g
蒲公英 15 g				

7 剂。颗粒剂加开水 100 ml 溶解后与冲成糊状的藕粉适量混匀，于每晚睡前卧位缓缓服下。服药后不宜漱口，并平卧翻转身体，使药糊尽量附于食管壁周围，提高疗效。每晚一次，15 天为一疗程。2017 年 2 月 13 日二诊。药后胸骨后烧灼疼痛症状减轻，原方继服。后随访患者，症状渐消。

附：伤胃的十种不良习惯

伤胃的不良习惯有：精神紧张，过度疲劳，酗酒无度，狼吞虎咽，嗜烟成癖，饥饱不均，饮食不洁，晚餐过饱，咖啡浓茶，滥用药物。

改变生活方式：抬高床头，减少脂肪摄入，避免睡前进食，减少巧克力、酒精、辣椒、洋葱、大蒜的摄入。

胃食管反流病，属中医学"嘈杂""吐酸"范畴。《医学正传·嘈杂嗳气》："夫嘈杂之为证也，似饥不饥，似痛不痛，而有懊恼不自宁之状是也，有心嘈，痰嘈，酸水浸心作嘈，气郁胸膈作嘈。"吐酸，出自《素问·至真要大论》，多因宿食、郁热、湿痰、停饮所致，临床有胃热、胃寒、气滞等不同。

胃热者，嘈杂而胃中有明显辛辣感，或有酸热感，口臭吞酸，便秘苔黄。

胃寒者，嘈杂口泛清水而酸，伴胃脘隐痛，遇寒加重得温则缓。

肝气犯胃，嘈杂吞酸，胸闷脘胀，胁痛，口苦，恶心。

总之，此病常因饮食不节、饥饱不均、晚餐过饱、进食狼吞虎咽、酗酒无度、嗜烟成癖、精神紧张、过度疲劳、咖啡浓茶、滥用药物等不良习惯，损伤脾胃、中焦气机受损、胃失和降、肝郁不舒、横逆犯胃、郁而化热所致。病位在肝、脾、胃，证有寒热气滞、瘀血之分。治当察其寒热虚实，分而治之，邪去正复，诸恙自除。

第六章
幽门螺杆菌感染性胃炎中医辨治

2014年《幽门螺杆菌京都全球共识报告》将幽门螺杆菌(HP)感染定义为一种传染性疾病。HP感染可致生慢性胃炎、消化性溃疡及胃黏膜相关组织淋巴瘤等多种疾病。胃癌的发生,与其感染有一定相关性。HP感染可增加胃癌的发病率,根除HP有利于减少胃癌的发生,并使胃体部萎缩,进展缓慢,而持续HP感染可使萎缩及肠化生呈进行性加重。

一、HP感染胃炎的特点

1. 胃黏膜上皮形态结构改变、增生、黏膜减少变薄。

2. 慢性炎症细胞浸润,以多型核细胞浸润为主的活动性炎症。

3. 以胃窦为主的固有腺体萎缩。

4. 肠化生,胃黏膜上皮被肠型上皮代替在胃黏膜中出现类似小肠,肠黏膜上皮细胞。

HP导致的慢性胃炎,使相当数量的感染者患有消化性溃疡和萎缩性胃炎,少数患者最终发展为胃癌。

二、HP感染分级

0级 未见HP;

Ⅰ级 偶见HP,不是每一高倍镜视野均见到;

Ⅱ级 介于Ⅰ~Ⅱ级之间;

Ⅲ级 所有视野均见大量HP融合成团。

HP存在于胃黏膜上皮细胞,HP与炎症及活动程度的分级呈显著正相关。HP在所感染者中,可诱导慢性活动性胃炎,最终有 50% 或更多的患者出现黏膜腺体的损失,伴随肠化生的发生,每年HP 感染的人群中有 1%～3% 发生萎缩性胃炎。

三、HP 感染诊断

1. 胃镜提示,胃黏膜充血水肿,溃疡面及出血点、糜烂点。
2. 胃黏膜及胃液尿素酶快速诊断试纸法测试阳性。
3. 胃脘胀痛,灼热,反胃,吐酸,嗳气,呃逆等。
4. HP(＋)。

四、根除 HP 适应证

1. 胃黏膜糜烂,中重度萎缩,中重度肠化生,不典型增生的慢性胃炎患者。

2. 有胃癌家族史病人,伴糜烂性十二指肠炎者及消化不良症状经常规治疗效果差者,需要 HP 根除治疗。

3. 活动性胃溃疡:上腹部疼痛,腹胀,反酸嗳气,胃脘灼热中有 2 个以上症状;内镜诊断良性活动期溃疡,直径为 0.2～2 cm,数目不超过 2 个;HP 快速尿素酶检测"2＋"以上。抑酸及 HP 根除治疗,内镜显示不愈合,但仍存在组织学和超微结构的显著异常,表现为黏膜变薄,大量无功能的结缔组织充填,腺体减少,胃腺扩张,排序紊乱,降低了黏膜对攻击因子的防御,是溃疡复发的重要原因。

HP 属中医学"邪气""虫毒"范畴,脾胃虚弱,正气亏虚是 HP 感染的基础。经云:"正气存内,邪不可干""四季脾旺不受邪"。HP 虽具有较强的传染性,但感染具有一定的人群选择性,部分与 HP 感染者密切接触而不被感染者,是因为其正气充实免疫力强,有足够能力增加机体对 HP 的清除力,使HP 不能长期胃内生存及对胃黏膜持续损伤。如饮食不节,情志不畅,劳逸过度,均可致伤脾胃,运化失职,水湿停聚,滋生湿热。正气不足,无以抗邪,给HP 胃内定植以可乘之机。加上平时饮食不调,喜食生冷辛辣、肥甘厚味,饮酒过度,冷热不均损伤脾胃,运化失职,脾阳不升,胃不降浊,致痰浊湿热内生,或阳旺之躯,又兼湿热外袭,湿蕴化火生热,湿热形盛。湿邪重浊黏腻,热易伤灼血络,湿热阻滞中焦,脾失升清,而湿聚益盛,胃气不降则热炽更旺,反复循环,周而复始,湿积成浊,热积成毒,浊毒内蕴,久生虫毒。

HP 感染主要临床症状为:口干,口苦,口有臭味,胃脘胀痛,灼热嘈杂,反胃吐酸,嗳气呃逆,大便溏垢,黏滞不畅,舌红苔腻,辨证为脾胃湿热。治疗当以清热燥湿,解毒扶正祛浊毒。药用:黄连、黄芩、连翘、蒲公英、金钱草、半夏、陈皮、竹茹、苏梗、白及、海螵蛸、浙贝母、木香、沉香曲、白术、鸡内金、半枝莲、蛇舌草。

验案举隅

周××,男,45岁,2022年4月20日初诊。

患者自诉口干、口苦、口臭,胃脘胀痛2~3年。常服用西药治疗,症状时可缓解,近期发作频繁,前来寻求中医治疗。刻诊:胃脘胀痛,烧心反胃嗳气吐酸苦水,口干,口苦,口臭,食欲一般,大便溏垢黏滞,脉细苔腻,舌偏红。胃镜检查提示慢性胃炎伴糜烂,HP阳性。中医诊断:胃脘痛,证属脾胃湿热证,治以清热燥湿,健脾扶正,方选半夏泻心汤加减。药用:

半夏10 g	黄芩10 g	黄连10 g	连翘15 g	蒲公英15 g
陈皮10 g	海螵蛸15 g	金钱草15 g	干姜3 g	浙贝母10 g
白及10 g	白术10 g	煅瓦楞^先15 g	苏梗15 g	鸡内金10 g
甘草6 g	沉香曲9 g			

14剂,水煎二次分服,早晚餐前各服一次。

2022年5月4日二诊。服上药后,诸恙均有减轻。方中黄芩、黄连、连翘等清热药偏于苦寒,胃性喜暖,虽有湿热也需中病即止,寒凉之品不宜久服,稍作调整,予以扶正健脾,佐以清热。药用:

太子参15 g	生白术15 g	陈皮10 g	半夏10 g	苏梗15 g
薏苡仁10 g	蛇舌草15 g	生麦芽15 g	旋覆花10 g	白及10 g
浙贝母10 g	海螵蛸12 g	甘草6 g		

14剂,服法同前。

2022年5月29日三诊。药后诸恙已平,复查HP已转阴性,嘱其合理饮食,注意饮食卫生。

HP感染是一种传染性疾病,自然人群普遍易感,有明显的集聚性,因此要注意饮食卫生,养成分食或使用公筷习惯。同时要注意口腔卫生,唾液、口腔黏膜、牙菌斑、牙结石部位都可有HP存在,这是治疗后常复发病因之一。注意口腔卫生也可提高HP根治率。

按语:饮食不节,喜食肥甘厚味,损伤脾胃,致脾不升阳,胃不降浊,湿困中焦,阻滞气机,土虚木乘,肝气郁滞,湿郁化热,肝胆郁热,疏泄失常,故见口干口苦,泛酸嘈杂,胃脘灼热,嗳气胀痛,湿热浊邪,阻于中焦,胃火熏蒸上炎,故口干、口臭。证属脾胃湿热。湿热不去,HP 难除,诸证难平,方中黄连、连翘、蒲公英、黄芩清脾胃之热,燥中焦之湿,泻火解毒,使湿热不复胶结,病邪自化。苏梗、陈皮、半夏、沉香曲升脾之清气,降胃之浊气,化中焦痰湿使气畅痰消,辛开苦降,清补并施,恢复脾胃升降之枢机,乌贼骨、浙贝母、煅瓦楞和胃制酸止痛,修复胃黏膜,金钱草、黄芩清热利胆,白术、鸡内金健脾消食,诸药配用,清热燥湿,辛开苦降,和胃制酸,健脾助运,使湿热得除,升降通畅,转运复常。

现代药理研究表明,单味中药黄连、蒲公英、连翘均有不同程度的对 HP 的抑菌作用,誉为"中药抗生素",陈皮、半夏亦有抗炎、抗溃疡、增强免疫功能等作用。木香、厚朴、苏梗可以调节胃肠蠕动节律,增加胃肠动力,从而促进胃的消化和排空。

第七章
补中益气汤临床应用

重症肌无力（眼肌型）

验案举隅

周×,女,56 岁,2019 年 10 月 20 日初诊。

主诉:两眼睑上抬无力 3 月余。3 个月前因家事操劳过度,出现两眼皮上抬无力,视物模糊,时有重影,自以为稍作休息即好,未到医院就诊。不料症状未缓,反而逐渐加重,眼皮上抬需用手帮助,视物不清,重影加重,影响正常生活,遂前往省人民医院就诊,诊断为"重症肌无力(眼肌型)",服用西药治疗(用药不详),效果甚微,遂来就诊。刻下:两侧眼睑下垂,需用手上提才能看清东西,看东西重影。平素倦怠乏力,动则气短,大便溏稀,日行 2～3 次,小便频数,排尿无力。舌有齿痕,苔薄,脉细弱。病属中医:上胞下垂,证属中气亏虚,眼肌失养。治当补中益气,升提眼肌。方选补中益气汤加味。药用:

炙黄芪 100 g　　潞党参 20 g　　炒白术 15 g　　陈皮 10 g

升麻 5 g　　　　北柴胡 5 g　　　怀山药 15 g　　当归 10 g

炙甘草 5 g　　　菟丝子 15 g　　覆盆子 15 g　　仙灵脾 10 g

芡实 10 g　　　　莲须 10 g

10 剂,每日一剂,水煎早晚两次服用。

2020 年 11 月 2 日二诊。药后倦怠乏力气短减轻，眼睑能自动上抬，视物模糊，重影减轻，大便次数减少，日行 1～2 次，小便排解较前有力，近日夜寐不实，原方加合欢皮 15 g，夜交藤 30 g，再进 10 剂。

2020 年 11 月 15 日三诊。诉其两眼睑抬举自如，视物清晰，无重影，精神转佳，做事有力，不再疲乏，大便日行一次，小便排出有力，次数正常，夜寐安好，守方再服 10 剂巩固。随访 6 个月一切正常。

按语：重症肌无力眼肌型属中医学"上胞下垂"症。眼睑内轮归属脾脏，脾为后天之本，气血生化之源，十二经脉中属足阳明胃经，气血最为旺盛。脾胃化生气血精液，濡养筋骨肌肉，维持各肌肉关节正常生理功能。该患者女性，年过半百，气血各半，加之平素体质虚弱，脾胃亏虚，气机失调，气血生化不足，升清降浊失调，清气下陷，阳气升举无力，水谷精微不能上荣清窍，故眼睑上抬无力，视物模糊，重影。大便溏稀，小便频数无力，气不足则阳不守阴，神失其守，气血不足，不能荣养心神，制约君火，故夜寐多梦。舌淡胖有齿痕，苔薄白，脉细弱，均为中虚血不足表现，予补中益气加菟丝子等益肾之味，恰对其证。方中黄芪、党参健脾益气，山药助其补气生血之功，柴胡、升麻升举清阳，当归增补新血，仙灵脾补脾益肾，菟丝子、覆盆子益肾固摄，滋补先天肝肾，先天得养则后天自健，"全方补而不滞"，故收效甚佳。重用黄芪 100 g，黄芪味甘微温，入脾肺经，补气之力居首，重用力专而性走，周行全身，大补元气而起痿废。

顽固性咳嗽

咳嗽是临床常见的一个疾病，常因肺失宣降，肺气上逆所致。《素问·咳论》指出："五脏六腑，皆令人咳，非独肺也。"说明外邪犯肺可以致咳，其他脏腑受邪、功能失调而影响肺者亦可致咳，不只是限于肺，但也离不开肺。综观咳嗽一疾，不外外感、内伤两类。《景岳全书·咳嗽》篇指出："外感之邪多有余，若实中有虚，则兼补以散之。内伤之病多不足，若虚中夹实，亦当兼清以润之。"

验案举隅

周××,女,72 岁,2017 年 6 月 3 日初诊。自诉间断咳嗽 20 余年,咽痒即咳,咯痰色白、质黏、量一般,咳甚则尿遗,饮食正常,大便溏薄,脉细苔薄白。病程日久,久病必虚,肺为储痰之器,脾为生痰之源,肾为生痰之根。治宜益气健脾,温肾止咳,方用补中益气汤加味。药用:

炙黄芪 30 g	炒白术 10 g	升麻 6 g	柴胡 6 g	党参 15 g
当归 10 g	山药 15 g	牛蒡子 10 g	细辛 5 g	杏仁 10 g
干姜 5 g	山萸肉 10 g	蝉衣 6 g	僵蚕 10 g	炙麻黄 5 g
甘草 6 g	熟地 10 g			

7 剂,水煎服,日一剂,早晚各一次。

2017 年 6 月 10 日复诊。药后咳嗽已平,唯汗出疲乏,夜间无汗,饮食正常,脉细苔薄,证属肺气亏虚,卫表不固,拟方益气固表敛汗。药用:

炙黄芪 30 g	炒白术 10 g	防风 10 g	党参 15 g	山药 15 g
菟丝子 15 g	山萸肉 15 g	五味子 10 g	当归 10 g	牛蒡子 10 g
升麻 6 g	柴胡 6 g	浮小麦 30 g	煅牡蛎先 30 g	麻黄根 15 g
糯稻根 30 g				

7 剂,用法同上。

后因其他疾病就诊,诉其药后咳平汗止,身体状况良好。

患者年过古稀,诸脏功能不足,咳嗽历时 20 余载,更加耗伤人的正气,肺属金,脾属土,二者为母子相生关系,母强则子强。方中黄芪甘温补气,既能升补脾气,又能固表止汗,党参甘平,健脾补气,黄芪、党参合用,一偏补卫气,一偏补中气,补气作用加强。山药滋阴健脾、补肺固肾,性质平和,牛蒡子体滑气香,能疏散风热、祛痰止咳,与山药相伍,大能止咳祛痰、补肾健脾以成安肺之功,一补一疏,疏补兼行。麻黄宣肺平喘,发汗解表,佐杏仁之苦降,不仅协助麻黄平喘,且能开泄肺气,助麻黄以逐邪,麻黄性刚强,杏仁性柔润,二者相伍,刚柔相济,增强平喘止咳之功效。故有麻黄以杏仁为臂助之说。景岳云:"阴虚而神散者,非熟地之守,不足以聚之",故用熟地甘温填精补血以培补下元而定喘祛痰,当归养血和血,能理血行血,同补血则补。《本经》言治"胸中咳逆上气"。肾虚咳喘为阴虚肾不纳气所致。用归地补阴以配阳,使血和气降而咳喘自平。蝉衣体气轻虚,而性微凉,擅解外感风热,并可定惊解痉,僵蚕散风降火,化痰软坚,二者相伍增强祛风抗炎抗过敏作用,用于风热痰火为患之咳嗽。升麻升阳明之清气,行气于右,柴胡升肝胆之清阳,行气于左,二者同用,一左一右,升举肝胃之清阳。干姜温脾肺之寒,使脾能散精上归于肺,肺能通调水道,下输膀胱,水液在体内正常运行,不能停蓄为患,杜绝生痰之源。细辛温肺化饮止喘咳,二药同用,温肺化痰、止咳化饮。诸药合用,益肺气以清储痰之器,健脾运以杜生痰之源,温肾阳以铲生痰之根,久咳则愈矣。

复发性口腔溃疡

复发性口腔溃疡发病率高达 20%,为口腔黏膜疾病之首,临床以口腔黏膜发生浅表溃疡为主,疡面多呈圆形或椭圆形,大小如豆,覆盖假膜,周边红肿,中央凹陷,溃烂严重者可伤及黏膜下层。病程迁延,反复发作,疼痛难忍,影响言语、进食等正常生活。临证时常以"火"立论,或实火或虚火,治疗常以祛火为中心。然临床上常因过用寒凉之品损伤脾阳,致清气不升,精微失布,口腔失于濡养,同时阳虚不潜,虚火上炎,灼蚀口舌,皆可引发溃疡。正如《杂病源流犀烛》云:"中气不足,虚火上泛亦口糜。"治疗上谨守病机,予补中益气汤化裁,健运中州,则清气上升,精微输布,唇得濡润,虚火潜敛,口疮乃愈。黄芪量大为君,补气升阳,托疮生肌;党参、白术甘温益气,健脾燥湿;当归养血和营,主诸恶疮疡;柴胡、升麻,发越清阳,兼以清热;陈皮理气化痰,健脾和胃;川连、肉桂引火归元,交通心肾;甘草生用,制约诸药温燥。

验案举隅

孙××,男,50 岁,2019 年 10 月 08 日初诊。

主诉:反复口腔溃疡 5 年余。自诉每月发作 1～2 次。常因劳累熬夜、疲劳而诱发,选服抗生素、黄连上清丸及复合维生素等治疗,收效甚微。刻诊:舌下及口腔多处溃疡,如豆大小,疮面凹陷,中凹灰白。周缘淡红,微痛。伴倦怠乏力,大便溏薄,喜暖怕冷,舌胖有痕,苔薄,脉沉细。西医诊断为复发性口腔溃疡,中医诊断为口疮(脾虚阳弱)。证属虚火上冲,治宜补中益气,伏火敛疮,方用补中益气汤化裁。处方:黄芪 30 g,党参 15 g,白术 15 g,当归 10 g,柴胡 5 g,升麻 5 g,生甘草 10 g,肉桂 4 g,川连 2 g。共 7 剂,每日一剂,水煎,饭后温服,外用"吹口散"(淡竹叶 10 g,灯芯草 3 g)。

10 月 15 日二诊。服后口疮减轻,倦怠乏力,便溏好转,原方加白扁豆助健脾之力,继服一周。

10 月 23 日三诊。口腔溃疡已痊愈,精神好转,大便正常。原方去川连、肉桂,继服 10 天。随访半年未复发。

临床上,复发性口腔溃疡病者,常因病程长久,选服消炎寒凉之品,伤及脾胃致脾气亏虚,脾阳不振,虚火上炎,灼蚀口舌,引发溃疡。故治疗不可墨守成规地清热消炎,而宜健脾益气,酌加养血清热之品,使机体平衡,溃疡自愈。《外科精义》叙述凡治疮疡"气血虚者托里补之",则"脓未成者使脓早成,脓已溃者使新肉早生"。口疮未必起脓,但均由气血不足导致。虚则补之,治病机理相同,补药众多,唯黄芪不可或缺,其为疮家圣药,又有补气之长之誉,专于气分而达表,充腠理,治劳伤,长肌肉,用之补益气血而托疮,温养脾胃以生肌,则毒可托病可愈。

眩 晕

眩晕,眩是指眼花或眼前发黑,晕是指头晕或感觉自身或外界景物旋转,两者常同时并见,故称眩晕。轻者闭目即止,重则如坐车船,旋转不定,不能站立,或伴恶心呕吐,汗出,甚则仆倒。

眩晕有虚实两端,虚者居多。《灵枢·卫气》"上虚由眩",《景岳全书·眩运》云:"眩运一证,虚者居其八九,而兼火兼疾者,不过十中一二耳",并强调"无虚不能作眩"。虚为气、血、精液不足,髓海失养,气血亏虚,清阳不展,脑失所养,症见气短乏力,动则眩晕加剧,劳累即发,神疲纳呆,肛坠便频,倦怠懒言,面色少华,舌淡苔薄,脉细弱,临症时选用补中益气汤益气补阳,充实脑海,收效甚好。

验案举隅

张××,女,45 岁,2019 年 4 月 19 日初诊。患者诉其头晕目眩反复发作多年,多因劳累或经后诱发。近期家事烦忙,操劳过度,头晕目眩发作,如坐车船,目不敢睁,泛恶欲吐,神疲乏力,语声低怯,面色㿠白,饮食乏味,大便溏薄,肛门坠胀,脉沉细,苔薄白舌淡红,血压 110／70 mmHg,头颅 CT 未见异常。病属中医学中眩晕,证属气虚下陷,清阳不升,脑髓不充。治宜益气升阳。方用补中益气汤化裁。药用:

生黄芪 30 g	白术 15 g	陈皮 10 g	升麻 6 g	当归 10 g
柴胡 6 g	党参 15 g	茯苓 10 g	半夏 10 g	天麻 10 g
磁石[先] 20 g	赭石[先] 30 g	甘草 5 g		

7 剂,每日一剂,水煎二次分服。2019 年 4 月 26 日二诊。药后诸急渐平,唯平素体弱气短,纳呆便溏,脉细苔薄,予益气健脾调治,方用参苓白术散加味。药用:

红参 10 g	茯苓 15 g	白术 30 g	陈皮 10 g	桔梗 6 g
山药 15 g	白扁豆 20 g	炒薏仁 15 g	砂仁[后下] 6 g	炙甘草 6 g

10 剂,用法同上。

按语:《灵枢》云:"上气不足,脑为之不满,耳为之苦鸣,头为之苦倾,目为之眩。"患者平素气血亏虚,不能上奉滋养心肺与脑,故头晕目眩耳鸣,诸症丛生。遂以补中益气汤补气升陷,以充脑髓,加半夏、茯苓以化痰降浊,磁石、赭石补肾益脑,重镇安神,诸药共凑益气升阳,益脑安神之功,脑髓充实,眩晕自平。

膀胱过度活动症

膀胱过度活动症是一种以尿急、尿频为特征的症候群,可伴或不伴急迫性尿失禁,但没有尿路感染或其他明确的病理改变,是一种膀胱功能障碍性疾病,严重影响患者的生活质量。

膀胱过度活动症的发病率在男性患者中为 7％～27％,在女性患者中为 9％～43％。同时其发病率随着年龄的增长而呈上升趋势。

膀胱过度活动症的病因尚不清楚,可能与逼尿肌、排尿中枢、膀胱感觉神经等因素有关。情绪紧张、焦虑及担心尿失禁,害怕排尿疼痛等形成自我暗示;有意或无意地提醒自己排尿,最终形成不良的排尿习惯和心理。

膀胱过度活动症诊断,首先要排除泌尿系统感染、肿瘤、结石等原因引起的尿急尿频。尿急,指一种突发的强烈的而且很难通过主观克制而推迟的排尿欲望。尿频,指 24 小时内排尿 8 次以上,夜间排尿≥2 次,每次尿量<200 ml,常在膀胱空后仍有排尿感,或因尿意憋醒而排尿,部分患者在尿急时伴有耻骨上或会阴部疼痛,或伴周身乏力、小腹坠胀等不适。

1. 相关检查

(1)尿常规及尿培养,排除泌尿系统感染。

(2)超声检查排除肾脏、输尿管、膀胱、尿道是否存在畸形、炎症等相关的器质性病变。

2. 膀胱过度活动症的治疗

膀胱过度活动症现代医学多采用行为治疗,如膀胱功能锻炼、盆底肌锻炼等,收效甚微。多年来用中医辨证治疗,效果满意。

膀胱过度活动症属中医学"虚劳""劳淋"范畴,症见神疲乏力、不耐劳累、少气懒言、小便频数、小腹坠胀,稍用力则小便失控,或尿无力、淋漓不尽,尿终稍感尿道涩痛,脉细弱,苔薄舌淡。证属中气下陷,治予益气升清,方选补中益气汤加味。

验案举隅

孙×,女,47 岁,2021 年 11 月 2 日初诊。

主诉:尿频尿急十余年,加重一月。

患者诉其十多年来,反复尿急、尿频,无尿血、尿痛,稍做劳动即诱发,甚则小便失控自遗。外出需用护垫,生活极不方便,甚是痛苦。多次检查尿常规、尿培养及 B 超泌尿系统检查均未见异常。前诊医生常用"左氧,头孢,三金片"等治疗,未效。近一月因家事操劳,尿频尿急发作加重,神倦乏力,少气懒言,快步行走则小便自遗,未有尿痛、尿血及腰痛等不适。自购三金片、热淋清服用 7 天,症状未减,遂来就诊。刻下:尿频,尿急,尿无力,小腹坠胀,神倦疲乏,尿终稍有涩痛,无尿道灼热不适,脉细弱,苔薄白,舌淡有齿痕。尿常规检查未见异常。B 超检查提示双肾、输尿管、膀胱无异常改变。中医辨证属"劳淋""虚劳"范畴,证属气虚下陷,治宜益气升清。方选补中益气汤加味。药用:

生黄芪 30 g	炒白术 15 g	陈皮 10 g	升麻 5 g	柴胡 5 g
党参 15 g	炙甘草 6 g	怀山药 15 g	益智仁 20 g	桑螵蛸 15 g
山萸肉 15 g	覆盆子 15 g	芡实 15 g	乌药 10 g	

14剂,煎服,每日一剂,煎两次分服。

2020年11月29日二诊。患者服药后,自觉神倦疲乏减轻,精神有增,仍尿频数、急迫,无排尿涩痛,病史十年有余,难以速效,原方黄芪改50g,继服14剂。煎服法同上。

2020年12月14日三诊。患者排尿有力,尿频尿急减少,小腹坠胀已平。自述平素腰部怕冷,夜尿偏多,量清长。夜间阴常有余,肾阳不足,原方加附片10g,仙灵脾10g,继服14剂,煎服法同上。

2020年12月28日四诊。患者尿频尿急明显改善,已基本正常,夜尿1~2次,量正常,腰部怕冷缓解,精力转佳,正常劳作不觉疲劳,脉细有力,苔白舌润。嘱其继服14剂巩固疗效。煎服法同上。

半年后,因其他病就医,述自上次服药治疗,小便一直正常,身体很好,很少生病。

按语:"劳淋"之证,多因劳累耗气而成。病者常因劳力过度或劳心房劳过度,伤及脾肾。人体气机升降运动,是脏腑功能活动的基本形式,脾胃居中,是气机升降的枢纽。脾升胃降,肝升胆降,肾水升而心火降,各自为常,但诸脏腑的升降都以脾胃为枢机。脾虚则气机升降失常,影响膀胱正常气化功能。同时脾主肌肉,而膀胱、尿道实际正是一群有序组成的肌肉。脾虚肌肉不充,肌群失调,固摄无力,故见尿频、尿急、排尿无力。脾虚不主四肢,气血生化之源受损。证见倦怠乏力、四肢不温。方中黄芪味甘微温,入脾肺经,补气之力居群药之首。人参、甘草补脾益气和中,白术燥湿强脾,当归和血养阴,诸药合用补中益气。方中柴胡、升麻二味,一从左旋,一从右旋,旋转于胃之左右,升举上焦所陷之气。肾为水脏,与膀胱相表里,肾气亏虚,气化功能失常,膀胱开合失常,尿液排泄受损,至尿频尿急,夜间阴盛阳衰,阳不足以支撑肺气宣发作用,影响对尿液的控制和固摄,所以夜间尿多。方中菟丝子、覆盆子、山药、附片等益肾温阳,固摄止遗,诸药并用,升固相伍,尿频急自愈。

○ 软坚散结对药
○ 咳喘常用对药
○ 脾胃病用药原则及常用对药
○ 临证常用止痛中药选择
○ 肾病常用药物选择及对药
○ 服药时宜
○ 临证用药经验

对药篇

DUIYAOPIAN

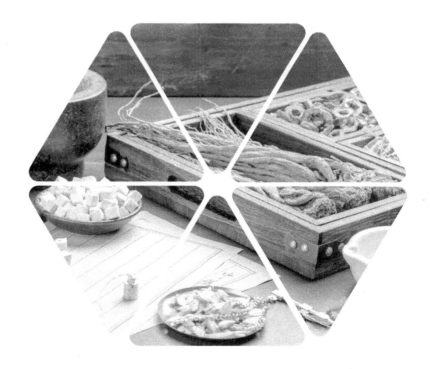

第一章
临证用药经验

药之甘者,无逾于甘草,饴糖次之,甘草缓脾而理胃,饴糖缓脾化血。

甘草配桔梗清利咽喉,配大豆解百毒,佐陈皮和气,佐茯苓消胀,入汗剂解肌,入凉剂泻热,入峻剂缓正气,入润剂养阴血,入辛凉引肝胃污浊之血。泻下剂中用甘草,可缓和泻下剂的峻烈,如调胃承气汤。温热剂中用甘草,可缓和姜、附燥烈之性,如四逆汤、理中汤。攻剂中用甘草,缓中补虚。甘草长期应用,有引起水肿、高血压的副作用,其与用量有关,每天 10 g 以上,用量愈大,产生水肿可能性越大;同时也与服用者的体质有关,老人和贫血病人应慎用,尤以贫血者每天 10 g 以上,连用一周即可发生水肿。老人或贫血病人,必须用较大剂量甘草时,即使配合茯苓、泽泻、车前子等利水药,有时也不能制止水肿发生,但水肿发生后,立即停用甘草,再服茯苓、泽泻、车前子等利水药,水肿会很快消除;也可通过减少食盐用量,水肿也会消退。湿困脾虚者用苍术、白术健脾补气,化湿利尿,湿重无汗者用苍术,湿轻中虚者用白术,主要看苔浊不浊。

人参补气助阳,治疗阳虚病症多配干姜、附子,治中焦多配干姜,治下焦常配附子,人参治疗气虚下陷多配升麻,用量人参:升麻为 3:1。

人参配茯苓泄身热,配当归活血,配陈皮理气,配磁石治喘咳,配苏木治血滞之喘,配黎芦涌吐膈痰,佐菖蒲、莲肉治产后不语,佐羊肉补形,佐龙骨摄精,入峻补药崇土以制相火,入消导药,营运益脾,入大寒药,扶胃使不减食,入发散药,寒驱邪有力。

人参：

人参治呕吐多与生姜、半夏、吴茱萸相伍，治下利多与干姜相配，夹郁热者佐以芩连，兼有表证者加桂枝，此吐利皆为虚寒为患。

人参补土、补气以生血，大枣补土、补血以化气。

党参：党参得黄芪实卫，配石莲止痢，君当归活血，佐枣仁补心。

黄芪：

黄芪味甘，性温，归肺脾经，居补气药之首，轻用 10～15 g 可益气升阳升压；中剂量 15～30 g，可补气益气，降压摄血；大剂量 30～60 g，可补气化瘀。

黄芪生用，重用则力专而性走，周行全身，大补元气而起痿废。

黄芪得枣仁止汗，配干姜暖三焦，使升柴发汗，配黄连治肠风下血，配当归补血，配茯苓治气虚白浊，补虚蜜炒，嘈杂乳炒，解毒盐水炒，胃虚米泔炒，暖胃除痢酒拌炒，泻心火退虚热托疮疡生用，恐滞气可酌加桑白皮数分。

白术：

白术生用富脂膏滋津液，气胜流行迅利，健脾益气润养脾阴，以生白术 60 g 配熟地治疗顽固性便秘。

白术止湿家之渴，人参止燥证之渴，白术渗土金之湿，散浊气而还清，真液自滴；人参润金土之燥，蒸清气而为雾，甘露自降。

白术得归芍补血，配半夏止呕，配姜桂治五饮，配莲肉治泻痢，配茯苓利水道，君枳实化癥瘕助脾运，佐参芪补气止汗，佐黄连去湿火，佐黄芩安胎清热。合车前除肿胀，入陈皮生津液。

白术生用健脾益气润养脾阴，苍术生用增发汗之功。白术守而不走，苍术走而不守，白术善补，苍术善行。

白术常规剂量健脾燥湿止泻，以补为功，大剂量 40～100 g 则通滞逐水，以泄为用。

苍术：配熟地、干姜治面黄食少，得栀子解木性之燥，配香附解六郁，得川椒治食泄久痢，得黄柏治痿痹。

湿因脾虚者用苍术、白术健脾补气，化湿利尿，湿重无汗者用苍术，湿轻中虚者用白术，主要看苔浊不浊。

莪术：配木香疗冷气攻心，使阿魏治小儿盘肠。

郁金：得明矾治痰痫，配葱白治尿血，佐槐花解热毒，冲竹沥降痰火，配枳壳治血气心腹诸痛。

石菖蒲：配破故纸治赤白带下，佐四君治下痢噤口，佐犀角地黄治神昏。

香附：配夏枯草治睛痛，得参芪治虚怯，配山栀、川连降郁火，配藿香、甘草治恶阻，得海藻治疝颓，得茯苓交心肾，得紫苏散外邪，配木香疏中气，配朴夏决壅胀，配沉香升降清气，配檀香理气醒脾，得川芎、苍术治诸郁头痛，配荔枝核治血气诸痛，得艾叶暖子宫治心腹诸痛，得归地补阴血。

木香：得木瓜治霍乱转筋腹痛，得芩连治暴痢，佐皂角治心痛，得川柏、防己治脚气肿痛，配煨姜治冷滞，配冬瓜子治闭目不语，佐姜桂和脾胃，合槟榔疗中，下气结。

木通：配生地、炙甘草、竹叶，治心热尿赤。

通草：佐琥珀、茯苓泻火利水。

汉防己：得冬葵通小便淋涩，配知柏去下焦湿肿，配桃仁治便秘，佐胆草治胁痛，佐胆星治痰热，合威灵仙治肩臂痛。

威灵仙：配鸡冠花治肠风下血，佐木瓜治脚腰痛，佐川乌、五灵脂治脚腰麻，佐补气药为宣通气逆之助。配牛膝，通利关节，宣痹止痛；配桑寄生，养血润筋，祛风除湿；配姜半夏，治停痰宿饮，喘咳呕逆，全不入食；配川乌，治手足麻痹，跌打损伤；配黄芪，治老年津枯便秘；配金钱草，治尿路结石；配仙灵脾，治男子不育；配土茯苓，除湿通络，利关节止疼痛，治痛风。

秦艽：得肉桂治产后中风，配胶艾治胎动，佐柴胡治风湿骨蒸。

防风：得白术、牡蛎治虚风自汗，得芪芍、浮小麦止自汗，配白芷治偏头痛，配南星、童便治破伤风，配炒蒲黄治崩中下血。

羌活：配独活、松节治历节风痛，君芎归治头痛项强而厥，使细辛治少阴头痛。

独活：君地黄治风热齿痛，使细辛疗少阴头痛。

细辛：使川连治口疮齿痛，得黄蜡为丸塞耳聋。

天仙藤：配香附、乌药、陈皮、炙甘草治子肿，配姜黄、半夏治痰湿臂痛，纳大黄堕胎气，纳麻黄治伤寒发汗。

蒲黄：得五灵脂治少腹诸痛，配生地、阿胶治大衄。

萆薢：得石菖蒲、益智仁、乌药治白浊频数，佐杜仲治腰膝酸痛。

沙参：得糯米助脾阴，配生地凉血热，佐柴胡、葛根祛邪火，合玄参止咳嗽。

桔梗：宣肺化痰排脓，咳嗽痰多者宜用，干咳少痰者不用，用之咳甚。桔梗配栀子、制军治目赤肿痛，配大力子、大黄治疫毒，配阿胶治肺痿，配诃子治失音，配枳壳利胸膈，君甘草治少阴喉痛及痈，入凉膈散则不峻下，入治痢药开肺气之郁于大肠，入治嗽药散火邪之郁于肺中。

川贝：偏补偏温，内伤痰饮用之，象贝偏清，风痰咳嗽，疮疡用之。川贝得厚朴化痰降气，配白芷消痈肿痛，配连翘治瘰瘤，配瓜蒌开痰结，配桔梗下气止嗽。

前胡：得桔梗治痰热咳逆。

白前：配紫菀、半夏、大戟治久咳上气，佐苍术治湿肿。配桔梗、桑皮治久嗽吐血。

紫菀：配生地、麦冬入心以宁神，配丹皮、白芍入胃以清热，配冬花、百部、乌梅治久咳，配白前、半夏治水气。

款冬花：配白薇、贝母、百部治鼻塞，配川连治口疮，烧烟以筒吸治久嗽。

百部：配生姜治寒嗽，配秦艽、姜衣去寒湿。

五味子：佐半夏治痰，佐阿胶定喘，佐干姜治寒嗽，佐吴茱萸治肾泄，佐参芪治夏月困乏，佐麦冬、五倍子治暮咳。

瓜蒌：得乌梅治咳血，配葱白、神曲治酒癖呕吐，佐黄连治便毒，佐枳实治结胸。

旋覆花：配赭石、半夏治噫气痞梗，配瓦楞子治胁下气满。

贯众：配苏木治咳嗽脓血，配升麻、甘草、芍药发痘。

升麻：得葱白、白芷缓带脉之急，佐甘草、葛根、石膏治胃火齿痛，同葛根治脾土火郁，同当归、苁蓉、牛膝治虚闭。

麻黄：生用发汗力强，蜜炙减弱发汗，而功在润肺。

麻黄得肉桂治风痹冷痛，佐半夏治心下悸，佐射干治肺痿上气。

桂枝：善于通阳，其性走而不守，肉桂善于纳气，其性守而不走。

麻黄、桂枝为伤寒主要药，所以散温排毒，无汗麻黄应后入，有汗麻黄当蜜炙；自汗桂芍并用，汗多知母、石膏可兼，其目的不在发一时之汗，在于保持体温的调节。麻桂发汗出于自然，麻黄收缩血管开放毛窍。桂枝催促血行，宣达肌表，麻桂并用，血液趋势向表。

肉桂、桂枝，二者均来自桂树，肉桂为皮，桂枝为嫩枝，肉桂补火散寒，引火归元，用于畏寒肢冷，腰膝酸软，小便不利等肾阳虚寒主症，桂枝温通经脉，助阳化气，用于胸闷气短，阳气虚衰，形寒肢冷等心阳不振为主症者。

麦冬：得乌梅治下痢口渴，得犀角治乳汁不下，得桔梗清金气之郁，得荷叶清胆腑之气，佐地黄阿胶润经血，佐生地川贝治吐衄。

天冬：得紫菀、饴糖治肺痿咳嗽，得川贝止吐血，配花粉治痰热结胸，配人参定虚喘，佐玄参治口疮，佐熟地补肾水。

射干：得杏仁、五味子、麻黄治喉中水鸣声，配黄芩、生甘草、桔梗治喉痹。

石斛:配菟丝子除冷痹,佐生地厚肠胃。

葛根:得葱白治阳明头痛,佐健脾药有醒脾之功,佐粟米治虚烦热烦,纳升、柴有散火之力。

菟丝子:配玄参补肾阴而不燥,配熟地补营气而不热,配麦冬治赤浊,配肉豆蔻进饮食,佐益智仁暖胃气。

覆盆子:得益智仁治尿频数,佐破故纸治阳事不起。

益智仁:配茯神、远志、甘草治赤浊,配乌药、山药治溲数,同山药补脾胃,配厚朴、姜枣治白浊腹痛。

狗脊:配当归治病后足肿,佐鹿茸、艾叶治寒湿带下。

补骨脂:配山栀、茯神治上热下寒,配茴香、肉桂治血瘀腹痛,配胡桃肉、杜仲治风寒腹痛。

怀牛膝:得杜仲补肝,得肉苁蓉益肾,配车前理阳气,配川断强腰膝。

白附子:祛风除痰活络,用于风湿性关节炎,强心肾之阳。

附子:引补气药追复失散之元阳,引补血药滋养不足之真阴。引发散药驱逐在表之风寒,引湿热药祛除在里之湿寒,配蜀椒下达命门,配干姜治中寒昏困。配黑栀治寒疝诸痛,配生姜治肾厥头痛。配肉桂治寒脏脾泄,配白术治寒湿。配半夏、生姜治胃中冷痰,配泽泻、灯草治小便虚闭。合荆芥治产后瘈疭,合肉桂补命门相火。

当归:得茯苓降气,配白芍养营,配参芪补阴中之阳,佐柴、葛散表,入泻白散治痰,入失笑散破血,配红花治月经逆行,君黄芪治血虚发热,佐荆芥、香附治产后中风,合桂附、吴茱萸逐沉寒,纳大黄、芒硝破热结。

川芎:得夏曲治湿泻,得牡蛎治头风痛逆,配地黄治崩漏,配参芪补元阳。

白芍:偏重补益,酸敛和阴,汗多阴弱者较好。白芍配川芎泻肝,配姜枣温经,配芩连治泻痢,配甘草治腹痛,君柏叶治崩漏下血,佐人参补气,佐白术补脾,得犀角治血证,得干姜治年久赤白带下,配香附、熟艾治经水不止。

赤芍:入血分,凉血行血,汗少热重较好。配槟榔治五淋,配香附治血崩带下。

生地:得玄参定精意,得竹茹息惊气,麦冬为佐复脉内之阴,当归为佐和少阳之血,佐天冬引肺气入生精之处,配地龙治鼻衄交流,佐羚角起阴气固封蛰之本,使通草导小肠之热,君茯苓治湿热伤脾,合车前子治血淋。

熟地:得乌梅引入骨髓,得砂仁纳气归阴,得丹皮滋阴凉血,配干姜治产后血块,加牛膝治胫骨酸痛,使玄参消阴火,合当归治胎痛,和牡蛎消阴火。

丹皮:配防风治颓疝偏坠,入辛凉药于清气以达利窍,入滋肾药使精神互藏其宅。

丹参:虽苦微寒,但性平无毒,活血祛瘀,无攻破之弊,行血养血并生新血。脾虚便溏,妊娠者慎用。成人用量10～30 g,个别重用至60 g(常用于肾病患者水肿、蛋白不消者)。

丹参生用破血,炒用补血。炒用有孕能安,死胎可落;生用配白芷、芍药敷乳癌,配山楂炭、益母清血瘀。

益母草:既能活血消瘀,又能利水消肿,作用平和,肾炎水肿蛋白不消者,用量要大,可用至60～90 g,甚至更大,方可取效。药量过大不好煎煮,可先煎取益母草药液,用之与余药同煎。

益母草配山楂炭治疗产后血不止,佐当归祛风热。

红花:多用于破血,少用养血,配当归活血,配肉桂散瘀。

三七:得生地、阿胶治吐衄,得山豆根治鼻衄,得当归治恶血。

延胡索:得乳香、钩藤治盘肠气痛,配全蝎治疝气危急,配川楝治热厥心痛,配益母草引产妇恶血。

泽兰:配防己治产后水肿,配当归治月水不利。

泽漆:配大黄疗伏瘕。

蜀漆:得云母、龙骨治牝疟独寒不热,配牡蛎、麻黄、甘草治牝疟独热不寒。

白芷:得荆芥治风寒流涕,配椿根皮治湿热带下,佐瓜蒌仁治乳痈,配黄芩治眉棱骨痛。

白薇:得白芍治妇人淋尿,配贝母、冬花、百部治肺实鼻塞,配石膏、竹茹、甘草、桔梗治胎前虚烦呕逆。

柴胡:理气开郁第一药。气郁生痰,用柴胡、陈皮、枳壳;气郁血瘀用柴胡、香附、郁金;气郁化火,用柴胡、栀子、郁金。

柴胡得益气药则升阳,得清气药则散郁热,配决明子治眼目昏暗,佐地骨皮治邪热骨蒸,和白虎疗邪热烦渴,行厥阴川连为佐,引少阳黄芩为佐。

黄芩:得厚朴、川连止腹痛,配白芍治下痢,配桑白皮泻肺火,配白术安胎,配细辛、白芷治眉框痛,配参末治儿啼。

龙胆草:得苍耳治耳病,配柴胡治目疾,配防风治小儿盗汗,佐麦芽治黄疸。

茵陈:配附子、干姜治阴黄,佐大黄、栀子治湿热,佐苍术、厚朴治湿黄,佐枳实、山楂治食黄,佐车前、木通治溲黄不利,佐桃仁治血黄,配知柏治火黄。

青蒿：得豆豉治赤白痢，配桂心治寒热疟，佐鳖甲治温疟，配人参治虚汗，入滋补药治骨蒸虚劳。

菊花：配石膏、川芎治风热头痛，配栀子治阴虚百疾。

薄荷：配生地、春茶治脑热、鼻渊，配花粉治热痰。配蝉衣、僵蚕治瘾疹，入逍遥舒肝郁，配姜汁治眼结赤烂，配白蜜化痰利咽。

藿香：得滑石治暑月吐泻，配豆仁治饮酒口臭。

香薷：配厚朴治阴暑，配白术治水肿。夏令感冒无汗者用香薷，有汗者用藿香、佩兰。

知母：得黄柏泻相火，得石膏清胃热，得人参治心烦，得地黄润肾燥，配莱菔子、杏仁治久嗽气急，配麦冬清肺火。

黄连：酒炒为清心经气分热之要药，犀角乃清心经血分热之首选。

黄连配木香治热滞，得枳实治痔疮，得肉桂使心肾相交，配石膏泻胃火，配知母泻肾火，配黄芩泻肺火，配木通泻小肠火，配川柏泻膀胱火，配槐米泻大肠火，配山栀泻三焦火，配川椒安蛔虫，配芦荟治儿疳，配茯苓祛湿热，佐龙胆草泻肝胆火，佐枳实消痞胀，佐花粉解烦热，使细辛治口疮止下血。得吴茱萸止挟热下痢或呕恶，得芍药泻脾火，配蒜头治肠毒下血。湿火口苦口黏，苔黄腻者宜芩连；郁火口干渴，苔浊黄者宜栀子；有形热结，下腹痞痛拒按，苔黄厚或老黄或中有裂纹，当用大黄。

白头翁：配香连治下痢，配陈皮、黄连、黄柏治热痢。

败酱草：配薏苡仁、附子治下腹痛，入四物汤治恶露不止。

大黄味苦性寒，其性沉降下行，走而不守，推陈致新；配桃杏仁疗损伤瘀血，配生地汁治吐血衄痛，配牡蛎、僵蚕治时疫疙瘩，配桃仁疗女子血闭，合芒硝治伤寒发黄，同川连治伤寒痞满。解表方中用少量大黄，可使大肠通则毛窍开，腑气和则营卫昌，共凑安内攘外之功，里通则表邪自解。

地榆：配犀角治热痢，配黄芩治疮疡，配苍术治肠风，佐砂仁甘草治下血腹痛。

大蓟：得酒治九窍出血，配小蓟治崩中。

漏芦：配生姜、地龙治历节风痛。

紫苏：配麻黄、香附发汗解肌，配陈皮、砂仁行气安胎，配枳壳、桔梗利膈宽胸，配藿香、乌药温中止痛，配杏仁、莱菔子消痰定喘，配木瓜、厚朴解暑湿脚气，作羹解鱼蟹毒。

苏子：配川贝降气止嗽。

荆芥：得童便治产后中风,配槐花炭治大便下血,配砂仁治尿血,佐桃仁治产后血晕,配生石膏治风热头痛。

连翘：配木通泻心火,合大黄治马刀,佐芝麻治瘰疬,内鼠黏疗瘟毒。

胆南星：祛风痰,用于内风挟湿之舌麻、颤动者。南星配防风治麻木,配川柏使下行,配苍术、生姜治痰湿臂痛,配荆芥、姜汁治风痰头痛,配石菖蒲除口涡舌糜,佐天麻疗吐泻惊风,君琥珀、朱砂除痰迷心窍。

半夏：味辛性温,性燥而体滑,味辛能散湿,气温能通阳,性燥能豁痰,体滑能利窍。半夏配秫米和营卫,配猪苓、牡蛎治梦遗,入苦寒药能散火,入气分药和中气,入阴分药散郁热,佐滋阴药能开燥,佐竹茹除惊悸,配瓜蒌治郁热结胸,佐芩连治火痰老痰,配姜附治寒痰湿痰,配夏枯草治不寐,配芥子、贝母治皮下痰核,配生姜、吴茱萸治寒饮呕吐。

远志：配甘草、陈皮治脾郁,配半夏、陈皮治痰郁开窍,佐茯苓入肾经而泄郁,配半夏、麦冬散心郁宁神。

天麻：配川芎治肝虚头痛,配白术祛湿。

川断：配杜仲治漏胎,配人参扶脾气。

大青叶：配犀角、山栀治阴毒发斑。

灯心草：配麦冬引心火下降,佐红花治喉风,和丹皮治衄血。

苇茎：配竹茹、糯米、姜汁治霍乱烦渴,配桃仁、薏苡仁、冬瓜仁治肺痈。

大力子：配旋覆花治痰厥头痛,配薄荷、浮萍治风热瘾疹,配羌活治历节肿痛,配瓜蒌仁治时疫积热,佐生石膏治头痛迷睛。

葶苈子：配大枣泻肺痈不伤胃,配防己治阳水暴肿。

车前子：配牛膝疏肝利水,配菟丝子补虚明目。

沙苑子：得甘菊治风热,入鱼胶摄精髓。

海金沙：配滑石、草梢治膏淋,配白术、甘草、牵牛治脾虚肿满。

决明子：配生草治发背初起,配地肤子治青盲雀目。

地肤子：得生地治风热赤眼,配甘草治虚热,配生姜、热酒治雷头风,佐地榆、黄芩治血痢,佐白术、肉桂治狐疝阴㿉。

香橼皮：理气消痰。

佛手：入肝经行气于左,苏子入脾胃行气于右,砂仁调中焦之气,三药用于左、右、中,调畅气机、疏肝和胃。

煨木香：偏于固涩,用于久泻不止,利湿药中不用。木香涩肠,枳壳通滞,两药相配,通涩兼顾,止泻不留滞,通滞不滑肠。木香得木瓜治霍乱转筋腹痛,得芩连治暴痢,佐皂角治心痛,得川柏、防己治脚气肿痛,配煨姜治冷滞,配冬瓜子治闭目不语,佐姜桂和脾胃,合槟榔疗中、下气结。

生姜:入胃,干姜入脾,生姜主散,干姜主饮。

干姜、炮姜:二者味辛、性大温,干姜偏辛,炮姜偏温,炒炭止血,温中止痛,炮姜胜于干姜。腹中有寒气,大便溏泄者用干姜,大便正常者用炮姜。

第二章
服药时宜

一、药物疗效与服药时间

治病用药要获得最佳效果，除了选药对症与剂量合理外，还需注意服药时间与技巧。

用药的最佳时间：

中药服用

平旦始，阳气生发，补阳疏肝方药，宜平旦空腹服；祛风化湿药多轻清灵动，药物作用快，晨起后 2 小时服用最佳；解表药宜 1 剂多饮，借汤药之热力序贯治之，以图缓缓汗出而祛邪，入夜阴盛阳衰，酉时肾为当令之脏，滋阴养血药宜此时服用。不宜服用补阳药或发汗药。早晨或午前阳气生发时不宜服用养阴沉降类药。

服药：

1. 病在胸膈以上者，先食后服药。病在心腹以下者，先服药而后食，病在四肢血脉者，宜空腹而平旦，在头目骨髓者，宜饱腹而在夜。

2. 病在上者，不厌频而少。病在下者，不厌频而多，少服则滋荣以上，多服则峻补于下。

3. 清热汤宜凉服，清暑药宜冷服，散寒药宜热服，温中药宜熟而热，补中药皆然，利下药宜生而温。

4. 服药不知食宜者，不足以存生也，不明药忌者，不能以除病也。

5. 五味之过，疾病蜂起。

6. 黄牛肉补气，与黄芪同功。羊肉补血，与熟地同功。

猪肉无补,而人习之化也。惟胆于肝,肚于胃,腰子于肾,脊髓于骨,心于血。可引诸药入本经,实非其补。

7. 禽则鹅善疏风,稚鸡补损,老鸡做羹起衰。

8. 龟者,灵物也,属阴,能养息,上可补心,下可补肾,滋补人身之阴。

9. 鹿为阳兽,食山中之灵草,故多寿。夏至一阴生,感阴气而鹿角便解,鹿角为纯阳之气,故补人身之阳。

10. 人以食为养,而饮食失宜,或以害身命。

11. 凡人饮食,盖有三化:一曰火化,烹煮熟烂;二曰口化,细嚼慢咽;三曰胃化,蒸变传运,二化得力,不劳于胃。

12. 肝病禁辛,心病禁咸,脾病禁酸,肺病禁苦,肾病禁甘。呕家忌甘,酒家亦忌甘。

13. 善养性者,先饥而食,先渴而饮,食欲数而少,不欲顿而多。

14. 饱食即卧,乃生百病。

15. 饮食有节,养其气也。

16. 饮食欲相接而温和,宜谷食多而肉食少。

17. 饮不可过,过则湿而不健。食不可过,过则壅滞而难化。病由是生也。

18. 凡食皆熟胜生,少胜多。

19. 凡服药不可杂食肥腻、急酢、陈羹、犬豕诸肉及胡荽、生蒜、生菜、生冷滑滞之物。

20. 食物无须多,贵在有节,所以保冲和而遂颐养也,苦贪食多务饱,饫塞难消,徒积暗伤,以召疾患。

21. 凡失饥伤饱,损伤脾胃,多令人胸膈痞闷,不能消化,饮食少思,口中无味,或嗳气吞酸,神体困倦,此皆脾气受伤,中虚而然,宜木香人参枳术丸,或大健脾丸去黄连主之。

二、饮食宜忌

饮食宜忌是对病人在治疗过程中的要求,对健康人来说任何饮食都不分优劣,均能吸其营养,借以维持机体的正常活动。在人生病之后,由于体质、疾病的性质不同,往往用某些食物的性能发生矛盾,非但不能发挥食物的作用,相反影响疾病的恢复,因此对于病人,饮食就应多加注意。凡是能适应疾病的需要,或能辅助起到治疗作用的食物则宜食用;而不利疾病的恢复和治疗,甚至加重病情发展,则不宜食用而应忌口。总之,通过饮食的宜忌,协助药物的治疗,促使疾病的治疗,达到早日恢复健康的目的。

适当的饮食,对疾病可起到积极的治疗作用,同时在某些地方可以帮助药物的不足。但是不适当的饮食会对疾病起相反的作用。这些作用主要是由于饮食的性能与疾病治疗药物的属性、体质的强弱、个性的特异发生矛盾,从而影响到人体的脏腑功能的失调。如肺痨病,多属阴虚之体,应忌辛辣类食物、忌烟酒,否则易引起咳血加重病情。水肿病人多脾肾阳虚,必须忌盐及寒凉之物,否则更伤脾胃,加重水肿。这些食物可以直接促使相关疾病恶化。其他如食物的性质与药物的性质有矛盾时,也可影响治疗效果。

饮食宜忌的原则

疾病有寒热虚实、阴阳表里之别,食物也有寒、热、温、凉之性及辛、甘、酸、苦、咸之味。食物的性味必须与疾病的属性相适应,否则就起相反的作用,因此饮食宜忌的原则,必须根据疾病的属性而定。如寒证疾病,应忌生冷瓜果等凉性食物;阳虚者忌寒凉,宜温补类食物;阴虚者则忌温热食物,防止耗伤阴液,宜清淡味薄滋补类食物。除了在原则上的寒热虚实,清补温补外,更重要的是病人脾胃的强弱,若脾胃虚弱,运化不健,即使与疾病相宜的饮食也不能任意进食,否则加重病情或引发他病。

食物与疾病的宜忌

五谷类,如米、麦、豆类等食物,适用于一般疾病,胃病者宜食麦面食品,豆类宜煮烂食用,谷芽、麦芽能助运健脾,北秫米养胃和中。黑芝麻养血润肠,赤小豆利水消肿,绿豆清热解毒,白扁豆补土健脾,黑豆养肝明目。

瓜果蔬菜类,包括一切水果及蔬菜中的瓜类,这类食物性质多寒凉,可以清热解渴,适用于热性疾病,但对肠胃功能不良及虚寒之体应禁忌,具体来讲:① 腹泻病人可选葡萄、石榴、苹果、杨梅等有收敛作用的水果,不宜吃香蕉、梨、西瓜等偏寒润肠通便的水果,否则易加重病情。② 便秘、痔疮病人宜吃香蕉、梨、桃、橘子,以利润肠通便。不宜吃柿子、山楂、苹果等,因为此类水果中鞣酸较多,有涩肠止泻作用,食之加重便秘。③ 溃疡病胃酸过多病人不宜吃酸梨、柠檬、杨梅、青梅、李子等含酸较高的水果,以防有损溃疡愈合或加重病情。④ 食积、哮喘不宜食用枣子等易碍脾运助热生痰。⑤ 贫血病不宜食用橙子、柿子等含鞣酸较多的水果,因其鞣质极易与铁质结合,阻碍人体对铁的吸收影响疗效,还会引起便秘。⑥ 糖尿病患者宜食用富含果胶,能改变胰岛素分泌量并具有降低血糖作用的菠萝、杨梅、樱桃等水果,不宜吃含糖分较高的枣子、葡萄、香蕉、苹果、梨、无花果、荔枝、柠檬等水果,以防食后血糖升高,不利于治疗。另外糖尿病病人也可根据水果的含糖量及热量值适量选用,如选用每 100 g 水果中含糖量在 10 g 以下的水果如青梅、西瓜、甜瓜、橙子、柠檬、桃子、杏、李、枇杷、菠萝、草莓、甘蔗、樱桃、橄榄、葡萄等。慎重选用每 100 g 水果中含糖量在 11％～20％的水果如香蕉、石榴、柚子、橘子、苹果、梨、荔枝、芒果等,不宜选用每 100 g 水果中含糖量超过 20 g 的水果,如枣、柿饼、葡萄干、杏干、干桂圆等。一般情况下血糖控制稳定的患者每天可以吃 150 g 左右含糖量低的新鲜水果。如果每天吃新鲜水果的量达到 200～250 g,则应将全天的主食减去 25 g,以免全天总能量超标。食用水果时间选在加餐时间,即上午 9:00～10:00,下午 3:00～4:00 及临睡前。这样既不至于血糖太高,又能防止低血糖的发生。⑦ 肝炎病人宜吃香蕉、梨、枣子、橘子、苹果、西瓜等富含维生素 C 的水果,这些水果能保护肝脏,促进肝细胞再生。⑧ 急性肾炎,如有肾功能不良或水肿而需要忌盐者,不宜食用香蕉,因香蕉中含有较多的钠盐,而加重水肿,增加心脏和肾脏负担。⑨ 心力衰竭、水肿病人不宜吃含水分多的西瓜、香蕉、橘子、桃子等帮助消化的水果,不宜食用柿子、苹果等,因含鞣酸有收敛作用,易引发便秘,加重病情。⑩ 冠心病、高脂血症病人宜食用柑橘、柚子、山楂、桃、草莓等水果。这些水果富含维生素 C 和烟酸,具有降低血脂和胆固醇的作用。⑪ 呼吸道感染,尤其是伴咽痛、咳嗽、痰多患者宜食用梨、枇杷、橘子、杏、柚子、罗汉果等有化痰、润肺、止咳的水果。⑫ 发热病人宜吃有生津止咳、解热解毒功效的梨、柑橘等水果。因发热病人出汗多,热邪易伤阴。梨、橘子等含有充足的水分和钾,对发热病者有益。⑬ 体质燥热病人宜食用梨、西瓜、香蕉等性寒的水果,不宜食葡萄、枣子、桂圆、樱桃、橘子等性温热的水果。⑭ 蔬菜一般具有丰富的营养,宜熟食之,其中香菌笋、雪里红等属鲜发物,对外疡及皮肤病病者宜忌食,葱、姜、蒜、韭为辛辣类适用于阳虚寒证疾病者,而阴虚易动血的体质病人宜忌食。南瓜性黏壅滞,易诱发疾病,对一切慢性病均应禁忌。⑮ 动物类:包括家禽、家畜、水产。家禽类:这类动物的胸脯及腿肉为佳,补养作用也强。如痈疽因体弱不能化脓时,可进食鸡来培补正气,化脓外出,但头、翅膀、脚有动风之弊,故肝阳病人,不宜食之。鸭鹅为寒性,肠胃寒重者应忌之。家畜类:凡一切外感疾病发热期,均应禁忌,慢性疾病中宜忌不一,如肥肉润肠通便,对黄疸泄泻,多痰之体均应禁忌。瘦肉、奶制品、内脏等具有滋补作用,体质虚弱者均可食用。水产类:黄鱼、带鱼、螃蟹、虾等海腥发物,性多咸寒,能诱发疾病,海带、海蜇有化痰软坚作用,鲫鱼、鲤鱼、黑鱼有温养利尿作用,甲鱼滋阴软坚,对阴虚疾病有利。

饮食不当,影响治疗效果,延长病程,使病情反复,造成终生痼疾。

临床上除掌握禁忌原则外,对食物的烹调也很重要。一般分流质、半流质、软食、普食四类。流质适用于高热、昏迷、抽痉、吐泻、胃肠道出血等疾病。半流质适用于热病后、胃病、痢疾、疟疾等。软食适用于胃病、时病的恢复期及消化不良等疾病。普食适用于一般疾病无发热及肠胃不好等。

服用头孢哌酮、头孢唑啉、呋喃唑酮、甲硝唑、格列吡嗪等药物时饮酒易出现面红头痛、心悸、恶心呕吐、胸痛等双硫仑样反应,因此服上药者一周内不得饮酒,或饮食含酒精的饮料,包括外用酒精。酒精能刺激体内胰岛素分泌,服降糖药饮酒易发生低血糖。

服用镇定催眠药、镇痛药、麻醉药和抗组胺药同时饮酒的病人会出现面色潮红、呼吸困难、头痛等中枢过度抑制症状。

服用利奈唑酮、呋喃唑酮、异烟肼等药物同时使用富含酚胺的食物,如奶酪、葡萄酒、扁豆等可造成中枢神经系统去甲肾上腺素和儿茶酚胺水平迅速上升,从而出现头痛、幻觉、呕吐、面部潮红,严重时出现高血压急症,甚至脑血管破裂死亡,此即酪胺反应。

服用碱性药物奎尼丁时,食用橘子、葡萄汁等碱性食物,再同时服用抗酸药,可因尿液碱化抑制奎尼丁排泄而致中毒。

含铁丰富的食物如动物肝、血及猪、牛、羊肉,黑木耳等可使红霉素的吸收减少 47%～60%。铁和含鞣质的绿茶等食材同服,可降低生物碱类药物如利血平、麻黄碱的吸收。

富含组氨酸的食物(鱼、虾及奶酪等奶制品)可在体内转化为组胺,明显降低抗组胺药物,如氯苯那敏、苯海拉明、异丙嗪等作用,造成组胺积蓄,诱发头晕、头痛、心慌等。

含维生素 K 丰富的动物肝脏及花茎甘蓝、芽甘蓝、菠菜、莴苣、芫荽叶等对华法林有直接拮抗作用,而影响其抗凝效果。

三、服用降脂药注意事项

并非血脂不高就不需服药,血脂正常范围主要适用于健康人群。对于冠心病患者,血脂水平要低于正常范围,才能降低再发冠心病或死亡的危险。

合理膳食,适量运动,控制体重可使胆固醇下降 4%~13%。

见效不能太急,服药后见效时间短则 1~2 周,长则 1~2 个月。

坚持服药,服药 1~2 个月产生最大降脂效应,继续服用不会进一步降低,但停药血脂又会回到治疗前水平。

选对服药时间,贝特类宜早上服,他汀类宜睡前服,洛伐他汀应在进食时服用。洛伐他汀缓释剂宜空腹服。

注意降脂药的不良反应,可能出现轻度腹部不适、恶心呕吐、厌食、便秘,并注意检测肝功能。

合用其他药如胺碘酮、维拉帕米、地尔硫草,可影响他汀类药物代谢,他汀类药物合用克拉霉素、抗真菌药、环孢素、他克莫司增加后者的副作用,也不能与维生素 E 同服。

他汀类药物相关肌溶解疾病的易患因素包括高龄、女性、体型瘦小、虚弱、有多系统疾病等。

使用中要注意不能超剂量使用,对合并慢性肾功能不全的糖尿病患者,应进行严密监测。

第三章
肾病常用药物选择及对药

脾肾两虚是肾纤维化的根本,导致水湿停滞、湿热内蕴、瘀血内结而发生各种病症,是肾纤维化病程中最重要和最基本的病理表现。治疗肾纤维化方药配伍规律由高到低依次为补益药35.7%,活血化瘀药18.5%,清热药17%,利水渗湿药10%。

单味药使用前十位是:黄芪、丹参、茯苓、益母草、大黄、当归、党参、生地、泽泻、川芎。

补益药使用频率:补气药>补阳药>补血药>补阴药。

蛋白尿常用药选择:

气虚为主选用:黄芪、党参、人参、山药、白术。

阳虚为主选用:淡附片、巴戟天、仙灵脾、杜仲、菟丝子、补骨脂、山萸肉、虫草。

阴虚为主选用:生地、熟地、山药、二至、枸杞。

瘀血为主选用:益母草、丹参、怀牛膝、山楂、水蛭、桃仁、红花、地鳖虫、三棱、莪术。

固涩药选用:金樱子、芡实、益智仁、煅龙骨、煅牡蛎、五味子、乌梅炭、山萸肉、桑螵蛸。

祛风解表药选用:蝉衣、雷公藤、防风、麻黄、防己。

平肝息风药选用:天麻、羧羊角(水牛角)、钩藤、地龙、僵蚕、全虫、石决明、珍珠母等。

利水渗湿药选用:茯苓、泽泻、猪苓、车前子、石韦。

清热药选用:大黄、生地、白花蛇舌草、赤芍、丹皮。

肾病常用对药

杏仁＋升麻：升开肺气，用于肺气不宣、咳喘水肿、小便不利、便秘。杏仁宣肺降气而平喘止咳、润肠通便。肺为水之上源，杏仁宣肺气利水道，促进利水消肿。升麻轻宣升阳，助杏仁宣肺升提以启上闸，又辅杏仁之降气，寓有一降一升和"欲降先升"法在内。用于急性肾炎风邪犯肺，肺气不宣所致咳嗽、水肿、小便不利。

杏仁＋薏苡仁：行气利水，主治湿热留恋气分，湿重于热者。杏仁辛开苦降，开肺气启上闸，宣通上焦肺气，薏苡仁生用甘淡渗湿，利下焦湿热，两者配伍，新开肺气于上，甘淡渗湿于下，宣通气机，使留恋于气分湿热、上下分消而解。

附子＋茯苓：温肾利水。用于阳虚水停、小便不利、四肢沉重、肢体浮肿，苔白不渴、脉沉。附子药性刚烈，走而不守，能上助心阳以通脉，中温脾阳以健运，下补肾阳益火，是温里扶阳要药。同茯苓之淡渗利水，则有温肾利水之功。

黄芪＋防己：益气利水，用于风湿、风水，脉浮身重，汗出恶风，小便不利，肢体沉重麻木。黄芪甘温，益气固表而利水消肿。防己苦寒利水消肿，除湿止痛。黄芪是扶其正，防己是祛其邪，一升一降，扶正祛邪，标本兼顾，补利相兼，升降调和，则益气利水较强。用于气虚湿盛、肾病水肿。

黄芪＋茯苓：益气行水，用于气虚水肿、汗出、尿短少。黄芪补益卫气，生用达表；茯苓泻皮中水气，二者同用，益气行水，使脾健则可治水。

车前子＋怀牛膝：补肾利水，肾虚尿闭，小便不利，足肿腰重。车前子甘寒滑利，性专降泄，有通利小便、渗湿泄热之功效。怀牛膝补肝肾，活血祛瘀，利尿通淋；二者相伍，补肾利水，治肾虚尿闭、小便不利诸症。

茯苓＋猪苓：利水渗湿，用于水湿内停、水肿、水泻，茯苓走气分，淡渗利湿，健脾宁心，兼有补益之功；猪苓入血分下降，利水之功大于茯苓，但无补益之功。茯苓善去脾经水湿，猪苓长于去胃经水湿。二者相伍，利水渗湿、扶正祛邪兼顾，用于脾胃水湿内停诸疾。

茯苓＋泽泻：渗湿利水，治疗水饮内停，小便不利，水肿泄泻。茯苓淡渗利水，渗湿而健脾，泽泻渗湿而泻热，专泻肝肾之火，茯苓有补有泻，而泽泻则有泻无补，二者配伍，利水作用加强。茯苓能上渗肺脾之湿，从肺以"通调水道，下输膀胱"，使水道畅通无阻，则小便自利，气分水湿热除，肿消泄止。

赤茯苓＋白茯苓：渗湿利水，用于水湿停滞、小便不利、水肿。茯苓药性缓和，益心脾，利水湿，补而不峻，利而不猛，既能扶正，又可祛邪。赤茯苓偏利湿热而无补性，兼入血分；白茯苓健脾渗湿而略有补性，专走气分，二者同用治疗虚实夹杂之水湿内停，既有体虚心神不安、失眠，又有小便不利、水肿诸症。

泽泻＋泽兰：利水行血，泽泻入气分，利水渗湿而泻热，泽兰入血分，活血祛瘀，消散瘀滞，消肿利水。二者相伍，气血同治，利水行血而消肿。

茯苓＋桂枝：清代名医叶天士常用的一组药对，既用于阳气亏虚致寒湿痰浊内生，亦用以气血不利、经脉不和之证。其功效有三，一是温阳利水，如茯苓桂枝汤、五苓散、防己茯苓汤等。二是平冲降逆，如苓桂术甘汤、苓桂五味甘草汤、茯苓泽泻汤等。三是温经通脉，利水消癥，如桂枝茯苓丸，茯苓淡渗利湿，通降胃阳，引阳入阴，桂枝辛甘轻扬，能通营卫，二者相伍，相须相使，共奏通阳利水之功，治疗阳虚水停之证。阳气流行，阴浊不得上干矣。所谓高照当空，阴霾消散是也。桂枝能疏泄肝气，配伍茯苓则能疏肝和胃、通阳止痛，治疗肝逆犯胃兼痰饮不化之症及阳虚水肿。

金樱子＋芡实：涩精固肠、摄尿止带。金樱子酸涩收敛，固精摄尿；芡实益肾收涩，固下元而摄精，两者一生于陆，一生于水，一偏涩精，一偏健脾。二药相伍，共奏健脾固肾涩精之功。

牛蒡子＋山药：健脾补肾。牛蒡子体滑气香，疏散宣透，止咳利咽。山药滋阴健脾，补肺固肾，性质平和，二者相伍，最善止嗽。一补一疏，疏补兼施，能治久咳咯痰，同时降糖、降尿蛋白，尤适用糖尿病肾病。

益智仁＋萆薢：固肾利湿、分清泌浊。益智仁补肾固精缩小便、温脾止泻、摄涎唾。萆薢，又称粉萆薢，苦平微寒，分利湿浊，祛风湿，利关节，二药相伍，湿利互施，固肾利湿，分清泌浊甚效。用于慢性肾炎中尿酸升高者。

车前草＋墨旱莲：清热利水，凉血止血。车前草利湿清热、凉血止血以治标，墨旱莲滋阴平肝、凉血清热止血以治本，二药相伍，清热利尿，凉血止血，标本兼顾，治疗阴虚血热引起的血尿、血淋、急性肾小球肾炎血尿者。

赤茯苓＋车前子：清热渗湿利水。赤茯苓偏入血分、清利湿热，车前子能清肝肺风热、利湿热、止泄泻。因湿盛引起的泄泻，可用利小便、实大便治疗。二药配伍，清热渗湿，利水止泻，治疗湿热小便不利、水肿、水泻等症。

薏苡仁＋蛇舌草：清热解毒，渗湿活血，利尿消肿。生薏苡仁甘淡渗湿，清肺排脓，利下焦湿热，性寒而不伤胃，益脾而不滋腻，有健脾益胃之功。白花蛇舌草入心、肝、脾经,清热解毒,利尿消肿,活血止痛,二药合用,治慢性肾炎下焦湿热、蛋白尿不消者。

地龙＋绞股蓝:通经活络,益气健脾。地龙味咸性寒,归肝、脾、膀胱经,走血分功能清热息风,通络平喘,利尿降压。绞股蓝味甘,入脾经,功能益气健脾,用于脾胃气虚,倦怠乏力,纳呆,气虚阴伤,肺热痰稠者。二药配伍,用于慢性肾衰竭、肾炎、尿蛋白久不缓解及血肌酐轻度升高者。

黄芪＋党参:补脾益气。黄芪甘温补气,既能升补脾气,又能固表止汗。党参甘平补气,只能健脾补中。一偏补卫气,一偏补中气。黄芪益气行水,党参又能升津,二者同用,补气作用加强,既补中又固表,治疗气虚诸证及清除尿蛋白。

黄芪＋附子:温固卫气,卫阳不足,汗出肢冷。黄芪益气固表,附子温中回阳,振衰起废,二者同用,有补气助阳、固表止汗功效。治阳虚自汗不止、肢冷不温、阳虚水肿、蛋白不消者。

人参＋附子:大补元气,回阳固脱。人参大补元气,强心救脱。附子温中回阳,振衰起废。二者同用,回阳救脱治疗,治疗正气大虚、阳气暴脱、手足逆冷、上气喘急、汗出如珠、慢性肾炎、脾肾阳虚蛋白不消者。

黄芪＋山药:补脾益阴,敛精固涩。黄芪甘温,固表益卫,补中益气,升提中焦清气,补气生血,利水消肿。山药平补脾胃,益肺气养肺阴,强肾固精。黄芪偏补脾阳,山药偏补脾阴。二者同用,补脾之阴阳,对肾炎水肿、糖尿病有效,并可消除尿中蛋白。

黄芪＋防风:固表止汗。黄芪甘温,补中益气,固表止汗。防风为风药中之润剂,善祛周身风邪,二者同用,一补一散。防风引黄芪达表而御风邪,黄芪得防风而无流邪之弊,防风保黄芪不致发散太过,补中寓散,补散兼施,用于中气虚弱、卫表不固、表虚自汗、经常感冒及风疹者,以及诱发肾炎复发者。

麻黄＋石膏:宣肺清热,利水消肿。麻黄宣肺平喘,以降逆气,石膏清泻肺热,又能变麻黄辛温之性为辛凉,达到"去性存用"之目的。石膏还可清胃热,胃热清,则津回而渴止,且能解肌热,肌热解则身热自汗等症可除。宣肺利水治急慢性肾炎见表症者。

黄芪＋当归:黄芪的主要成分为苷类,研究表明黄芪可以改善早期糖尿病肾病患者的肾小球高灌注、高滤过状态,是治疗早期糖尿病肾病的理想药物。黄芪可抑制肾脏一氧化氮的产生,明显减少尿内皮素和尿微量蛋白的排泄。黄芪具有利水消肿,改善蛋白质代谢,改善脂质代谢,改善糖代谢,调节机体免疫功能,改善血液流变学异常变化,减轻氧自由基损伤,抑制炎症因子,减少纤维生成,对治疗肾病综合征,延缓慢性进行性肾衰竭有良好疗效。当归活血补血,二者相伍,可促进肝脏及肌肉蛋白的合成,补充尿中蛋白的丢失。黄芪用量宜大,用至 60 g 以上方能见效。在尿蛋白不减少的情况下,维持血浆白蛋白接近正常水平。

黄芪＋益母草:益气活血、利水消肿。黄芪甘温,补气升提中焦清气,补气升血,利水消肿。益母草辛苦微寒,主入血分,疏散旁达,活血祛瘀,行瘀血而新血不伤,养新血而瘀血不滞。二药配用,一补一消,治疗慢性肾炎顽固性水肿,尿蛋白不消者,水肿不明显。重用黄芪,益气升清消蛋白,水肿明显,血压高者重用益母草。重用时用药量偏大,多在 60 g 以上方可见效,最多可用至 120 g。益母草鲜者可用 180 g 才显效。益母草用量大可用其煎汁代水煎药。

仙鹤草＋益母草:收敛益气、活血祛瘀。仙鹤草味苦涩平,收敛益气,升阳强心,恢复疲劳,益母草主入血分,活血祛瘀,二者同用,一补一泻,活血不伤正,养血不留滞。用于慢性肾炎蛋白尿不清者及月经不调、经前腹胀痛者。

黄芪＋丹参:益气活血、利水消肿。黄芪甘温补气,升提中焦清气、利水消肿。丹参入血分,活血化瘀,凉血安神。虽云:一味丹参,功同四物。实则丹参祛瘀力量大于补血,但能祛瘀生新,二者配伍,一补一泻,益气活血、利水消肿,常用于慢性肾病、气虚血瘀所致水肿、尿蛋白日久不消退者。

仙灵脾＋大黄:淫羊藿味辛甘、性温,归肝肾经,功能补肾壮阳、强筋健骨、祛风除湿,其主要有效成分为淫羊藿苷类黄酮化合物,可通过多种机制对慢性肾脏纤维化进程发挥作用。大黄味苦、性寒,归胃、大肠、肝脾经,走气分兼入血分,具有攻下导滞、泻火解毒、凉血祛瘀功效。其主要成分为蒽醌及其衍生物,是目前公认的治疗慢性肾衰竭最有效的中药。淫羊藿与大黄均有肯定的抗肾纤维化作用,二者相伍,一苦一甘,一补一泻,寒温并用,通补兼顾,用于慢性肾炎蛋白尿经久不消及慢性肾功能不全中早期治疗。

黄芪＋大黄:益气活血泻浊。黄芪味甘微温,入脾肺经,补气之力居首,力专而性走,周行全身、大补元气而起痿废。黄芪有补气散气、升气降气双向功能。大黄味苦性寒,走气分入血分,攻下导滞、泻火解毒、凉血祛瘀。二者配伍,一温一寒,一补一泻,通补兼施,正邪兼顾,用于慢性肾功能不全中、早期治疗。

苍术＋生苡仁:健脾化湿。苍术味辛苦,性温,归脾胃经。既辛温升散、苦温燥湿,又能发汗以解风寒之邪,又芳香化浊、燥湿健脾,内能疗脾湿困顿、运化失司。常用于湿浊内蕴、纳谷不振、胸闷脘痞、腹胀泄泻、苔白腻者。苡仁味甘淡,性微寒,归脾胃肺经,为健脾补肺之要药,能升能降,升少降多。上行清肺热,以使水之上源清净,下行理脾湿,渗利肠胃之湿,常生用,取其清热渗湿、利水消肿之功,用于中下焦湿浊内蕴者。王钢教授曾云:苍术者其味辛,主升散,生薏苡仁性寒,以降为主,二药合用,升降相应,气机畅利,则水湿化矣。用于慢性肾炎湿浊内蕴、蛋白尿难消者。

桃仁＋红花:行血通络,去瘀生新,消肿止痛。桃仁味苦甘,性平,归心肝、大肠经,功能活血去瘀,润肠通便,李杲言其苦重于甘,气薄味厚,沉而降,阴中阳,手足厥阴血分药也,苦以泄血滞,甘以生新血,故破凝血者用之。少用养血,多用破血。治瘀血偏于局部有形,或在下腹部者。红花味辛,性温,归心肝经,功能活血通经,祛瘀止痛。《本草衍义补遗》称:"红花破血、留血、养血,多用则破血,少用则养血。"走而不守,迅速四达,活瘀血,生新血,治瘀血偏于散在全身无定处者。两药同用,有协同作用。桃仁长于破血兼有生血之功,红花善于通利经脉,为血中气药,能泻而又能补,二者并用,有祛瘀生新之功,破血而不伤血。用于各种瘀血病证,如月经不调属实证者及慢性肾炎水肿,蛋白尿经久不消者,尿毒症见皮肤瘙痒、肌肤甲错必用之。

水蛭＋地龙:破血逐瘀。水蛭居水而潜伏,咸苦平有毒,破瘀血消癥积。地龙通经活络,清热止痉。两药同用,破瘀利水,用于肾炎水肿伴高血压者。现代药理研究认为水蛭减少蛋白尿修复肾损伤疗效显著,地龙可抑制肾小球系膜细胞增殖。

茯苓皮＋车前子:利尿渗湿。茯苓皮,味甘淡,性平,归脾、肺经,功能利水消肿,用于面目四肢浮肿、小便不利,能行皮肤水湿。《本草纲目》记载:"主治水肿肤胀,开水道,开腠理。"车前子味甘性寒,归肾、膀胱、肝、肺经,功能利水渗湿,清肝明目,清肺化痰。《本草汇言》认为其能"行肝疏肾,畅郁和阳"。《医林纂要》谓"车前子,功似泽泻,但彼专去肾之邪水,此则兼去脾之积湿;彼用根,专下部。此用子,兼润心肾,又甘能补。"故古人谓其强阴益精。二者合用,外能行皮肤水湿,行水而不耗气,胜似大腹皮;内能利肾水渗脾湿,利中有补,功盖泽泻,车前子常用10～15 g,茯苓皮用15～40 g,用于慢性肾病水湿逗留或水气泛溢面睑水肿、足踝肿胀、尿量减少者。

蝉衣＋僵蚕:蝉衣体气轻虚而性微凉,擅解外感风热,并可定惊解痉、抗组胺、抗过敏、祛风等,常用于变异性咳嗽、过敏性鼻炎、皮肤瘙痒及蛋白尿;僵蚕散风降火,化痰软坚,解毒疗疮,常用于风热痰火为患,如喉痹肿痛、风疹。二者相伍,增强祛风抗炎抗过敏,清除蛋白尿作用,散外风以实腠理,使精微不失。

地龙十乌梢蛇:地龙降压,抗组胺,双向免疫调节;乌梢蛇增强网状内皮系统的吞噬功能,二者配伍对顽固性蛋白尿有效。

水蛭十大黄:破血逐瘀。水蛭味咸苦、性平,入肝经,入血分,功能善破血,逐瘀通经消癥。《医学衷中参西录》云其"味咸,故善入血分;为其原为噬血之物,故善破血;为其气腐,其气味与瘀血相感召,不与新血相感召,故善破血。"瘀而不伤新血,水蛭素具有抗凝、抗血小板聚集、抑制血栓形成、改善血液流变学、降脂抗炎等作用,并有减少肾小球内纤维蛋白相关抗原沉积、减轻肾小球系膜细胞增殖和肾小球硬化、减轻尿蛋白和低蛋白血症、改善肾功能等。大黄性寒苦泄,入血分走气分,归胃、大肠、肝、脾经,具有攻下导滞、泻火解毒、凉血祛瘀功效。其苦寒气味重浊,直降下行,走而不守,有斩关夺门之功,号称"将军"。现代药理研究表明,大黄主要成分为蒽醌及其衍生物,是目前公认的治疗慢性肾炎、肾衰竭最有效的中药,对多种病毒有较好的抑制作用,改善氮质血症,保护和修复受损的肾组织,延缓病变肾单位的病程进展,缓解残余肾组织的高代谢及高滤过状态,抑制肾小管细胞增殖,抑制肾小球系膜细胞。改善微循环,调节肾衰竭患者脂代谢及免疫功能,抑制肾代偿性肥大,减少肾组织耗氧量,减少尿蛋白。二者同用协同破血逐瘀,防止肾纤维化,延缓肾衰竭。

三棱十莪术:三棱苦平,破血中之气,破血作用强,适用于血瘀而后气滞之证。莪术苦辛温,破气中之血,破气作用强,适用于气滞而后血瘀之证。二药配伍,破血行气,化积止痛加强,用治瘀血疼痛、癥瘕等有形之坚积。因二药消积散瘀作用甚强,且能堕胎,故月经过多及孕妇忌用。对于慢性肾炎病程日久、蛋白尿久治不消者,二药相伍可有效提高消除尿蛋白。

钩藤十怀牛膝:平肝息风。钩藤,味甘微苦、性凉归肝心经。功能清热平肝,息风定惊。《本草正义》云:"此物轻清而凉能泄火而能定风。"《本草正义》谓"专理肝风相火之病"。怀牛膝,味苦酸、性平,归肝、肾经。功能活血祛瘀、补肝肾、强筋骨,利水通淋。《名医别录》曰:"填骨髓,除脑中痛及腰脊痛,益精利阴气。"《药性论》云其:"补肾填精,逐恶血流结"。怀牛膝补阴,钩藤息风,二者相伍,钩藤得牛膝之阴而风火易散,牛膝得钩藤之助则走而能补,下注肝肾,有很好的降压作用,同时牛膝有利尿之功,有助降压。用于各类肾病有高血压者。

　　桑寄生＋杜仲:补肝肾强筋骨。桑寄生补肝肾强筋骨,养血脉,祛风湿而性不燥烈,润筋通络,降压扩冠。杜仲入气分,补肝肾强筋骨,直达下部筋骨气血,二者配用,补肝肾精气而降血压。

　　黄芪＋白术＋茯苓:现代药理研究,黄芪中含有黄芪多糖、黄芪皂苷和黄芪黄酮等多种有效成分,能通达多个靶点调节人体免疫功能,抑制炎症浸润和纤维化进程,从而保护肾功能。茯苓有健脾利水渗湿之功,既可健脾补正气,又可渗利水湿以祛邪。白术味苦性温,健脾益气,苦能燥湿,温能助阳。白术茯苓相伍,一利一补,既能健补脾阳,扶助正气,运化水湿,又能利小便,使水湿有去路,三药同用,既能健脾益母,扶助正气又能渗利水湿以祛邪。用于各种肾病的水肿、蛋白尿。

　　黄芪＋仙灵脾＋附子:三药相伍具有激素样作用,对激素产生依赖者,用之可温补肾阳,但无激素的副作用。

第四章
临证常用止痛中药选择

一、定性止痛

祛风止痛:防风、白芷、川芎、僵蚕、细辛。

散寒止痛:附子、川乌、草乌、藁本、细辛。

活血止痛:乳香、没药、川芎、郁金、当归、三七。

通络止痛:全蝎、蜈蚣。

行气止痛:玄胡、川芎。

敛阴止痛:白芍。

二、定位止痛

头痛分经止痛选药:

阳明经前额及眉棱骨疼痛选用:白芷、升麻、葛根、川芎、蔓荆子、知母。

太阳经枕部下连颈项脑后疼痛选用:羌活、葛根、川芎、麻黄、细辛、蔓荆子、藁本、独活、防风。

少阳经头两侧太阳穴处疼痛选用:柴胡、黄芩、川芎、白蒺藜、蔓荆子。

少阴经头痛连齿选用:细辛、独活。

厥阴经头顶疼痛选用:吴茱萸、细辛、藁本、藿香。

肿瘤头痛选用:马钱子、地龙。

外伤头痛选用:乳香、没药、红花、川芎。

寒积头痛选用:麻黄、葛根、细辛、藿香。

头痛对药如下：

风寒头痛

白芷＋防风：祛风止痛。白芷辛散祛风，芳香开窍，防风偏入气分，善升浮走表、通行一身，防御外风，为散药中润剂，为治风祛湿要药。二者相须为用，祛风除湿止痛，治疗风邪偏胜致前额头痛。

白芷＋川芎：祛风止痛。白芷辛温散寒解表，祛风除湿，川芎味辛性温，芳香气烈，为血中气药，上行头目，下行血海，能散肝经之水，为治头痛要药，二者同用治疗风寒外袭阳明，头痛以前额为主者。

羌活＋防风：祛风胜湿止痛。羌活辛温雄烈，散肌表之风邪，利周身关节痛，湿留于表，由汗能宣，病在于巅唯风可到。羌活气厚味薄性浮以升，善行气分之邪。防风能通行一身，防御外风，二者配伍，自上达于周身，有疏风胜湿止痛之功，善治风湿在表在上偏正头痛。

苍耳子＋辛夷：祛风止痛。苍耳子善于宣肺通窍，疏散风湿，能上达巅顶，下走足膝，内通筋骨，外透皮肤，辛夷花辛温香散，善通鼻窍，二者相伍，祛风除湿，通窍止痛，治疗风寒风湿上壅头痛。

白芷＋葛根：辛散祛风，解肌止痛。白芷辛散祛风，温燥除湿，芳香通窍；葛根味甘辛，性平，解肌退热，生津止渴，偏于横行达邪。二者配用，解肌祛风止痛，治疗外感阳明经头痛。

藁本＋吴茱萸：散寒止痛。藁本辛温、味苦归足太阳膀胱经，祛风胜湿，散寒止痛；吴茱萸味辛苦，性热，入太阴少阴厥阴经，功能温中散寒，解郁燥湿。二者同用，散寒止痛之功能相加，治疗厥阴头痛。

藁本＋防风：治疗头顶痛、后头痛。

藁本＋细辛：治疗风寒头顶痛。

白芷＋辛荑：祛风利窍、散寒止痛。

苍耳子＋藁本：治疗鼻渊头痛。

风热头痛

蔓荆子＋菊花：祛风清热。蔓荆子体质轻浮，入肺经上行宣散，清利头目，解表疏风，通窍止痛，主治头面风证。入血分养肝和肝，凉血散风。菊花质轻气凉，轻清走上，善疏风清热，平肝息火，明目清头，偏入肝经而明目。二者配伍，相须为用祛风清热，治疗风热上犯之头痛。

蔓荆子＋白蒺藜：疏风止痛。蔓荆子辛苦微寒，归肺肝胃经，气清，太阳经药，体质轻浮入肺经上行宣散，疏散风热，清利头目，通窍止痛。入血分养血和肝，散风湿浮于肌表，善治头面风证；白蒺藜苦泄辛散，疏肝而散郁结平降肝阳，祛风明目，息火定眩，善散善破。二药相伍，相须为用，治疗少阴肝经、风热两侧头痛。

桑叶＋菊花：疏风清热，平肝明目。桑叶轻清发散，能升能降，宣肺疏风，偏于入肺经，走肺络；菊花质轻气凉，轻清走上，善疏风清热，平肝息风，明目清头，二者相须为用，治疗风热为患之头痛、头晕目眩。

白芷＋蔓荆子：祛风止痛。治疗风袭阳明，痛在前额，偏热者。白芷辛散祛风，温燥除湿，芳香通窍；蔓荆子体质轻浮，入肺经上行宣散，清利头目，解表祛风，通窍止痛，主治头面风证，同时入血分养血和肝，凉血散风，二者配伍，一温一凉，二者均有通窍之功，治疗风邪外袭阳明，痛在前额偏风热者。

白芷＋白僵蚕：祛风解表止痛。白芷辛散，祛风温燥除湿，芳香通窍；僵蚕既能除外风以散风热，又能息内风以解痉。二者配伍，疏散风热燥湿散结，治疗风热上犯阳明经引起的头痛，前额为甚，伴眉棱骨痛、牙齿痛。

石膏＋细辛：清热止痛。生石膏大寒质重，直清肺胃，善清郁热而解肌；细辛辛温，发散风寒，宣利上焦诸窍浮热，疏散上下之风邪，无处不到，善通络止痛。二者同用，一热一寒，相互制约，治疗阳热盛头痛、牙痛，细辛用量要小，一般 5 g，生石膏用量大，一般 30～60 g。

生地＋细辛：凉血清热，治疗风热头痛。生地轻而不重，凉而不湿，补而不腻，兼能走络，凉血滋阴；细辛辛温，善于辛通散邪止痛。二者配伍，祛风凉血，通补兼施，治疗风热头痛。

川芎＋生石膏：祛风清热止痛。川芎味辛、性温，芳香气烈，为血中气药，上行头目，疏散肝经之风，治头痛要药；生石膏甘辛而淡，性寒凉，质重而降，清气分实热，偏于清泄里热，味辛透达，解肌表之热。凡风邪头痛，多用风药，以巅顶之上唯风药可到。二者配用，一血一气，一热一寒，升中有降，既防川芎升散太过，又防石膏冰伏寒凝，是治疗风热实热头痛最佳配伍。

钩藤＋薄荷：祛风热、平肝风。钩藤甘、微寒，清热平肝，息风止痉；薄荷清热疏风，清利头目。钩藤偏于清，薄荷偏于散，二者配伍祛风热平肝风，治疗风热初起，或风阳上扰之头胀、头痛、目眩。

白蒺藜＋滁菊花：平肝明目。治疗肝风上扰头痛目昏。白蒺藜疏散肝郁，息风止晕力强；滁菊花偏于清肝热，祛肝风，养肝阴作用强，两药合用，一刚一柔,相互制约,平肝明目,治疗肝阳上扰头目眩晕,或外感风热,或肝郁化热生风所致头痛、头晕、目赤多眵。

白芷＋薄荷:宣肺利窍,消肿止痛。

蝉衣＋薄荷:血管痉挛及神经性头痛。

川芎＋大黄:肠胃气逆致高血压头重胀痛。

风湿头痛

羌活＋川芎:祛风除湿活血止痛。羌活气厚味薄,性浮以上,偏治上部风湿,直上巅顶;川芎味辛性温,芳香气烈,为血中气药,上行头目,能散肝经之风,为治少阳、厥阴经头痛要药。二者相伍,相须为用,治疗风湿之邪外袭太阳所致头枕部及脊项背部疼痛为主。

羌活＋独活:祛风除湿止痛。羌活性烈,偏治上部风湿,直上巅顶,横行肢臂,独活性缓,偏治下部风湿。二者同用,一上一下,治疗全身风湿疼痛及头顶疼痛。

羌活＋细辛:温经祛风止痛,治疗寒湿之邪外袭太阳经头痛以枕部下连颈项为主者。羌活性烈,偏治上部风湿,直上巅顶。病在巅,惟风可到,羌活气厚味薄,性浮向上,善行气分之邪;细辛辛温发散辛开,疏散上下之风邪,无处不到,且善通络止痛。二者相伍,相须为用。止痛力强,治疗寒湿之邪外袭太阳经头痛连项者。

细辛＋川乌:疏散风寒止痛。细辛辛温发散辛开,宣利上焦诸窍浮热,疏散上下之风邪,无处不到,通络止痛;川乌辛散祛风燥湿除湿,芳香开窍,二者配伍,相须为用、治疗顽固性寒湿头痛。

白芷＋川乌:祛风散寒止痛。川乌辛苦热气厚味薄,浮而升,阳中之阳,入于厥阴、少阳经,祛风除湿,温经散寒止痛;白芷辛散祛风、温燥除湿,芳香开窍,二者配伍,相须为用,治疗顽固性寒湿头痛。

羌活＋苍术:治疗外感风湿或风寒,内有湿浊头痛

羌活＋白芷:治疗风湿头痛、以前额、枕后为主。

羌活＋藁本:治疗寒湿头顶痛。

川芎＋防风:祛风止痛。川芎味辛性温,芳香气烈为血中气药,散肝经之风,为治疗少阳厥阴头痛要药;防风辛甘微温,归膀胱肺脾经,太阳经本药,性善升浮走表,为治风去湿要药,通行周身,防御外风。二者相伍相须为用,治疗少阳头痛及神经性头痛。

川芎＋土茯苓：活血行气，除湿止痛。头为诸阳之会，一般感受外邪多必夹风，所谓"高巅之上，惟风可到"。川芎能活血祛瘀，祛风止痛，善走善散，并兼行气，为"血中气药，上行头目，为治头痛要药"。土茯苓，清热解毒，利湿通络。二药合用升清降浊，活血行气，清除湿热，治疗肝郁湿热头痛。

内伤头痛

肝风上扰头痛

白蒺藜＋白僵蚕：平肝祛风，镇惊止痛。白蒺藜平降肝阳，祛风明目，疏肝郁散肝风，善散善破行血祛瘀，治疗肝郁气滞之头痛；白僵蚕，祛风解痛，消痰散积，清热止痛。二者同用，平肝祛风，镇惊止痰，治疗肝风上扰所致头痛、头晕诸证。

全蝎＋钩藤：清热息风止痛。全蝎息风止痉，通络止痛，解毒散结，引各种风药直达病所，止痛作用最佳；钩藤清肝泻热而平肝阳。二者相伍，清热息风，通络止痛，治疗肝风内动之头痛、头晕诸证。

茺蔚子＋白僵蚕：祛风凉肝止痛。茺蔚子活血行气，清肝明目，补而能行，辛散祛风，经云"治风先行血，血行风自灭"；白僵蚕疏泄风热，清肃降火。二药同用，凉散痛止，治疗肝经风热之头痛。

茺蔚子＋明天麻：祛风通络止痛。茺蔚子重坠下降，偏于行血化瘀，行中有补，即能祛风又可明目益精，清泻肝热；天麻息风，祛痰止痉，既能平散外风，也可平息内风，辛润不燥，通和血脉，为风药中调剂。二药合用，气血双调，祛风通络，清肝止痛，治疗内风痰热，风中络道之头痛眩晕。

钩藤＋滁菊花：平肝祛风。钩藤清泄肝热，而平肝阳，息风解痉；滁菊花长于平降肝阳，疏内散热。二者配伍，一疏一清，平降肝阳，清热祛风，治疗外感风热或内伤肝阳上亢所致头痛及高血压头痛属阴虚阳亢者。

天麻＋钩藤：平肝息风。治疗肝阳化风致头痛头晕。天麻息风祛痰，平肝止痉；钩藤清热息风。二药配伍，钩藤之清能减天麻之燥，平肝息风而无弊端，治疗肝风内动、内痰上扰、头痛头晕、头重脚轻及高血压头痛属中医虚风内动者。

全蝎＋蜈蚣：息风止痛。治疗肝风内动、顽固性偏正头痛、抽掣疼痛为主。

柴胡＋黄芩：疏调气机，和解少阳。柴胡和解退热，透半表半里之外邪，使从外解；黄芩清热泻火，泄半表半里之里热，使从内泄。二者合用，升阳达表，退热和解，一散一清，治疗外感寒邪入袭少阳，而致两侧头痛连耳及寒热往来诸证。

肝阳上亢头痛

钩藤＋夏枯草：清热平肝，解郁散结。钩藤味甘微苦，性凉，归肝、心经，功能清热平肝，息风定惊。《本草正义》云："此物轻清而凉，能泄火而能定惊"，"专理肝风相火之病"。夏枯草辛能疏化，苦能降浊，寒能清热，解郁散结。二者配伍，清热平肝，解郁散结，治疗肝阳上亢头痛头晕。

白薇＋白蒺藜：清肝明目止痛。白薇清热凉血益阴，善除血热，退虚热。肝藏血，肝血不足易生内热，肝热上扰，易致头痛头胀；白蒺藜平降肝阳，祛风明目，疏肝郁，散肝风，善散善破。二者配伍，一清一疏，平肝明目，散风活血，治疗肝热头痛头晕头胀。

灵磁石＋石菖蒲：滋肾平肝，治疗阴虚阳亢之头痛、头晕、目花、耳鸣。灵磁石益肾养肝，聪耳明目，平肝潜阳，入肾为主。石菖蒲芳香化浊，行气开窍入心为主。两药配合，变通心肾，一镇一开，益肾平肝，开窍聪耳。

石决明＋紫石英：镇肝潜阳。石决明，平肝潜阳，清肝明目，偏治肝阳上扰，生用下降力强，清肝火力大；紫石英温营血，镇冲气。二者配伍，一入气分，一入血分，镇肝潜阳，治疗肝阳上亢之头痛头胀头晕。

石决明＋钩藤：平肝潜阳，清热平肝，治疗肝阳上亢头痛。石决明平肝潜阳，凉肝明目偏降肝火，用于肝经阳亢；钩藤甘寒，清热平肝，息风止痛，并能降压。二者同用，平肝潜阳，清热平肝，治疗肝阳上亢所致头痛、头晕。

石决明＋磁石：滋肾平肝，治疗阴虚阳亢头痛、耳鸣、头晕。石决明平肝潜阳，偏降肝火；灵磁石，重镇潜阳，偏于补肾养肝而纳气，石决明常用于肝经阳亢，而灵磁石常用于肾虚阳扰，二者配伍，平肝滋肾，重镇力强，既治肝阳上逆头痛、目眩，也治虚阳上扰之耳鸣、耳聋。

石决明＋草决明：清热平肝明目，治疗肝热头晕、头痛、目痛。石决明味咸性平，潜制肝阳上升以明目；草决明，清肝胆郁热疏风散热以明目。二者均可清肝火而平肝明目。二者同用，清肝明目之功相加，治疗肝火上炎之头痛、目赤、目痛。

石决明＋黑山栀：平肝降火，治疗肝火上炎之头痛、眩晕。石决明平肝潜阳，清热明目；黑山栀苦寒泄降，既清气分，又清血分，泄三焦火而除烦。二者相伍，平肝明目，清热降火，治疗肝火上炎头痛、头晕、目赤。

阴虚头痛

枸杞子＋滁菊花：滋补肝肾，治疗肝肾阴虚，头胀头痛。枸杞子补肾益精，养肝明目；滁菊花平肝祛风。二者相伍，一滋一清，滋养肝肾，清热明目，治疗肝肾不足之头晕、头痛。

女贞子＋稽豆衣：补养肝肾，治疗阴虚肝旺之头痛、头晕目花。女贞子养阴益精，清补肝肾，性质和平补阴而不腻滞；稽豆衣补肾阴而养血平肝。二药同用，补养肝肾，治疗肝肾阴虚或血虚肝旺头痛眩晕、目花、盗汗等。

龟板＋鳖甲：清热滋阴，潜阳止痛。龟板甘咸，性平，偏入肾通心，滋阴养血，清热潜阳，补益之力大于鳖甲，鳖甲咸微寒，偏于入肝，益阴退热，破瘀通络，散结之力大于龟板。龟板入血分，能补血止血，益肾健骨。鳖甲入阴分，善搜阴分热邪而清虚热。二者同用，滋阴潜阳，治疗阴虚阳亢、肝风上扰所致头痛、头晕、头胀、耳鸣诸证。

白薇＋白僵蚕：清热平肝，祛风止痛，治疗血虚肝旺头痛、头晕、失眠。白薇，苦咸寒，入血分，归肺、肝、胃经，凉血退热，凉肝安神，清热益阴；白僵蚕，祛风解痉，清热止痛。二药同用，清热平肝，祛风止痛，治疗血虚肝旺头痛。

芍药＋甘草：和血止痛。芍药既能平肝缓急，解痉止痛，又有养血柔肝、敛阴益脾作用，配用甘草补脾缓急。二者同用，平肝缓急，解痉止痛，酸甘化阴，治疗肝阴不足、血虚头痛。

白蒺藜＋制首乌：滋肾平肝，治疗血虚肝旺头痛、健忘。白蒺藜平降肝阳，祛风明目，行血祛瘀；制首乌滋养肝肾，补益精血。二药同用行补兼施，平肝益肾，使阴血充足而不燥，治疗血虚肝旺头痛、头昏。

川芎＋白芍：肝血不足而致头痛。

川芎＋熟地：肾虚精不化致头痛。

血热头痛

龙胆草＋栀子：高血压头痛实热型。

龙胆草＋钩藤：高血压头痛热不甚者。

血瘀头痛

当归＋川芎：活血止痛。当归养血活血，甘温而润，辛香善于行走。川芎活血行气，祛风止痛，升阳气祛湿气，味辛升散而不守，为血中气药。二者同用通达气血，散瘀止痛，补而不滞，治疗血虚偏寒夹瘀之头痛。

当归＋细辛：活血止痛，当归养血活血，甘温而润，辛香善于行走，细辛性辛散，宣利上焦诸窍，疏散上下风邪，无处不到，善通络止痛。二者相伍，相互为用，治疗血瘀偏有血虚头痛。

香附＋乌药：顺气止痛。香附芳香辛散，舒肝解郁，行气定痛，通行十二经，但偏入肝胆，长于理气止痛；乌药调气降道，散寒止痛。二药同用，顺气止痛。且香附为"血中气药",配用乌药,气血并调,治疗肝郁气滞之头痛、头晕。

阳虚头痛

附子＋细辛:温阳止痛。附子温中回阳,振衰起废,补火助阳,散寒止痛,其性浮而不沉,其用走而不守,通行十二经,无所不至。能引发散药开腠理,以逐在表之风寒;细辛辛温,发散辛开,善通络止痛。二者相须为用,治疗阳虚头痛。

痰浊头痛

半夏＋黄连:清热化痰止痛。半夏辛温燥湿,祛痰降逆,以开中焦气分之湿结;黄连苦寒降泄,清热燥湿以开中焦气分之热结。二药配伍,寒热互用,化痰浊之结,中焦得和,痰热自除,治疗痰热上扰头痛眩晕。

半夏＋天南星:化痰降逆止痛。半夏祛痰降逆,涤痰除饮;天南星燥湿化痰,专去风痰,其温燥之性更胜于半夏。二者配伍,相须为用,祛风化痰力增,治疗顽痰上扰风痰头痛。

半夏＋生姜:祛痰降逆。半夏祛痰降逆;生姜辛温疏散风寒。二药配伍,一降一散,共奏祛痰涤饮之功,治疗寒饮上犯阳明所致头痛、眉棱骨痛。

半夏＋白附子:去风痰止头痛。半夏祛痰燥湿降逆;白附子性温,味辛甘,善镇痉止痛,祛风痰通经络,治偏正头痛。二者配伍共奏祛痰止痛之功。

气郁头痛

香附＋乌药:顺气止痛。香附芳香辛散,舒肝解郁,行气定痛,通行十二经,但偏入肝胆,长于治胁痛;乌药行气止痛,温肾散寒,二药同用,顺气止痛,且香附为"血中气药",配用乌药,气血并调,治疗肝郁气滞之头痛、头晕。

三、风湿痹痛

羌活＋独活:祛风除湿、通络止痛。治疗风寒湿痹、周身窜痛、项背挛急疼痛。

海桐皮＋豨莶草:祛风除湿、通利血脉、降低血压。治疗风湿痹痛、筋骨不利、骨节疼痛、半身不遂、肢体麻木。用于风湿肾虚、腰膝酸痛、屈伸不利、肢体麻木、阴虚阳亢、高血压。

海风藤＋络石藤:通络止痛,凉血消肿,用于风湿化热,关节肿痛,全身关节游走性疼痛。

海风藤＋青风藤:祛风寒湿、活血止痛,用于风寒湿痹、筋脉拘挛。

木瓜＋牛膝:舒筋活络,和胃化湿,用于湿痹筋络、关节不利、脾胃湿盛、霍乱转筋。

茯神木＋乳香：祛除风湿、舒筋定痛，用于风湿痹痛、筋骨拘挛。

川乌＋草乌：祛风散寒、逐湿止痛，用于风寒湿痹、关节冷痛。

威灵仙＋桑寄生：养血润筋、祛风除湿，用于血虚风湿痹痛、肢节不利、周身窜痛。

桂枝＋牛膝：温中祛寒、活血止痛，用于肝肾亏虚、筋骨软弱、复感风寒所致脊背腰腿疼痛及气血寒滞痛经、闭经。

水蛭＋蜈蚣：通络止痛、攻毒散结，用于风湿顽痹及消化系统癌肿疼痛。

雷公藤＋白花蛇：用于关节周围组织，肌肉酸痛不止的缓解效果优于骨节疼痛的缓解，用于顽痹疼痛伴关节挛缩。

> **注**：1. 痹证服药时间最好早晨与睡前各服一次，意在病情发作前及时治疗。
>
> 2. 服用附子、川草乌、麻黄期间禁饮酒，因酒能促进乌头碱吸收致中毒。

第五章
脾胃病用药原则及常用对药

一、基本原则

胃痛当柔：酒炒白芍、甘草、玄胡、丹参。

窜气当行：蒲公英、九香虫；黄连、吴茱萸；川连、干姜；黄连、高良姜；夏枯草、丁香；山栀、吴茱萸；丹皮、小茴香。

吐酸当平：乌贼骨、大贝母；代赭石、煅瓦楞。

久痛入络：失笑散；丹参、石见穿。

久胀虚滞：六君加干姜、川连；生白术重用 60～90 g。

干呕不愈，胆气上逆：温胆汤加代赭石、蒺藜。

嗳气呕逆、少腹坠胀、便溏者：升麻、沉香；柴胡、枳壳；藿香、半夏；荷叶、茯苓。

补脾不气滞：白术、枳壳。

养胃不助湿：石斛、藿香；半夏、麦冬；花粉、薏仁；芦根、荷叶。

清除幽门螺杆菌：黄连、黄柏、连翘、白花蛇舌草、半枝莲。

和胃药：白芍、陈皮、荷叶。

益胃药（阴虚）：石斛、玉竹、沙参。

养胃药：麦冬、佛手、藿香。

清胃药：青皮、丹皮、黄连、蒲公英、黄芩。

温胃药：桂枝、吴茱萸、细辛、附子、干姜。

健胃药：白术、茯苓、山药、苍术。

开胃药：砂仁、厚朴、草蔻。

胃黏膜糜烂：炙甘草、白及、仙鹤草；炙甘草、黄连；生地、丹皮；当归、失笑散。

痛攻胁背者：甘松、郁金。

溃疡者：浙贝母、白及、乌贼骨。

口苦者：金钱草、鸡内金、莪术。

烧心、胸骨后灼痛：海螵蛸、煅瓦楞、浙贝母。

胃黏膜充血水肿（脾气虚弱、肝气犯胃）：连翘、蒲公英。

胃黏膜糜烂溃疡（肝胃郁热）：珍珠粉、三七粉。

胃黏膜淡白（脾胃虚寒）：吴茱萸、干姜、肉桂、桂枝。

胃黏膜苍白（气血亏虚）：太子参、玉竹、百合。

胃脘胀痛：枳实、莱菔子。

胁痛胀满嗳气、太息：佛手、青皮、香橼。

呃逆频作：旋覆花、代赭石、枳实、丁香、柿蒂。

二、常用消胀中药

胸膈胀：枳壳、瓜蒌皮。

胃脘胀：佛手、香橼、八月札。

两胁胀：柴胡、香附、合欢皮。

食后胀：鸡内金、焦楂曲、炒麦芽。

小腹胀：大腹皮、炒莱菔子。

胀由痰阻：陈皮、半夏、茯苓。

胀由肿瘤：莪术、天龙、昆布、海藻。

胀而痛：广木香、玄胡索、川楝子、荜茇、肉桂、檀香。

胀而呕恶：姜半夏、广陈皮、代赭石。

胀而泄泻：煨木香、白扁豆。

胀甚不消：厚朴、枳实。

消胀对药

枳壳＋桔梗：肺气不畅所致胸闷，枳壳降胃气，桔梗专入肺经引中气升阳。

枳壳＋槟榔：腹胀、腹痛后重。

枳壳＋木香：清气下陷、肛门坠胀。

枳壳＋枳实：脘腹胀满、大便秘结用枳实；肝痛者用枳壳；痢疾排便不爽者用枳实；泄泻有积气者用枳壳。

葛根＋升麻：清气下陷，肛门坠胀。

香附＋香橼：气滞脘胀。

枳实＋青皮＋川楝子：破气除滞，用于重度气郁。

香附＋木香＋柴胡：疏肝理气，用于中度气郁。

佛手＋绿梅花＋玫瑰花：用于轻度气郁，脘腹微胀者。

佛手＋青皮＋香橼：疏肝理气，用于气郁胁胀、嗳气、喜叹息。

生鸡内金＋生麦芽：生发胃气，增加食欲，用于久病无食欲者。

乌梅＋金钱草：加强胆囊收缩，促进胆汁排泄。

乌梅＋黄芩：清热和肝，用于肝胆湿热，口苦舌红，大便溏垢。

柴胡＋枳实：柴胡辛散，疏肝解郁，行气于上；枳实味苦、性寒，行气破滞，其气下行。二者相伍，恢复脾之气机升降，使郁滞消散，气机通畅，胀满自除。

三、胃痛对药

旋覆花＋代赭石：降气镇逆，消痰，止痛止血。治疗肝胃不和、痰浊内阻、恶心呕吐、呃逆嗳气、胃脘疼痛。旋覆花降逆止呕、消痰行气，治噫气；代赭石性寒质重、平肝镇逆。二者同用，宣降并施，降逆止呕作用加强。

代赭石＋半夏：代赭石质重引胃气下行，直达肠中以通便，治肝木横逆不犯胃气。赭石色赤，性微凉，能生血，并能凉血，又善镇逆气，降痰涎，止呕吐，性和平，虽降逆气而不伤正气；半夏味辛性温，禀秋金收降之性，力下达，降胃安冲止呕吐，且能引肺中、胃中湿痰下行，纳气平喘。二者配伍，镇降止呕之力加强。

荜茇＋高良姜：温中散寒止痛。荜茇辛热，归胃脾大肠经，温中散寒，下气止痛，治疗脘腹冷痛、呕吐；高良姜味辛性热，归脾胃经，温中散寒，理气止痛。二者配用，温中散寒，理气止痛效增、治疗脾胃俱寒，脘腹冷痛。

乌药＋小茴香：温肾暖肝，和胃止痛。小茴香辛温，归肝、肾、膀胱、胃经，温肾暖肝，行气和胃止痛，治疗脘腹冷痛、食少吐泻；乌药辛温，归脾、胃、肝、肾、膀胱经，功能行气止痛、温肾散寒，治疗胸胁满闷、脘腹胀痛。二者配伍，温经散寒，理气止痛力增，尤善治小腹冷痛及疝气。

吴茱萸＋木瓜：和胃化湿、温中止痛。吴茱萸辛开苦降，专走下焦，温经散寒、疏肝解郁、行气止痛；木瓜和胃化湿，疏筋活络。二者配伍一散一收，和胃化湿，舒筋活络，温中止痛效增，治疗寒湿困脾、疝气腹痛。

白芍＋吴茱萸：温经散寒，缓急止痛。白芍苦酸微寒，归肝、脾经，功能养血敛阴平肝，收胃气，于土中泻木，为治疗腹痛之主药；吴茱萸辛开苦降，专行下焦，温经散寒，行气止痛。二者配伍，主治肝木犯胃、胃痛呕吐。

肉桂＋乌药：温补下元，治少腹冷痛。肉桂味辛甘，性热，归脾、肾、心、肝经，功能补火助阳、散寒止痛，治疗脾肾虚寒、脘腹疼痛；乌药行气止痛，温肾散寒，治疗胸胁满痛。二者配伍散寒之力叠加。

高良姜＋制香附：温中止痛、疏肝行气。高良姜味辛性热，温中散寒，理气止痛，专治胃寒疼痛；香附血中气药，疏肝行气，气行寒散，疼痛可止。二者合用，温中散寒，理气止痛效增。寒重者，多用良姜，肝郁气滞重者则重用香附。

制香附＋台乌药：行气止痛。香附味辛、苦、甘，性平，调血中之气，开郁结而行诸气，宽中消食，和中养胃，治疗胁肋胀痛；乌药调气降逆，散寒止痛，上入脾肺，疏畅胸腹气滞。二者同用，顺气止痛，治疗寒郁气滞、胁胀胃痛。

百合＋乌药：益气调中。百合，味甘而不腻，性寒而不审，《时方歌括》云其"治心口痛，服诸热药不效者"；乌药善于顺气降逆，散寒止痛，上入肺脾，疏畅胸腹气滞。二药配伍，寒热并用，益气调中，治疗寒热夹杂、胃痛久久不愈。用时百合多用至 30 g，乌药量小，用量 10 g。

甘松＋山柰：行气止痛。甘松味辛甘，性温而不热，甘而不滞，气味芳香，醒脾开郁，其气温通，行气止痛；山柰辛苦性温，温中散寒，理气止痛，健胃助运。二者同用，行气止痛、温中散寒，治疗脘腹胀闷疼痛、食欲不振，消化不良等。

枳壳＋郁金：行气活血止痛。枳壳理气消胀、行滞消积，健脾开胃，调五脏下气，止呕逆，治反胃；郁金活血之中兼能理气。二药同用，一气一血，气血同治，行气活血，解郁止痛，治疗肝郁气滞，胸胁胀痛，脘腹痞闷胀满、刺痛。

青皮＋陈皮：理气止痛，和中快膈。青皮疏肝破气、消积化滞，主气滞下食，治胸膈气逆胁痛；陈皮理气调中、降逆止呕、燥湿化痰，主治胸膈满闷、脘腹胀痛、呕吐、纳呆。青皮偏于破气，陈皮偏于行气，二者同用，调和肝脾，理气止痛，治疗肝脾不和，肝郁气滞，胸胁胀痛及胃脘胀痛。

川楝子＋郁金：平肝止痛。川楝子疏肝泄热，行气止痛，主治脘腹胁肋疼痛。《珍珠囊》："主上下腹痛，心暴痛，非此不能除。"郁金活血止痛、行气解郁。二者配伍，气血同治，治疗肝郁气滞、胁痛及脘腹胀痛。

丁香＋柿蒂：温中降逆，治胃寒疼痛呃逆。丁香辛温，归脾、胃、肾经，温中降逆、暖肾，主治胃寒呃逆、呕吐反胃、脘腹冷痛；柿蒂苦涩平，归胃经，降逆下气，治呃逆噫气反胃。二者同用，寒热兼济，温降并行，温中止呃作用加强，寒气散，胃气降，脘腹冷痛自止，呃逆呕吐自停。

　　香橼＋佛手：理气止痛。香橼理气降逆、宽胸化痰，用于胸腹满闷、胁肋胀痛。《医林纂要》："治胃脘痛，宽中顺气开郁。"佛手辛苦温，疏肝理气，和胃化痰，补肝暖胃，止呕吐，消家寒痰，和中行气，治肝气郁结、肝胃不和、胁痛胸闷、脘腹胀痛。二者配伍，理气止痛，适用肝胃气郁、胸闷胃痛、食欲不振、呕吐、胸膈不利。

　　甘松＋香附：理气醒脾。甘松辛温而不热，甘而不滞，气味芳香，醒脾开郁，行气止痛；香附血中气药，疏肝行气，和中养胃。二者配伍，理气醒脾，主治气滞胃痛，胸满腹痛、纳呆。

　　白蒺藜＋川楝子：疏肝和阴。白蒺藜苦辛平，入肝肺经，功能平肝解郁。川楝子疏肝泄热，行气止痛。二者配用，疏肝和阴，治疗肝气郁结、横逆犯胃之胁痛、胃脘痛。

　　瓦楞子＋半夏曲：降逆和胃，制酸止痛。瓦楞子咸平、微寒，制酸止痛。半夏曲和中降逆，化痰消食。二者同用，一化一降，降逆和胃制酸，消胀止痛。用于湿郁化热吞酸，胃脘疼痛，大便溏稀。

　　丹参＋三七：活血化瘀止痛。丹参苦、微寒，活血祛瘀生新；三七甘微苦，性温，止血散瘀、消肿定痛。二者配伍，活血化瘀、通络止痛、生新，治疗胃脘刺痛、便黑等瘀血疼痛及冠心病、心绞痛。

　　丹参＋檀香：活血行气止痛。丹参入血分，味苦微寒，活血祛瘀，散瘀定痛；檀香入气分，行气宽中，散寒止痛。二药同用，气血双调，活血行气，通络止痛力强。用于气滞血瘀胃痛、胸痹。

　　陈皮炭＋沉香曲：行气消胀、和中止痛。陈皮理气和中，燥湿化痰，炒炭后其性收涩，不使行气太过。沉香曲疏表化滞，舒肝和胃，行气止痛，可升可降，降多升少。二药同用，升降协调，气行胀消，胃和痛止，尤适于寒湿气滞诸痛。

　　吴茱萸＋川楝子：温中理气，用于寒凝气滞引起的胃脘疼痛及腹痛、痛经。

　　白蔻仁＋砂仁：芳香化浊，醒脾和胃，行气止痛。砂仁香窜而气浊，散寒力较大，功专于中、下二焦，暖胃燥湿，白蔻仁芳香气清，温燥之性较差，功专于中、上二焦，和胃止呕。二药配用，宣通三焦气机，用于湿浊内蕴、胃呆纳少、气滞胸闷、脘腹胀痛、反胃呕吐等。

　　葛根＋苏梗：葛根升胃中阳气，苏梗理气宽中，治疗气滞胃痛。

　　乌梅＋木瓜：养阴开胃，生津止渴。乌梅味酸，生津止渴；木瓜酸温，和胃消食止渴。二药同用，酸味加强，生津养阴，开胃助消化，治疗胃阴不足、消化无力、食欲不振、口干欲饮等。

乌梅＋白芍：适用于木强侮土，胃阴不足，舌干红，脘痛吐酸，纳呆便溏。

乌梅＋玉竹：温中兼润，适用胃阴亏虚、胃痛口干、嘈杂。

乌梅＋木瓜＋白芍：疏肝缓肝涩肠，柔肝止痛。

葛根＋丹参：生津通脉、祛瘀止痛，治疗消渴伴瘀血证、项背不舒、胸痹心痛。

元胡＋乌药：活血散瘀，顺气止痛，用于气滞血瘀、脘腹疼痛。

生鸡内金＋酒丹参：祛瘀生新，开胃止痛，用于胃阴不足、食欲不振、血瘀气滞、胃痛及肝脾肿大。

炒蒲黄＋五灵脂：活血止痛。蒲黄甘平，炒用加强活血化瘀之功，可抗炎消肿，改善患病部位血流循环；五灵脂长于行血，瘀血可通。二者相使为用，活血而不伤血，祛瘀而不伤正，使瘀血祛新血生、血脉和利、疼痛自止。

四、萎缩性胃炎常用对药

合欢皮＋百合＋乌药：宁神清体，通达宣畅。合欢皮甘平，归心、肝经，可安神解郁，活血止痛，治疗胃脘痛兼胸闷者。《本草衍义补遗》："补阴有捷功。"百合宁心安神，现代药理研究证实百合可防癌抗癌，提高机体免疫力。乌药禀春天暖木之气，阳之所至则外邪无以而入，不伤正气。三药同用则事半功倍，用于萎缩性胃炎患者、脾胃升降失司、情绪焦虑。

丹参＋仙鹤草：丹参活血化瘀，改善胃黏膜血液循环，促进胃液分泌，加速胃黏膜细胞损伤修复及细胞再生，从而有效保护胃黏膜屏障；仙鹤草健脾益气，收敛止血，其有效成分可通过抑制肿瘤细胞生长，有抗肿瘤细胞凋亡、抗氧化及调节自身的免疫功能，从而起到抗肿瘤目的。二者配伍，活血化瘀、健脾益气，保护胃黏膜，抑制肿瘤细胞生长，用于萎缩性胃炎伴肠上皮异常增生者。

黄芪＋莪术：补气活血，治疗萎缩性胃炎。黄芪味甘性温，归肺、脾经，居补气药之首，功能益气升阳，固表止汗，利水消肿，托毒生肌。主治一切气虚血亏之证。现代药理研究证明，黄芪有抗氧化、抗癌、抗衰老等作用。莪术辛苦温，归肝脾经，功能行气破血，消积止痛。《本草图经》："治积聚诸气为最要之药。"现代药理研究证明，莪术有抗肿瘤作用。二者配伍，补气不滞中，攻破不伤正，行中有补，补中有行，治疗萎缩性胃炎伴肠上皮化生者。

丹参＋莪术＋鸡内金：活血化瘀，行气破血，丹参化瘀生新，改善胃黏膜血液循环,促进胃黏膜损伤修复,莪术功能行气破血消积止痛。鸡内金健脾开胃,消化瘀积,理气利湿,脾胃健壮,亦能运化药力以消痰瘀。三者同用,补泻兼施,健脾胃、化痰瘀,用于萎缩性胃炎及肠上皮化生不典型增生。

土茯苓＋白花蛇舌草＋鬼箭羽:清热解毒、活血消肿、抗肿瘤。土茯苓味甘淡性平,入肝胃经,清热除湿,泄浊解毒,健脾胃,强筋骨,祛风湿,利关节,有抗肿瘤、利尿、镇痛作用。白花蛇舌草清热解毒、活血消肿,有抗肿瘤及胃黏膜损伤保护作用。鬼箭羽味苦性寒,破血通经、解毒消肿,主治癥瘕结块。三者同用,清热解毒、活血消肿,抗肿瘤作用提升,使萎缩性黏膜损伤得以修复,治疗胃黏膜萎缩,使之逆转。

五、脾胃病用药现代研究

1. 促进胃肠收缩,增加胃蠕动、胃动力:大黄、槟榔、枳壳、枳实、白豆蔻。

2. 收敛止血,中和胃酸,制酸止痛:乌贼骨、煅瓦楞、大贝母。

3. 清热解毒、抗幽门螺杆菌:黄连、黄芩、蒲公英、丹参、赤芍、白花蛇舌草、三七、连翘、半枝莲。

4. 疏肝利胆,增加胆汁排泄,降低十二指肠紧张,纠正胆汁反流:柴胡、金钱草。

5. 缓解平滑肌痉挛,解痉止痛:白芍、甘草、佛手、厚朴、玄胡、徐长卿。

6. 收敛止血,保护食管及胃黏膜,修复受损黏膜:大黄粉、白及粉、三七粉。

7. 增加胃液分泌、助消化:谷芽、麦芽、焦山楂、鸡内金、神曲。

8. 改善血循环,增加胃黏膜血流量:丹参、莪术、三七、紫草、茜草。

9. 增加机体免疫功能:党参、黄芪、白术、甘草。

10. 调节机体神经-内分泌-免疫网络:四君子汤、柴胡疏肝饮。

第六章
咳喘常用对药

一、咳喘用药

熟地十当归：滋阴养血、益肾平喘,治疗肾虚血亏,久喘久咳。血海亏损,元海无根,肝肾两亏致气短似喘、呼吸促急,提不能升,咽不能降,气道噎塞,势危者,脉细弱。景岳云:"阴虚而神散者,非熟地之守,不足以聚之。"故用熟地甘温填精补血,以培补下元而定喘祛痰。当归养血和血,能理血中气,同补药则补。《本经》言治"胸中咳逆上气"。肾虚咳喘为阴虚肾不纳气所致,用归地补阴以配阳,使血和气降而诸症自消。常用量各 10 g。

熟地十麻黄：和阳散结,益肾平喘,治疗肾虚寒饮咳喘,妇女经期哮喘。熟地滋阴补肾,佐麻黄之宣通,则补而不滞。麻黄宣气通络,开发腠理,内可深入积痰凝血,引邪外出。虽辛散,得熟地则宣发而不伤正,温阳而不偏亢,相辅相成,相得益彰。用时熟地多而麻黄少,补多散少,能使经络气血得以通畅。常用量:熟地 30 g,麻黄 1.5～6 g。

山药十牛蒡子：补肾健脾,止咳祛痰。用于脾虚肺弱,久咳吐痰,喉中痰鸣,胸膈闷胀,但咳不甚,肢倦乏力。山药滋阴健脾,补肺固肾,性质和平。牛蒡子体滑气香,能疏散风热,祛痰止咳,与山药配用,大能止咳祛痰,补肾健脾已成安肺之功,一补一疏,疏补兼行。常用量 10～15 g。

补骨脂十胡桃肉：补肾纳气,止咳平喘,用于肾虚气逆之虚喘、腰膝酸痛及阳痿尿频。补骨脂能补相火以通心火,暖丹田,壮元阳,温脾止咳。胡桃肉能通命门、利三焦,温肺润肠,补养气血。二药相伍,温肾纳气,有"木火相生"之妙,使精气内充,血脉通调,则脾肾阳虚诸症自愈。

人参＋蛤蚧:益气定喘。用于久病肺肾两虚,上气喘满,面目浮肿,失音。人参大补元气,益气生津,健脾补肺;蛤蚧咸平,入肺肾,补肺气,益精血,定喘止嗽。人参辅助蛤蚧,补肺气,益脾气,使脾气健运,则诸症渐退。用量3~9 g。

地龙＋僵蚕:息风止痉,化痰平喘。用于气喘痰鸣及风痰入络,经络瘀滞,头痛日久不愈,口眼歪斜,三叉神经痛痉挛,身热惊风。地龙通经活络,清热止痉;僵蚕息风解痉,疏散风热,化痰散结,以祛风化痰为胜。二药相伍,息风止痉,活络止痛,治久痛入络,经络瘀滞之头痛日久不愈,以及头面受风、口眼歪斜诸症。

天竺黄＋半夏曲:清热燥湿,豁痰安神。用于湿热内停,咳嗽吐痰不爽,呕恶胸闷,夜寐不安。天竺黄甘寒,清热豁痰,宁心安神;半夏曲性温,化痰止咳,和胃安神,其温燥之性减弱。二者同用,清热燥湿,豁痰安神。用于痰热犯胃,胃不能和则卧不安。

麦冬＋半夏:止咳降逆,生津益胃。用于肺胃阴伤、气火上炎、咳吐涎沫、咽干而渴。麦冬养阴滋液、生津润燥;半夏降逆止呕。半夏虽温,配麦冬则温燥之性减而降逆之用存,不仅无害,且能转输津液、活动脾气,使麦冬滋阴生津而不腻滞,有利而无害。半夏又可助脾气散精上归于肺,则肺津复而虚火平,逆气降而咳吐止,润燥并用,以润为主,麦冬量大于半夏。半夏虽燥伴麦冬则燥性减,而降逆之性存,独取善降肺胃虚逆之气。麦冬伴半夏则使麦冬滋而不腻,补而不滞。两者配伍,以甘缓辛,以燥治润,寒温并用,相互佐制,提高疗效。半夏之性,用于温燥药中则燥,用于清润药中,则下气化痰。

川贝母＋浙贝母:止咳化痰、清热散结。用于肺虚外感风热、咳嗽痰少、咳痰黄稠以及瘰疬瘿瘤、乳痈。川贝母苦甘微寒,润肺止咳、清热化痰,主治肺热燥咳、阴虚劳嗽;浙贝母苦寒开泄力胜,化痰止咳、清火散结,主治风热感冒、痰热郁肺之咳嗽、咯痰黄稠、瘰疬、疮痈肿毒、乳痈等。川贝母润肺力强,偏治虚证,浙贝母散结力大,偏治实证。二药合用可治虚实相兼之肺虚肺热咳嗽痰结、咽燥痰少等症。

黛蛤散＋海浮石:祛顽痰、止咳嗽。用于痰火郁结、胸胁疼痛、咳嗽气喘、痰盛难咯,甚则带血。海浮石咸寒,清肺降火,能化老痰,消积块;黛蛤散(青黛、蛤粉)清化痰热、凉血止血。二药相伍,祛顽痰,止咳嗽,清肝肺火热,治肺热肝郁咳嗽,痰黏成块,量多难咯。用量:海浮石15 g,黛蛤散12 g(包)。

　　天南星＋旋覆花：祛顽湿风痰。治疗顽痰咳嗽、胸膈胀闷、痰湿壅盛、气逆痰喘、风痰入络、肢体麻木。天南星燥湿化痰，专祛风痰，其温燥之性更烈于半夏，配旋覆花之消痰平喘，降逆下气。治顽痰咳嗽及痰湿壅滞、胸膈胀闷甚效，有热者用胆南星，胆南星为天南星加入胆汁蒸后而成，味苦，性微寒，功用清火化痰，用于痰热实证。用量10 g。

　　旋覆花＋黛蛤散：清热消痰、降气止噫。用于痰热互结，咳喘痰多咽痒。旋覆花降气止咳、消痰平喘；黛蛤散，清热化痰。二者相伍，一降一清，一疏一散，治疗肝热痰火互结，咳嗽痰多，黄稠带血，胸胁作痛。用量各10 g。

　　黛蛤散（青黛、蛤粉等分）：清热化痰、软坚散结。治疗痰热咳嗽、瘰疬痰核。青黛咸寒入血分，清泻肝火；蛤粉清化热痰，软坚散结。二者相伍，一清一散，专化热痰，用于肝火犯肺之咳喘。

　　五味子＋干姜：温肺平喘、化痰止嗽。用于寒痰犯肺、咳逆上气、肺寒咳嗽、痰稀而多。五味子酸温收敛，止咳平喘；干姜温脾肺之寒，使脾能散精上归于肺，肺能通调水道，下输膀胱，则水液能在体内正常运行，不致停蓄为患。用干姜杜其生痰之源，五味子治标，二者相伍，一收一散，一阖一开，相互制约，以免过于发散耗伤肺气，又防酸收太过敛肺遏邪之弊。用量：五味子10 g，干姜5～10 g。

　　五味子＋细辛：化饮之咳喘、肺寒咳嗽、痰多而稀、不渴，及肺肾两虚、久咳虚喘。细辛温肺化饮，其性辛散，单用过于辛散。五味子收敛肺气，其性酸敛，单用又恐酸敛之性有碍发散表寒。二者相伍，一散一收，一开一阖，相辅相成，既免过于发散或酸收，又化饮止喘咳诸症。初咳多用细辛，久咳多用五味子。用量：细辛2～3 g，五味子6～10 g。

　　半夏＋陈皮：燥湿化痰、和胃止呕。用于痰湿内停、脾胃不和、咳嗽痰多、胸闷恶心、呕吐、苔腻脉滑。半夏辛温降逆止呕，燥湿化痰，消痞散结，痰之生由于津液不化，痰之结由于气机不运，治痰者不治痰而治气，气顺则一身津液亦随之而顺，故配陈皮芳香醒脾、疏利气机，使脾阳运而痰湿去，气机宣而胀满除，逆气降而呕恶止。

　　乌梅＋细辛＋附子：温肺散寒，抗过敏，治疗过敏性鼻炎、变异性咳喘。

　　麻黄＋石膏：宣肺清热、利水消肿。治疗肺热咳喘及风热外袭，面目四肢浮肿、骨节疼痛、小便不利者。麻黄宣肺平喘，以降逆气；石膏清泻肺热，又能变麻黄辛温为辛凉，达到"去性存用"目的。石膏又可清胃热，胃热清，则津回渴止，且能解肌热，肌热解则身热，自汗自愈。临床上常用于治疗肺热气喘者。二者相伍,既能制麻黄燥烈之性,又可增加麻黄利尿平喘、宣肺解表功用。

　　射干＋麻黄:消痰平喘。治疗痰饮挟热、肺失宣降、咳逆上气、喉中痰阻如水鸡声。射干苦寒,降火消痰,利咽平喘;麻黄温肺散邪,宣开肺气。二药配伍,一寒一热,降宣得宜,气降痰消,则咽中痰鸣气喘自除。

　　陈皮＋桑白皮:清热化痰、止嗽平喘。治疗肺热咳嗽、喘逆痰多。陈皮苦辛,性温,燥湿化痰,理气止嗽;桑白皮甘寒入肺经气分,泻肺中实火,而下气平喘。二者同用,理气降火、止嗽平喘、脾肺同治,用于治疗肺热咳嗽、气逆吐痰量多。

　　桑叶＋竹茹:清肺化痰。治疗风热咳嗽、咯痰泛恶。桑叶入络搜风,通肝达肺,疏泄少阴气分之火而散风热;竹茹入肺胃胆,清热化痰、和胃安神,治胆胃热痰。二者合用,清肺化痰,专治上焦风热。

　　瓜蒌皮＋丝瓜络:利气通络、清热化痰。治疗痰热阻隔胸痛。瓜蒌皮清肺化痰,宽中利气;丝瓜络通利经络。二者相伍,利气通络、清热化痰,治疗痰热阻膈、咳嗽、胸胁疼痛。

　　橘红＋橘络:止咳化痰、通络理气。治疗咳嗽痰多、胸胁疼痛、胸闷不适。橘红性温燥,疏通为主,轻清入肺,散寒化湿,利气化痰,适用于外感咳嗽痰多、喉痒胸闷者;橘络苦平,化痰通络、顺气活血,善清络中余热。二者配伍,一偏化痰,一偏通络,气利痰消,络通痛止。

　　橘红＋贝母:理气化痰。用于气滞痰阻、心胸郁闷、咳嗽痰黏、瘰疬痰核。橘红轻浮入肺,性温气香,能燥湿化痰、理气散结。贝母润肺化痰、清热散结,配伍橘红理气化痰,治疗心胸气机郁结、气滞痰阻、胸闷胸痛、郁郁不乐、咳嗽痰黏及痰火郁结所致瘰疬痰核。

　　苏子＋葶苈子:降气化痰、泻肺平喘。治疗痰壅喘咳、胁痛、痰鸣不能平卧。苏子下气平喘、消痰止嗽、利膈开郁;葶苈子苦泄降气、泻肺平喘,泻从上焦开始。二者相伍,加强降气化痰之力,治疗痰壅喘咳。

　　白芥子＋莱菔子:豁痰下气、消食化积。治疗老人痰多喘咳、纳呆、苔厚者。白芥子辛温,入肺散寒、利气豁痰、温通经络、散结消肿,主治寒痰壅滞之胸满胁痛、咳嗽气逆痰多,以及痰核、阴疽、关节疼痛等;莱菔子辛甘平,消导食积、祛痰降气,治疗痰湿互结之症。二者同用,温肺豁痰,化积消痰,降气平喘,治疗肺寒痰食互结之症。

　　白前＋百部:祛痰止咳。治疗久咳气逆、胸闷气喘、痰多不爽。白前泻肺降气、祛痰止咳,专治肺气壅实之痰咳;百部温润苦降,善治劳咳。二者合用,一降一润,祛痰止咳,治疗外感咳嗽、日久不止者。

白前＋前胡:降气疏风、止咳化痰。治疗咳嗽初起、肺气不宣、吐痰不爽、咽痒、胸闷气逆。白前泻肺降痰,偏于痰实气逆而致咳喘;前胡宣畅肺气、疏风止咳,用于外感风热咳嗽。二药配合,一降一散,祛痰作用加强,可以降气散风、止咳化痰。

诃子＋陈皮:敛肺开音、行气化痰。治疗痰火郁肺、久嗽失音、咽喉有痰、声音嘶哑。诃子苦降泻火,利咽喉,以敛降为主;陈皮行气化痰,以行散为主。二者配伍,一敛一散,互相协调,敛肺开音,行气化痰。

半夏曲＋旋覆花:祛稀痰、止咳嗽。治疗痰湿壅滞、胸满腹胀、咳嗽痰稀不易吐出及咳逆倚息不得平卧。半夏曲燥湿化痰止咳,健脾胃助消化。"脾为生痰之源",治湿盛痰多呕恶。旋覆花降气化痰,行水止噫。二者同用,一燥一宣,祛湿痰,止咳嗽,行气开郁,治气滞痰湿之症。

半夏曲＋枇杷叶:祛稀痰,止咳嗽。用于咳嗽已久仍吐稀痰。半夏曲辛而能守、化痰止咳、消食止泻、行气化湿;枇杷叶和胃降气、肃肺止咳,蜜炙后可润肺。二者同用,一燥一润,肃降并旋,祛湿痰止咳嗽,治疗咳嗽日久、肺失清肃、湿痰未尽者。

百部＋车前子(草):化痰止嗽。治疗湿痰咳嗽痰多。百部温而不燥,润而不腻,止咳力强;车前子利水清热,明目止泻。车前草利湿清热,凉血止血。车前子、车前草更善治肺肝风热,祛痰止咳。诸药同用,一润一利,化痰止嗽,治疗湿热咳嗽。

紫菀＋紫苏子:止咳平喘、化痰利膈。用于咳嗽气逆咯痰、胸膈满闷。紫菀温润止咳,化痰降气;苏子降气平喘,消痰止嗽,利膈开郁。二者合用,一润一降,止咳平喘,化痰利膈力强。治疗肺失肃降,痰多气逆而咳喘、胸闷不适。

赤茯苓＋冬瓜仁:利湿化痰。用于肺热痰湿、咳嗽痰多。赤茯苓偏入血分,清利湿热,利水效强;冬瓜仁排脓化痰,利湿导滞,清肺润燥。二者配合,利湿化痰,清热而不燥。治疗肺热痰湿、咳嗽痰多。

皂角＋菖蒲:开窍通关。治疗中风闭证、痰多喘息不得卧,或鼻塞不得喘息。皂角辛散走窜,祛痰作用强烈;菖蒲芳香开窍,化痰宣壅。二者相配,开窍通关。治疗中风实闭、猝然昏迷、口噤不开等痰浊蒙窍。

柴胡＋前胡:调气止咳、解散风热。治疗风热气滞不宣、胸胁疼痛、咳嗽有痰。柴胡疏肝解郁而升清,偏于入肝;前胡宣散风热,降气祛痰而主降,入肺。二者均为风药,一升一降,一疏一宣,解热散风,调气止咳。治咳时,柴胡用量小于前胡,治胁痛时柴胡用量大于前胡。

　　苏梗＋桔梗:开上宣肺、消胀除满。用于肺气不宣、胸膈满闷、咳嗽气喘痰多者。苏梗辛温,辛通去滞使郁气上下宣通,宽胸利膈,疏而不迅下;桔梗宽胸快膈,清利咽喉。二者一升一降,能开上宣肺,止咳平逆。治疗肺气不宣、胸膈满闷、咳嗽痰多、气喘。

　　麻黄＋葶苈子:麻黄辛温发散,质轻上浮,清扬宣泄,开腠理以达表,宣肺气以止咳;葶苈子辛寒开泄性滑下达,苦寒沉降,泻肺壅以平喘,降肺逆以行水。二者配伍,一温一寒,一宣一降,相辅相成,治疗痰饮壅肺所致的咳嗽、哮喘、胸痹。

　　全虫＋地龙＋僵蚕:三者配用,具有息风通络平喘作用,可缓解气道痉挛。对哮喘、痉咳有顿挫之力。

利咽药组、对药

　　凤凰衣＋木蝴蝶:利咽开音,和胃降逆。凤凰衣性平味甘,入肺经,养阴清肺止咳。木蝴蝶味甘苦性凉入肺、肝、胃经,清肺热,利咽喉,疏肝和胃。

　　射干＋马勃:清热化痰,用于风热郁肺,咽痛,喑哑,咳嗽。

　　桔梗＋甘草:桔梗苦辛平,归肺经,宣肺祛痰,利咽排脓。甘草甘平,归心肺脾胃经,清热解毒,祛痰止咳,缓急止痛,补脾益气,治疗咽喉口舌诸病。

　　黄芩＋柴胡:柴胡辛苦微寒,归肝胆肺经,疏散退热,疏肝解郁,升举阳气。黄芩清热燥湿,泻火凉血,二者同用,和解少阳。《素问·六源正纪要大论》云:"少阳所至,为喉痹。"

　　半夏＋厚朴:半夏辛温,归脾、胃、肺经,燥湿化痰、降逆止呕、消痞散结;厚朴苦辛温,归肺、脾、胃、大肠经,治疗湿滞伤中、食积气滞。二药同用,治疗七情郁结、痰气互阻、咽中如有炙脔。

　　玄参＋麦冬:养阴润肺、生津止渴。治疗咳嗽痰少质黏、咽痛、口干口渴。玄参咸寒、滋阴降火,清热解毒,利咽散结;麦冬甘寒、清心润肺,养胃生津,止咳除烦。玄参入肾偏清,麦冬入肺偏滋。玄参凉血利咽,养阴泻火,麦冬补肺肾之阴而生津润燥,两药配伍,一清一滋,金水相生,养阴润肺,生津止渴。

　　薄荷＋牛蒡子＋蝉衣:疏风清热利咽。薄荷辛凉,归肺肝经,疏散风热,利咽止痛;牛蒡子疏风散热,解毒利咽;蝉衣甘寒,入肺、肝经,治风热所致咽痛声哑。三者同用,清热利咽功效有增。

附子常用对药

附子十干姜：相须为用，回阳救逆，补火温中，相得益彰，所谓附子无姜不热，用于中寒吐泻、腹痛、阳虚欲脱、四肢逆冷、脉细微无力。

附子十肉桂：附子辛热，药性刚燥，入气分，走而不守，上助心阳以通脉，中温脾阳以健运，下补肾阳以益火，能祛全身之寒，通行十二经；肉桂甘辛热，归肝、肾二经入血分，守而不走，能引火归元，温营血，助气化，温肾壮腰，温经止痛，用于气血寒滞之症，又能鼓舞气血，促使阳生阴长。二药合用，补阳益火，治肾阳不足、手足不温、腰腿冷痛，又可补命火以健脾土，治脾阳不运之证。

附子十人参：大补元气、回阳固脱。附子温中回阳，振衰起废；人参大补元气，强心救脱。参附同用有较强的回阳救脱功效。用于正气大虚、阳气暴脱、手足逆冷、上气喘急、汗出如珠、脉微者。

附子十黄芪：温固卫气。附子温中回阳，振寒起废；黄芪益气固表，芪附同用，有较强的补气助阳、固表止汗作用，治疗阳虚自汗不止及肢冷者。

附子十白术：温补中气。附子温阳散寒，白术健脾燥湿，二者相伍，温阳除湿，治疗寒湿相搏、身体疼痛，腰重痛且冷、小便自利。

附子十大黄：附子入气分，辛热温里祛寒，取其辛热之性以散寒，而开其凝结之阴邪。大黄入血分，苦寒攻逐积滞，取其泻下之用以破结。二药配伍寒热并用，可治下寒积滞、腹痛便秘、胁下及腰胯痛，也治血滞经闭、睾丸肿痛、鞘膜积液及尿毒症阳虚患者。

附子十苡仁：缓急止痛，用于阳虚寒盛之筋脉挛痛。

附子十熟地：调和肾经阴阳，温命门补阴血，用于阴阳两虚诸症。

附子十磁石：磁石重镇潜降，附子走而不守，二者配伍，防止附子辛热走窜太过，使浮越之阳更好归下。用于上热下寒之症。

附子十仙灵脾十黄芪：益气温阳，具有激素样作用，治疗慢性肾炎。有研究表明，黄芪可以减轻附子对心脏的毒性，并与黄芪剂量呈正相关。三者配伍温振脾肾阳气的同时，亦可减轻附子毒性，达到减毒增效作用。

附子十白芍：敛阴固阳。白芍养血敛阴，柔肝安脾，用治肝脾不调之腹痛、挛急泻痢有效。附子辛甘大热，引血药入血分，壮命门之火，而温肾散寒，芍药之酸可益血，附子之辛可复气。芍药敛阴止汗，附子固肾回复，两药相伍，寒热并施，阴阳同治，用于阴伤阳虚之候、邪伏下焦、便溏腹痛如痢、汗多肢寒者。

附子＋炮姜炭：温经止血。附子回阳救逆，补火生土，又能引血药入血分，善治神淡肢冷、尿清、便溏、脉弱诸症；炮姜炭又名黑姜，已无辛散作用，以温经止血及温中止泻为特点。二药配伍，温经止血，对脾阳不振、不能统血、血溢于内而致便血者，最为适用。

注：

附子味辛甘，性大热，入心、肾、脾经。主要功效为回阳救逆、补火助阳、散寒止痛。《本草备要》指出："其性浮而不沉，其用走而不守，通行十二经，无所不至，能引补气药以复散失之阳，引补血药以滋不足之阴，引发散药开腠理，以逐在表之风寒，引温暖药下达下焦，以祛在里之寒湿。"附子乃温壮肾阳第一要药，能下补肾阳以益火，中补脾阳以健运，上助心阳以强心。

附子温肾阳，用于肾阳虚惫不能化气行水，而致阳虚水肿、尿少、夜尿频多，腰痛神倦。尿路结石患者排石剂中加入少量附子 3～5 g，可增加排石效果。

附子温脾阳，用于脾阳亏虚、脾虚失职、久泄水泻、暴泻损及脾阳，药用附子、炮姜、焦白术、人参、茯苓、川连、乌梅、伏龙肝。

附子温肺阳，肺气虚而有寒象者为肺阳虚，背凉形寒、咳喘、咳痰清稀者，药用附子、干姜、炙甘草。

附子温肝阳，肝为刚脏，内寄相火，肝阴肝血为本，肝阳肝气为用，肝阴肝血多不足。肝阳肝气也有怯之时，症见疲惫乏力，悒悒不乐，巅顶冷痛，胁肋少腹隐痛，阴器冷，脉弦缓。药用附子、桂枝、黄芪。

附子为痹证要药，风寒湿痹需量大，为 15～30 g，湿热蕴结用量少，为 3～5 g。如：① 肩周疼痛：用附子、桂枝、姜黄、细辛、羌活、防风、威灵仙、当归、白术、黄芪、桑枝、海桐皮、露蜂房等。② 强直性脊柱炎：附子、鹿角、熟地、赤芍、红花、地鳖虫、蜂房、巴戟天、补骨脂、蕲蛇、仙灵脾。

张景岳用附子多配熟地黄，祝味菊用附子常配磁石、龙齿，皆恐附子辛热走窜太过。附子强心的有效成分是去甲基乌头碱，强心作用可靠，有改善外周及冠脉血循环，增加心肌收缩力，提高心排血量，扩张周围血管，降低外周作用。心力衰竭，以阳气虚衰为本，血瘀水停为标，症见心悸、气短自汗、神疲力乏，甚则身寒肢冷、脉少腹重、夜尿多、舌淡苔白、脉细结代者，治宜益气温阳活血。药用：附子、人参、桂枝、白术、茯苓、丹参、益母草、赤芍、仙鹤草、白芍、生姜。只助其阴，而不鼓动阴中之阳，恐邪气深伏而不出。在大剂养阴托邪之中，佐附子以助阳，迫邪外达，方可图治，如用生地 30 g，附片 6～10 g。

附子临床使用指征：

① 面色淡白无华或兼夹青色；

② 倦怠无神，少气懒言，力不从心，动则心慌气短；

③ 自汗食少，畏食酸冷；

④ 溺清便溏；

⑤ 诸寒引痛，易感风寒，甚或形寒怕冷，手足厥逆；

⑥ 恶寒喜卧，喜暖向阳，多重衣被；

⑦ 口润不渴，或渴喜热饮而不多，舌质淡或夹青色，苔滑或白腻，脉沉迟弱虚紧。

国医大师朱良春先生用附子经验：

① 舌质淡润嫩胖大；

② 口渴不欲饮，或善饮热汤；

③ 面色苍白；

④ 四肢不温，易汗出；

⑤ 小便色清；

⑥ 虽同时兼有高热、神昏、烦躁、脉数，亦当用附子振奋颓废之阳气，避免亡阳厥脱之变。

附子用量：小量开始 3～6 g，一般 10～30 g，重则 60 g，甚则 100 g 以上。

煎法：一般煎煮 2～3 小时，用量越大，煎煮时间越长。

附子中毒症状：头晕心慌，口、舌、唇及四肢发麻，说话不利。重则恶心呕吐、皮肤湿冷、胸闷、心率减慢、血压下降。

解毒方法：淘米水一大碗口服，再用甘草 60 g 水煎服。

附子虽有毒性，但短时间大量使用时，只要注意煎药时间，多不会中毒。剂量越大时，煎煮时间越长，可以清除毒素，中病即止，不宜久服。因中药毒性主要在于总积累量，而不是单味药用量。

黄连常用对药

黄连＋苏叶：清热祛湿止呕。治疗湿热呕吐不止。黄连苦寒清热，苦寒化燥可去湿清胃中之热。苏叶辛散，宣通肺胃，使气行湿化，热清呕止。肺胃不和，易致呕吐，胃中有热，上移于肺，肺不受邪，还归于胃，致胃气上逆。苏叶辛散善破寒凝而下冲逆，扩胸腹而消胀。苏叶辛温配黄连苦寒清热，二者相伍能祛湿热，用于胃脘胀痛，恶心呕吐，嗳气吐酸。

黄连＋香附：行气泻火，治疗火郁胸满痛。香附为气药之总司，长于疏肝理气止痛，其性平，寒热均宜；黄连泻心火，解热毒。二药配伍，行气泻火，一疏一清，使心火去，郁滞解，则疼痛除。

黄连＋木香：行气泄热，治湿热痢疾、脓血相杂、里急后重。木香辛苦温，行肠胃气滞而除里急后重，又能芳香化湿。黄连燥湿清热、凉血解毒，而止大便脓血。苦辛通降寒温并施，治疗胃肠湿热积滞所致痢疾早中期。

黄连＋吴茱萸：清泻肝火、和胃制酸，治疗肝火横逆，胁痛吞酸嗳腐，湿热下痢，泄泻。黄连苦寒，直折肝火上炎之势，吴茱萸辛温，同类相求，引热下行，开散郁结，平肝制酸。吴茱萸辛温用治肝火之证，为"去性取用"和反佐。二者配伍，黄连量大于吴茱萸，辛开苦降，可泻肝经痞结，使热从下达，有清肝泻火之效。一热一冷，阴阳相济。主治肝火横逆、胃火和降之胁痛、口苦、呕吐吞酸、舌红苔黄、脉弦数者。

黄连＋干姜：泻热散寒、止呕制酸，用于胃气不和、寒热互结、嘈杂泛酸、胃疼痛、呕吐泄泻。黄连苦寒泻火，能清胃热、泻胃火；干姜辛散性温，能走能守，辛温散寒而补脾阳。二者配用，一补脾阳，一清实热，辛开苦降，能泻胃经之痞结，令热从中焦而散，治疗寒热互结诸证。

黄连＋肉桂：寒热相反。凡人日夜之间，必心肾两交，水火始得相济，水火两分，则心肾不交，心不交于肾，则日不能寐，肾不交于心，则夜不能寐。黄连入心，肉桂入肾。二者配伍，则心肾相交。治疗心肾不交之失眠及上焦呈现心火热证，心烦、口舌生疮，下焦呈现足凉等肾阳虚寒证。黄连苦寒能泻心火，抑制偏亢的心阳，反佐少许辛热肉桂，引心火下交于肾，使肾相交，夜寐不安可愈。

黄连＋阿胶：清热育阴，主治阴虚火旺，心烦不眠及热痢伤阴，便下脓血，舌红苔黄，脉细数。黄连降泻心火，燥湿解毒；阿胶滋阴养血止血，一性刚以祛邪，一性柔以护阴，刚柔相济，补泻兼施。二者同用，泻火养阴，前人称之为"泻南补北"。治疗温病壮火炽盛，营阴大伤所致心烦不寐，热痢阴伤，便下脓血等。此处心烦不眠为肾阴不足。黄连肉桂所治的心烦不眠为肾阳不足，证不同，药应异，应该区别对待。

黄连＋黄芩：清上焦火热，燥湿解毒，治疗中上焦湿热所致目赤肿痛，口舌生疮及血分郁热、烦躁不安，痈肿疔疮，湿热下利。黄连偏于泻心胃火热，并能燥湿止泻，善清湿热。黄芩偏于泻中上二焦火热，清热解毒之力增强。

黄连＋乌梅：泄热除烦，治疗肝胃热盛、不欲饮食，甚则烦躁腹痛、面赤心烦、身热吐蛔。乌梅味酸,黄连味苦,酸苦合化阴气,泄热除烦,制蛔止痛;黄连解毒去邪,乌梅酸涩止瘀。二者同用,止久痢余热不尽及糖尿病胰岛素抵抗。黄连用至 10 g 以上方有降糖作用。

黄连＋半夏:清热燥湿、宽胸止呕,治疗湿热痰浊、郁结呕恶、胸脘痞满、痰多黄稠、苔黄腻、脉弦滑。黄连苦寒降泄,清热燥湿,以开中焦气分之热结;半夏辛温主降逆,以开中焦气分之湿结。二者配伍,寒热互用,以和其阴阳,辛开苦降以调其升降,能泻心消湿热之痞,化痰浊之结,使中焦得和,则诸恙自愈。

黄连＋枣仁:清热除烦,治疗肝虚胆怯、多梦易醒。

黄连＋远志:降泄心火、交通心肾、安神益智,治疗心肾不交、心烦失眠、头晕。

黄连＋半枝莲:清热燥湿,祛浊毒,治疗萎缩性胃炎湿热盛者。黄连苦寒,归心、肝、胃、大肠经,清热燥湿,泻火解毒,清胃肠湿热;半枝莲苦寒,归肺、肝经,清热解毒,化瘀活络。二者配用,清热燥湿祛毒,有效改善临床症状,逆转病情。

黄连运用虽然广泛,但毕竟性味苦寒,用于降火燥湿,中病当止。二者善泻心脾实火,对胃虚呕吐、脾虚泄泻、五更肾泻,均当慎用。

注:

黄连味苦性寒,归心、肝、胃、大肠经。古代医家张洁古谓其"气味俱厚,可升可降,阴中阳也"。《本草正义》谓"其味大苦,气大寒,味厚气薄,沉也,降也,降中微升,阴中微阳。"功能清热泻火,燥湿解毒。《医学启源》:"泻心火,除脾胃中湿热,治烦躁恶心,郁热中焦,欲吐,心下痞"。《主治秘要》言其用有五:"泻心热,一也,去上焦火,二也,诸疮必用三也,去风湿,四也,赤眼暴发五也。"《药品化义》云其"味苦,苦能燥湿而去垢;性寒,寒能胜热而不滞;善理心脾之火,凡口疮、牙痛、耳鸣、目痛、烦躁、恶心、中焦郁热、呕吐、痞闷、肠痹、下痢、小儿疳积伤寒吐蛔、诸痛疮疡,皆不可缺。"

现代药理研究表明,黄连有抗微生物作用,对幽门螺杆菌有高度抑制作用,治疗胃溃疡,降低心肌耗氧,保护因心肌缺血造成的心肌损伤,改善心梗后心室功能,抗肿瘤,降血糖、血压,抑制血小板聚集等作用,因此黄连临床应用广泛。配伍得当,取效甚佳。

威灵仙临床应用

威灵仙性温味辛,归膀胱经,能走十二经,为祛风药中善走者之一。能祛风湿、通经络,善治四肢麻木疼痛,对下肢风湿疼痛效果显著。临床应用甚广。

（一）开噎塞、调气机、解痉止痛抗癌

1. 治呃逆:用威灵仙 30 g,白及 30 g,蜂蜜 30 g,水煎频服。或威灵仙 50 g,人参 10 g,丁香 5 g,柿蒂 20 g,代赭石 30 g,半夏 10 g,白芍 15 g,甘草 5 g 煎服。

2. 治疗食管癌:威灵仙、石见穿、半枝莲、急性子、猫人参、山慈菇、藤梨根、白花蛇舌草、红豆杉。

3. 胃痉挛疼痛:辨证方中加入威灵仙 10~60 g,止痛效果快。

4. 输尿管结石致肾绞痛:辨证方中加威灵仙 60 g,白芍 60 g,萹蓄 30 g,栀子 10 g,玄胡 30 g。

5. 百日咳:威灵仙、黄精、沙参、麦冬、半夏、炙百部、白芍、紫菀、枳壳、甘草。

6. 小儿肺炎及支气管哮喘:威灵仙、苏子、天竺黄、银杏、菊花、青黛、大青叶、鱼腥草、葶苈子、牛蒡子、甘草。

（二）祛风湿、通经络、活血止痛

1. 肢体麻木:威灵仙 20 g,木瓜 15 g,鸡血藤 30 g,仙灵脾 15 g,生白芍 30 g,黄芪 30 g,熟地 20 g,当归 10 g,炙甘草 8 g,乌梅 6 g。

加减:上肢及肩臂麻木疼痛加桂枝、羌活、姜黄、汉防己,上肢麻木发热者加桑枝、忍冬藤。下肢麻木怕冷者加川牛膝、木瓜、防己、附子。偏湿热者加知母、黄柏、薏苡仁。气血亏虚者加黄芪、当归、芍药、鸡血藤。

注:威灵仙治疗风湿痹痛,用量宜 30~60 g,不能与酒同服。

2. 治疗骨刺:威灵仙 30 g,仙灵脾 15 g,赤白芍各 15 g,地鳖虫 10 g,骨碎补 12 g,鹿衔草 30 g,熟地 12 g,山萸肉 12 g,川断 12 g,川乌 10 g,没药 10 g,丹参 15 g,红花 10 g,蜂房 10 g,鹿角胶 10 g,山甲 10 g。

3. 颈椎病变重者加葛根、川芎。

4. 腰椎病变重者加杜仲、寄生。

5. 膝关节、足跟重者加牛膝。

（三）破血利水、强健心阳

1. 静脉栓塞：黄芪 30 g，威灵仙 30 g，防已 10 g，川、怀牛膝各 30 g，泽兰 10 g，赤芍 10 g，皂角刺 10 g，炮山甲 10 g，制乳没各 10 g，桃仁 10 g，红花 10 g，水蛭 5 g。

2. 肺心病心衰：威灵仙 30 g，党参 15 g，附片 10 g，茯苓 10 g，白术 10 g，赤芍 10 g，红花 10 g，苏子 10 g，生姜 10 g。

加减：心阳虚明显加桂枝或肉桂。

胸闷痛者加薤白、石菖蒲、川芎。

胸刺痛者加玄胡索、五灵脂。

3. 定喘止咳、安神定悸：威灵仙 10 g，杏仁 10 g，苏子 10 g，橘红 10 g，紫菀 10 g，银杏 10 g，葶苈子 10 g。

（四）治疗无精少精证

威灵仙、仙灵脾、仙茅、巴戟天、山萸肉、枸杞子、菟丝子、当归、苁蓉、狗脊、川断、红参、肉桂、韭菜籽、海马、鹿角胶、蜂房。

（五）治疗痛风

威灵仙 30 g，土茯苓 50 g，萆薢 20 g，泽泻 20 g，泽兰 20 g，苍术 15 g，生薏苡仁 30 g，山慈姑 12 g，地龙 10 g，车前子 10 g。

威灵仙用于痹证时量较大，多在 30～60 g，用于止咳定喘，宽胸理气安神时量较小，常在 10～20 g，不能与酒同服，亦不宜久服，中病即止。

威灵仙辛温疏利，走而不守，凡病人无风湿而体虚弱者，只能暂用，不可久服。

第七章
软坚散结对药

昆布＋海藻：消痰散结、化瘤，主治瘰疬、瘿瘤、肠胃癌肿、囊肿。海藻能软坚散结，利水泄热，偏于有形实证。昆布消痰结，散瘿瘤，消导力强，下气最速，久服多令人瘦，两药配伍，消痰散结，化瘤之力增强，治瘰疬、瘿瘤、胸膈气结。用量：海藻 10～30 g，昆布 10～30 g。

浙贝母＋夏枯草：化痰散结、清热解毒。治疗瘿病癌瘤。浙贝母清火化痰，开泄散结。夏枯草辛能疏化，苦能降泄，寒能清热，清热解毒，解郁散结。两药配用，清热解毒，化痰散结，用于治疗颈淋巴结核、慢性淋巴结炎。用量：浙贝母 12 g，夏枯草 10 g。

法半夏＋夏枯草：清热化痰。用于痰热互结失眠、瘿瘤。法半夏偏于燥湿化痰，消痞散结、和胃安神。夏枯草清肝火、平肝阳、舒肝郁、散痰核，两药合用，一降一散，寒温并用，清热化痰，治疗肝气郁结，久而化火。痰热互结之失眠、瘰疬痰核、瘿瘤。用量：法半夏、夏枯草各 10 g。

玄参＋牡蛎：滋阴泻火，软坚散结。主治痰火郁结之疮疡、瘿瘤、痰核。玄参泻火解毒、滋阴除烦，能退无根浮游之火，散周身痰结热痛。生牡蛎软坚散结，平肝潜阳。玄参泻火，生牡蛎散结，两药配伍，滋阴泻火，软坚散结，解毒消散之力增强。用量：玄参 15 g，生牡蛎 30 g。

玄参＋贝母：清热解毒，化痰散结。主治瘰疬、瘿瘤。玄参苦咸微寒，滋阴降火，能散瘿瘤、瘰疬。贝母辛苦微寒，解郁散结，化痰消肿。凡肝肾阴亏，虚火内动，灼津成痰，痰火凝结而成瘿病，用以消散，可以取效。若久病溃烂者也可服用。临床用时可加海带、昆布、牡蛎、瓜蒌皮等软坚化痰之品。肝火旺者,酌加丹皮、山栀、夏枯草等清肝火药,提高疗效。用量:玄参 10～15 g,贝母 10～15 g。

三棱＋莪术＋白芥子:消痰软坚散结。三棱味辛苦平,归肝脾经。具有破气行气、消积止痛之功。既能入血分,破瘀血,又能入气分行气滞,用以治疗顽痰积聚。本草经疏:三棱从血药则治血,从气药则治气。疝癖、癥瘕、积聚、结块,未有不由血瘀气结、食停所致,苦能泄而辛能散,甘能和而入脾,血属阴而有形,所以能治一切凝结停滞有形之坚积也。莪术味辛苦温,归肝脾经,居行气破血消积止痛之功,配三棱破血祛瘀,行气散结。白芥子味辛,归肺经,具有温肺化痰,利气散结,通络止痛之功,三药同用,共奏消痰软坚散结之功。用于痰核瘰疬及肠胃癌肿。

不寐常用对药

夏枯草＋半夏:夏枯草到夏至后即枯,禀纯阳之气,得阳气则枯,得至阳而长,善于清热祛肝火;半夏生于夏之半,气候由阳转阴之时,得阴而生,善于化痰安神。二药配伍,阴阳相用,热去肝宁,痰消神安,睡眠安宁。

丹参＋琥珀:丹参味苦微寒,长于活血祛瘀通经,安神宁心。现代研究表明,丹参能改善微循环,抗心律失常。琥珀味甘平,入心脾经,主入血分,活血消瘀。《神农本草经》:"琥珀,味甘平无毒,主安五脏,定魂魄,杀精魅邪鬼,消瘀血。"二药相配,活血化瘀,使脾胃瘀血得去,又可清心安神,是治疗瘀血所致失眠要药。

延胡索＋徐长卿:治疗顽固失眠。失眠与心、肝、脾、肾及阴血不足有关。总属阳盛阴衰,阴阳失交。延胡索含有 20 余种生物碱,其中延胡索乙素具有显著的镇痛催眠、镇静作用;甲素和丑素的镇痛作用明显,也有一定的催眠镇静作用。徐长卿亦有镇痛、镇静作用。二者同用,增加镇静安眠作用。

朱砂＋琥珀:镇惊安神。朱砂,色赤入心,重镇安神,琥珀甘、平,入心、肝二经,镇惊安神,活血化瘀,两者配伍,镇惊安神力强,治疗心肝蕴热、心神不安、失眠多梦。

白蒺藜＋制首乌:益肾平肝。白蒺藜平降肝阳,制首乌滋养肝肾,补益精血,二者配伍,行补兼施,平肝益肾,使阴血充足而不燥,治疗用脑过度、血虚肝旺、失眠健忘。

酸枣仁＋远志肉:交通心肾。阴血不足,致阳元不入于阴,阴虚不受阳纳,而夜寐不安,治当滋阴养血,使阴血充盛,心肝得养而神自安,阴阳相济而寐自宁。酸枣仁养心益肝,远志肉安神益智,养心助脾,交通心肾,二者配伍,既滋养阴血,又交通心肾,治疗心肾不交之失眠。

　　菖蒲＋远志:通心窍、交心肾。菖蒲芳香清洌,开通心窍,宣气除痰,偏用于痰气迷心;远志能通肾气,上达于心,助心阳益心气,安神定智。二者配伍,交通心肾,治疗心肾不交、痰迷心窍、失眠、健忘。

　　朱茯神＋麦冬:养心安神。茯神用朱砂拌,增强宁心安神效果。麦冬养阴清心,两者配伍,养心安神,既清湿热,又养心阴,养血而不敛邪,渗湿而不伤阴。治疗心阴不足夹有余热,心中烦热,心悸失眠。

　　酸枣仁＋栀子:清心安神。酸枣仁补肝益阴,养心安神为主,栀子清泻心火而除烦。二者配伍,补心体,泻心火,清心安神。用于营血不足,心神失养,阴虚火旺,烦躁不眠。

　　半夏＋秫米:和胃安神。经云:"胃不和则卧不安。"人所以能安睡,是由上焦阳气下交于阴分,阻碍阳气下交,则不能入睡。半夏善于化痰安神,秫米又称黄米,性甘微寒,有祛风除湿,和胃安神之功,两者同用,通调阴阳,湿痰消退,胃气和顺,则神安入眠。

　　百合＋生地:清心安神。百合敛阴润肺,清心安神;生地滋阴凉血,清心经营分之热,二者共用,清心安神,气血同治,用于阴虚不眠。

　　黄连＋肉桂:交通心肾。黄连苦寒泻心火,抑制偏亢心阳,肉桂辛热,导心火下交于肾,使心肾相交,不寐自安。

　　百合＋乌药＋升麻:百合味甘,气平,无毒,入肺、脾、心三经,安心益志。乌药味辛温,归肺、脾、肾、膀胱经。《本草通玄》:"理七情郁结,气血凝停"。百合配乌药专除郁气。然二者皆为降气之品,降而不升非其治也。故佐以升麻以升举脾胃之清气,使清阳之气上升而浊阴之气下降,以达到降脾胃之浊气,引脾胃之清气上达,脾胃气机升降正常则营卫循行如常,阴阳交泰,夜寐安然。

　　半夏＋陈皮＋茯苓:半夏生于夏半,乃阴阳交换之时,实为由阳入阴之候,能通阴阳,合表里,使心中之阳渐渐潜藏于阴而入梦乡。现代药理研究表明,半夏能抑制中枢神经系统,具有镇静、镇痛、催眠作用。陈皮辛苦,性温,归脾、肺经,能燥湿化痰,理气健脾。茯苓淡渗甘补,祛邪扶正,淡渗利水而通阳气。三者配用相使相助,痰湿得化,心神安合,不寐自宁。

　　生枣仁＋熟枣仁:宁心安神。酸枣仁味酸性平,功能补肝养心,为治虚眠要药。前人有"熟用治不眠生用治好眠"。生熟合用,调节睡眠,效果更好。

磁石＋朱砂：镇静安神。磁石味辛，性寒，入肝、肾经，功能重镇潜阳，偏补肾养肝而纳气归肾，使肾水不外泄，用于肾虚阳扰之不寐；朱砂味微甘，性寒质重，色赤入心，镇养心血，清心热而不耗心血，镇静催眠，主身体五脏百病，养精神，安魂魄，益气明主。二者配伍心肾同治，镇静安神，治疗心烦不交、心肾不宁之不寐。

膏方篇

GAOFANGPIAN

○ 膏方特点
○ 膏方临床应用
○ 膏滋方临床应用举隅

第一章
膏方特点

　　膏方又称膏滋方,是中医常用的剂型之一,有着悠久的历史,具有滋补健身、抗衰益寿、纠偏治病的作用,为人类健康发挥重要作用。

　　膏方与一般药物治疗所不同的是更注重全面整体的调理,滋补调养作用比较全面,药效缓和,针对性较强。开具处方的医师根据询问病史、观察病情及病人检查的体征和相关检查,将"望、闻、问、切"四诊内容综合分析进行辨证论治,开出补治结合的处方,方中补中有治,治中有补,合理配伍,做到一人一方,针对性强,精准调治。同时膏方易于贮存,便于长期服用。膏方中药物浓度高,服用量小,药效稳定,口感也好,病者顺从性强,长期以来深受病家喜爱。

第二章
膏方临床应用

膏方适用于以下疾病：

1. 慢性虚弱性疾病，如慢性咳喘、慢性肾炎、慢性胃炎、冠心病、中风后遗症等。

2. 正气亏虚无力抗御病邪，致邪气内侵、留恋难去、正气更伤、正邪相持、虚实并见、病情缠绵等，如各种癌症患者，历经手术、放疗、化疗后，以及各种手术、外伤后患者恢复阶段。

3. 亚健康人群。近代生活节奏加快，各种因素致使压力过重、思虑过度，或生活无规律、饮食不合理等等，致使人体免疫功能下降，但各种检验、检查均无异常，处于亚健康状态。根据世界卫生组织一项全球性调查结果表明，全世界真正健康的人仅占 5%，经医生检查诊断有病的人也只占 20%，75% 的人处于亚健康状态。主要表现为长期疲劳、反复感冒、畏寒怕冷、四肢不温、情绪抑郁、精神焦虑、睡眠不佳、头晕心慌、耳鸣膝软、性欲减退、纳呆便溏等。

膏方服用的时间、方法及注意事项：

膏方服用时间：膏方一年四季皆可服用，但中医认为"天人相应"，按四季所主"春生、夏长、秋收、冬藏"的特点，冬季是封藏季节，因此冬季是人们进补的大好时机。冬季万物闭藏，服用滋补膏最能补得进，不但能补充不足，还可为来年做储备，使来年精力充沛，气血旺盛，不生病，少生病，旧病故疾复发减少，病情减轻。服膏方时间一般从冬至交冬数九开始到"六九"结束为最佳服用时间。近年来,也有从立冬即开始服用。

膏方服用方法:膏方以补益气血为主者宜空腹服用,调治胃肠道疾病的药宜在饭前 1 小时左右服用,调理心肺疾病的药宜在饭后半小时服用,养心安神,助睡眠的药宜睡前服用。一般一日二次,早晚服用,每次一汤匙(20～30 g)。病情重者,可稍加量,病情轻者及老年、小儿药量可减少。

膏方服用注意事项:

如有下列情况可暂停服用:外邪袭表致感冒发热,咳嗽痰多色黄,胸闷气喘,痰热壅盛者,进食生冷,损伤脾胃或食物中毒,致腹痛腹泻、呕吐及食欲减退、便溏腹泻。胃肠功能紊乱,消化不良者,悲伤恼怒,情志抑郁,头胀头痛,肝气郁结,气郁化火,肝阳上亢致神志昏迷,不省人事者;热毒疮疡,邪气壅盛,实热内盛者,均应暂停服用。以上情况均属本虚表实,根据"急则治标"原则,先治其标,标去方可固本,待一切正常,再继续服用以固其本。

服用膏方期间不宜进食萝卜,饮咖啡和茶。滋补膏中大都配用人参,大补元气,为补气药中首选,而萝卜破气耗血,与人参作用相反,同时服用减弱人参补气功能。但如果服用人参后出现胸闷、腹胀、不思饮食、便秘等,此时可服用萝卜或莱菔子理气化解。对脾胃功能较弱者,不易被消化吸收而易致胃呆,加服萝卜不但不能下气,反而能消食化痰,对病情有利。

饮用咖啡能兴奋中枢神经,有提神作用,滋补膏中多用补气药,补气药中人参也具有兴奋大脑皮质的提神醒脑作用。服用膏方期间饮用咖啡,兴奋太过,使人产生头晕头胀痛、不能入睡等不适。"气有余,便是火",火盛阳亢,消耗阴津,使阴阳失衡,致使脏腑功能得不到调整,机体得不到静养。

茶叶中含有大量鞣酸,遇到滋补膏中的蛋白质、生物碱,或重金属盐,会产生化学反应,影响人体对营养物质及其他有效成分的吸收,降低疗效,所以服用膏方期间也不宜饮茶。

绿豆性凉,解药性,也不宜同时服用。

夏季人体多湿,膏方黏腻易助湿生痰,不利脾胃运化升清,如非必须,最好不用。

第三章
膏方临床应用举隅

慢性支气管炎

　　慢性支气管炎是由感染或非感染引起的气管、支气管黏膜及其周围组织的慢性炎症，与空气污染、吸烟或被动吸烟、过敏、感染等因素有关，属于中医学的"内伤咳嗽""喘证""痰饮"等范畴。多因外感咳嗽迁延失治，病邪由表入里，导致肺脏虚弱，或其他脏腑功能失调而累及于肺脏所致。经云："五脏六腑皆令人咳，非独肺也。"脾为生痰之源，肺为贮痰之器。脾肺气虚，肺失宣肃，脾虚失运，气不化津，故见咳嗽咯痰，动则气急、神疲，久病及肾，肾不纳气。肺脾肾俱虚，气滞痰阻，本虚标实，治当益肺气，健脾运，强肾纳气以固其本，宣肺平喘，降气化痰，祛风活血以治其标。

验案举隅

　　徐××，女，50岁，咳嗽咯痰反复发作10余年，2015年11月13日就诊。诉每因劳累、受凉，或闻及异味、烟味而诱发，冬季频作，咳甚则气急，咯痰多清稀呈泡沫状，咽痒即咳，夜间时重，但无喉中痰鸣及端坐呼吸，背部怕冷，足凉，饮食一般，大便时溏，咳甚遗溺，脉细苔薄白，拟膏方调治。

　　红参200 g　　党参300 g　　黄芪300 g　　白术150 g
　　茯苓150 g　　山药150 g　　制附片100 g　　熟地黄100 g

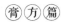

菟丝子 150 g　　仙灵脾 150 g　　补骨脂 150 g　　鹿角胶 200 g

核桃仁 150 g　　肉苁蓉 100 g　　炙麻黄 60 g　　杏仁 100 g

前胡 100 g　　　紫菀 100 g　　　紫丹参 300 g　　紫苏子 150 g

紫石英 200 g　　白芥子 150 g　　莱菔子 150 g　　旋覆花 100 g

陈皮 100 g　　　半夏 100 g　　　大贝母 100 g　　干姜 50 g

细辛 50 g　　　 五味子 50 g　　　蝉衣 100 g　　　僵蚕 100 g

地龙 100 g　　　炙百部 150 g　　冬花 50 g　　　 蜂房 150 g

防风 100 g　　　川芎 100 g　　　当归 100 g　　　阿胶 100 g

蜂蜜 100 g

制膏方法:上方中除红参、鹿角胶、阿胶、蜂蜜外,余药用冷水浸泡 2 小时,入锅中加水适量,煎煮 3 次,每次 1 小时,绞渣取汁。合并滤液去沉淀物,加热浓缩成清膏。另取鹿角胶、阿胶打碎用适量黄酒浸泡,隔水炖烊冲入清膏中和匀。再加入蜂蜜、人参糊粉搅匀,文火熬至挂旗状即可,每服 20～30 g(一汤匙),一日二次。

方解:"正气存内,邪不可干",红参大补元气,黄芪、白术、防风补卫气,实宗气,提高御邪能力,防止病原微生物的侵袭,减少发病次数。研究表明,此类药物可以通过介导免疫应答增强网状内皮系统的吞噬作用,改善机体对有害物质的抗御能力,调节机体的免疫功能,充实机体正气。

"脾为生痰之源,肺为贮痰之器",百病皆由痰作祟,治痰先实脾,脾健运痰自消。方中白术、茯苓、党参、陈皮、山药、仙灵脾,益气健脾补肺,使脾运化转输,肺宣发肃降功能正常,土肥金壮,水液上腾下达,布散周身,津液正常输布与排泄,以绝生痰之源。朱丹溪云:"燥脾土是治痰之本"。健脾益肺减轻呼吸肌疲劳,脾主肌肉。《太平圣惠方》:"脾胃者,水谷之精,化为气血,气血充盛,营卫流通,润养身形,营于肌肉也。"肺主气,司呼吸,其宣发肃降之职需脾胃运化的水谷精微滋养,脾气亏虚,化源不足,肌肉失养,日久痿废失用,致使呼吸肌疲劳,气短不续。此外,如《灵枢·邪客》云:"宗气积于胸中,出于喉咙,以贯心脉而行呼吸"。肺的呼吸功能强弱与宗气盛衰密切相关。宗气是由脾胃化生的水谷精微之气与肺吸入自然界的清气组成。脾胃化源不足,则宗气生成减少,而致呼吸无力、气短喘促。健脾益肺,脾气健运,宗气得以充实,呼吸自会调畅。

鹿角胶、附片、巴戟天、菟丝子、补骨脂、熟地黄益肾固本,温肾助阳,化生元气。该病者病历十余年,病程日久,久病入肾,肾虚水泛,脾失温煦,则聚湿生痰，痰饮凝结，年久不化，上碍肺金肃降之路，下启冲气奔逆之机，而致咳嗽、气喘、咯痰清稀，遇冷病情复发或加重，肾虚不固，膀胱气化不利，则咳而遗溺。

炙麻黄、杏仁、紫菀、冬花、前胡、炙百部肃肺止咳，祛除外邪。紫苏子、白芥子、莱菔子、旋覆花、半夏降气祛痰、镇咳平喘。紫石英味甘平，性温，温肺降逆，治肺寒咳逆上气。露蜂房为大黄蜂巢穴，建在树上或房檐下，位居于上，形似华盖，肺亦居上焦为脏腑华盖，主气，邻位相助，治积痰久嗽。干姜、细辛、五味子温肺平喘，化痰止咳。蝉衣、僵蚕、地龙息风止痉、化痰平喘。川贝、浙贝化痰止咳散结。丹参、川芎、当归活血化瘀，补血活血。《血证论》："须知痰水之壅，由瘀血使然，但去瘀血，则痰水自消。"阿胶、蜂蜜润肺化痰。

诸药合用，健脾益肺温肾培根本，宣肺降气化痰平喘治标实，攻补兼施，补中有治，治中兼补，既能补虚调养，又可治沉疴痼疾，扶正祛邪，固本清源，调和脏腑气血，增强体质，提高免疫力，使正气存内、邪不可干，从而减轻发作症状，减少发作次数。

回访：2016年冬，患者诉其服用膏方后，咳嗽咯痰发病次数明显减少，即使发病，症状亦轻。往年几乎每月均有发作，今年只发病3～4次，且只需服几剂中药即可缓解，非同以往必须输液消炎，甚至加用激素治疗十天半月方可见效。时值冬至服用膏方季节，因此前来要求再予膏滋调治。

IgA 肾病

IgA 肾病在我国居肾小球疾病的首位，约占 45.6％，其主要临床表现为反复发作性肉眼血尿或镜下血尿，常紧跟上呼吸道感染、扁桃体炎、急性胃肠炎、尿路感染、胆囊炎之后，一般无或仅有 1～2 天间歇，亦称同步血尿，其中 30％为肉眼血尿，持续 3～5 天后变镜下血尿，呈反复发作或持续存在，反复发作血尿占半数左右，血尿间歇期不伴蛋白尿和高血压，此类患者预后良好。但是 IgA 肾病临床表现多样化，有的临床伴有中度、轻度或大量蛋白尿、高血压、水肿、肾功能损伤，病理提示系膜增生重，继发局灶节段肾小球硬化，此类患者预后不良、预后差。如无高血压及肾衰竭，病理呈轻微病变，此类患者预后较好。

IgA 肾病表现为血尿、水肿、蛋白尿,属中医学的"尿血""水肿""虚劳""腰痛"范畴,中医辨证阳虚证多与水肿关系最大,阴虚证与血尿关系密切。肉眼血尿越严重,阴虚证表现越明显,肉眼血尿出现阴虚证是没有肉眼血尿患者的 1.5 倍,腰背酸痛无论阴虚、阳虚或阴阳两虚均可出现。蛋白尿是人的精微物质,从蛋白尿被检出开始,便存在肾气亏虚、封藏不固(气虚)和精微泄漏(阴伤)的病机。气虚和阴伤同时存在,无需再分气虚、阴虚。况且,善补阳者必阴中求阳,则阳得阴助而生化无穷,善补阴者,必阳中求阴,则阴得阳助,而泉源不竭。中医治疗补益肾元为治本之法。病情稳定,无湿热为患可膏以代药。

验案举隅

石××,女,53 岁,2020 年 6 月就诊。患者患 IgA 肾炎五年。五年前因感冒伴血尿、蛋白尿,在某医院住院检查尿常规提示:多形性红细胞尿,尿蛋白++,肾功能正常。肾病理提示:IgA 肾炎。经治疗(用药不详),无肉眼血尿,镜下血尿持续,尿蛋白时多时少,因无所苦,未再治疗。近期腰部酸痛,倦怠乏力,手足不温,胫踝部轻度水肿,夜尿频数,尿中泡沫多,遂来就诊。面色㿠白,纳呆便溏,脉细苔白,尿检:尿蛋白(3+),肾炎红细胞 1 530 U/L,24 小时尿液总蛋白 2.94 g,综观体征苔脉及相关检查,病属"腰痛",证属脾肾亏虚,治宜补益肾元,益气健脾。患者此时水肿不显,湿热不著,病情平稳,故予健脾益肾膏方调治。药用:

黄芪 800 g	红参 200 g	党参 300 g	白术 300 g
山药 300 g	茯苓 300 g	生地 200 g	熟地 200 g
山萸肉 150 g	制首乌 150 g	枸杞子 150 g	仙灵脾 200 g
仙茅 200 g	巴戟天 150 g	制附片 100 g	菟丝子 200 g
桂枝 150 g	细辛 50 g	当归 150 g	丹参 300 g
益母草 500 g	鸡血藤 300 g	刺五加 150 g	桑寄生 200 g
杜仲 200 g	怀牛膝 200 g	金樱子 300 g	芡实 150 g
益智仁 200 g	土茯苓 600 g	陈皮 100 g	白花蛇舌草 200 g
积雪草 200 g	蝉衣 150 g	僵蚕 150 g	升麻 100 g
柴胡 100 g	鹿角胶 200 g	龟板胶 100 g	二至^各 150 g

上药除鹿角胶、龟板胶外,余药常法煎煮三次,取上清药液混匀,慢煎浓缩,再将鹿角胶、龟板胶分别烊化,与浓缩后的药汁混匀,文火收膏。每服

20～30 g(一汤匙),一日二次。服药期间,与原服用西药错时服用。同时禁食咖啡、浓茶、绿豆、生萝卜等。

方解:脾肾亏虚,故见腰酸乏力、四肢不温、纳呆便溏、肾气不固,则精微下泄,致生蛋白尿,阴虚伤络则持续镜下血尿,故治以健脾益肾,益气养阴祛风。治脾之法益气为先,故以红参、党参、黄芪、白术、山药、升麻、柴胡益气升提,脾喜燥恶湿,贵在健运,补脾不忘助运,配以陈皮、茯苓、麦芽、薏苡仁。治肾之法,当先温阳,故用附子、仙灵脾、巴戟天、杜仲温肾利水消肿。IgA肾炎血尿多为阴虚所致,故用二至、制首乌、生熟地、山萸肉、枸杞、龟板胶滋补肾阴。用白花蛇舌草、积雪草、土茯苓等防治湿热留邪。益母草、当归、丹参、鸡血藤、红景天补血活血,止血不伤正不留瘀,改善血液循环,防止肾小球硬化及肾间质纤维化。金樱子、芡实、益智仁固涩塞流止漏。蝉衣、僵蚕祛风消蛋白。

回访:2021年5月12日回访,诉其服用膏药后腰部酸痛、倦怠乏力减轻,足踝部水肿已消,尿常规蛋白尿阴性,很少感冒。

按语:IgA肾炎血尿、水肿、蛋白尿的根本病机为肾不藏精固摄,精微下泄所致,补益肾元为治本之法,补肾则应根据患者偏阴虚、阳虚、阴阳两虚的不同,选择益肾养阴或温补肾气,或二者配合应用,补气益肾之品多滋腻助湿,长期服用易助湿碍胃。脾胃之气不旺,则虚不受补,徒增其害。所以补气药内应结合健脾益气化湿、理气和中,通过调理脾胃,使胃气旺,五脏六腑皆壮也,同时可绝其生湿之源,阴虚常可致瘀,故宜当配用养血活血药。IgA肾炎血尿多因气阴亏虚所致,故不宜选用破瘀之品。膏方治疗主要用于病情稳定阶段,以调补治疗为主,在严重水肿、湿热之邪明显时,如上呼吸道感染、急性呕吐、泄泻、胆囊湿热、急性尿路感染时,则不宜应用,待湿热之邪清除后,病情稳定,再继续服用,所谓急则治标,缓则治本矣。

黄 褐 斑

黄褐斑是一种常见的色素沉着性皮肤病,也称肝斑块,是发生在面部的黄褐色或深褐色斑片。黄褐斑大小不等,形状不规则,边界清晰,基本对称,常分布在额、颧及口周,无任何不适,但影响美观。夏季颜色加深。中青年女性多见,男性亦有发生。中医认为本病的发生,常因脾虚湿蕴、思虑伤脾、饮食不节、劳倦过度、偏嗜五味,均可致使脾失健运,气血不能上荣于面;或情志失调,暴怒伤肝,肝气郁结,气机紊乱,不能上荣于面;或惊恐伤肾,房劳过度,损伤阴精,人到中年,肾精亏耗,气血不能上荣于面,面部失去气血荣调,浊气留滞,化生黄褐斑。经云:"女子五七,阳明脉衰,面始焦,六七,三阳脉衰于上,面皆焦"。天癸与女性疾病的发生发展变化关系密切。天癸盛衰,取决于肾精盈亏。肾精亏虚,气血随之不足,精不充于下,气不华于上,血不养于内。面部失去气血荣润,浊气滞留,而致生黄褐斑。肾精亏虚,水亏不能制火,致血热燥结,脉道涩滞,血不能华肉,滞生瘀血。血瘀贯穿整个病程。治疗应从肝、脾、肾三脏着手,兼顾活血化瘀,达到气血运行条畅,面部荣华润泽,黧黑尽去。

验案举隅

张××,女,39岁,2021年11月5日就诊。面部显现黄褐斑4～5年,初因无病痛,未予治疗,今年入夏以来,面部黄褐斑明显影响面容,又增周身乏力,易疲劳,喜太息,乳房作胀,大便常稀,脉细苔薄白。求膏方调治。

红参 150 g^{另煎}	党参 300 g	黄芪 300 g	白术 300 g
山药 250 g	茯苓 250 g	熟地 200 g	生地 100 g
山萸肉 200 g	菟丝子 200 g	覆盆子 150 g	女贞子 200 g
枸杞子 150 g	肉苁蓉 150 g	当归 150 g	白芍 150 g
赤芍 150 g	川芎 100 g	丹参 300 g	益母草 200 g
玫瑰花 100 g	鸡血藤 150 g	杜仲 150 g	怀牛膝 150 g
川断 150 g	柴胡 100 g	香附 150 g	白蒺藜 150 g
郁金 150 g	薄荷 60 g	生麦芽 150 g	白芷 150 g
白附子 100 g	白僵蚕 150 g	葛根 150 g	杏仁 100 g
砂仁 50 g^{后下}	鹿角胶 200 g^{烊化}	阿胶 150 g^{烊化}	蜂蜜 150 g

上药除红参、鹿角胶、阿胶、蜂蜜外,余药根据中药煎法,煎三次,每次1 h,榨渣取汁,合并三次药液,去除沉淀物,加热浓缩成清膏,另将鹿角胶、阿胶打碎后适量黄酒浸泡,隔水炖烊化加入清膏中和匀,再加入蜂蜜、红参粉搅拌均匀,再文火煎煮至挂旗状即可,每服20～30 g(一汤勺),一日二次,早晚开水冲服。如感冒发热,咳吐黄痰,腹胀便泄时,则暂停服用。

方解:红参、党参、黄芪、白术、山药、茯苓益气健脾以健气血生化之源,气血充盛,荣润肌肤;生地黄、熟地黄、山萸肉、女贞子、枸杞子、菟丝子、覆盆子、肉苁蓉滋补肝肾,充实天癸,以实先天,固其根本。柴胡、香附、白蒺藜、薄荷疏肝解郁,使气血通畅,荣面无碍。当归、赤芍、白芍、丹参、川芎、郁金、益母草、鸡血藤、玫瑰花、杏仁活血养血,白芷、白附子、白僵蚕、豨莶草、葛根疏风通络,鹿角胶、阿胶、灵芝、蜂蜜益肾填精,诸药合用,补肝肾,健脾胃,养气血,填精髓,疏肝郁,通经络,使得脾胃得健,气血充盛,肝气条达,脉道通畅,肾精充盛,气血得以润濡周身,上荣于面,肤肌润泽光亮,褐斑自退。

患者服用膏药后,神疲乏力缓解,精气神较前好转,面色红润,面部褐斑消退,行经前后乳房不再胀痛,大便正常,心情舒畅。

阳　痿

阳痿是指男子在性交时阴茎不能勃起,或举而不坚,或坚而不久,以致不能完成正常性交的一种病症,又称"阳萎""阴萎""筋萎""阴器不用"等。痿者,萎弱不用之意,是男子性功能障碍中最常见的一个症状。据国外有关文献报告,阳痿患者约占性功能障碍的 40% 以上,有 20% 以上的人存在不同程度的各种性功能障碍。国内抽样调查显示,成年男性中 10% 以上的人有阳痿现象,其中糖尿病患者人群中阳痿发生率近 60%。阳痿不仅失去性生活的快慰,而且影响人们身心健康和家庭和睦、社会安定。

引起阳痿的因素很多。心理因素约占 70%,如忧思、恼怒、猜忌、愤郁;血管因素,如糖尿病、吸烟、酗酒、高血压、肥胖等出现阳痿,多因血管病变所致;神经因素,由副交感神经受损,导致阴茎血流入减少;药物因素,某些抗高血压类药物,中枢神经抑制剂及雄性激素不足等,均可致生阳痿。同时随着年龄的增长发生率增加。

阳痿一病按中医辨证有虚实之分。虚证有阴虚火旺,命门火衰,心脾两虚,心肾不足之别。实证则有肝郁气滞、湿热下注、血脉瘀阻之分。阴虚火旺多见于青壮年,有手淫史,阴茎虽能勃起,但临势即软伴有心悸汗出,精神紧张,口渴喜饮,腰膝酸软,足跟疼痛,尿黄便干,舌红少苔,脉细。命门火衰,多见于老年人,或房劳过度,或少年手淫,以致精气虚损。阴茎不能勃起,精液清冷,畏寒喜暖,腰膝酸软,精神疲乏,舌苔薄白。心脾两虚,常因思虑忧郁过度,损伤心脾阴茎勃起困难,神疲乏力,心悸少寐,大便质溏,舌淡苔薄。心肾不足,常因性交受惊,恐则伤肾,恐则气下,心惊易惕,胆怯多虑,夜寐不安,每临性生活时阴茎即痿软不举,遗精早泄,舌淡苔白,脉细。肝郁气滞型,常见情志不悦,精神抑郁,胸闷不舒,腹胀胁痛,阴茎不举,或举而不坚,舌质暗红。湿热下注型,常见形体肥胖,或嗜酒、喜食肥甘厚味,阴囊潮湿,臊臭坠胀,尿有余沥,色黄,口干口苦,宗筋弛纵,阴茎痿软不举,大便黏滞不爽,舌苔黄腻。血脉瘀积型,常见于血管性阳痿,或跌打损伤,强力行房,损伤血络等。

　　临床上阳痿的证以虚证居多,且多因相杂,治当统筹兼顾,且疗程较长,非三五帖即能起效,故正宜膏方调治。

验案举隅

　　周××,男,57 岁。2017 年 11 月 21 日就诊,主诉阳举不坚一年余。患者一年多来腰酸膝软,喜暖怕冷,手足不温,阴部湿冷,阳举不坚,精液清冷,精神疲乏,大便溏稀,头晕耳鸣,须发斑白,夜尿频数,食欲正常,脉沉细,尺脉尤甚,苔薄白,舌胖润,治宜补肝肾、温肾阳、益精髓、壮筋骨、涩精固气壮阳事。

膏滋方:

附片 150 g	肉桂 50 g	仙灵脾 200 g	仙茅 100 g
巴戟天 150 g	肉苁蓉 150 g	锁阳 300 g	生地 150 g
熟地 150 g	女贞子 150 g	首乌 150 g	山萸肉 150 g
桑葚子 150 g	沙苑子 150 g	当归 150 g	石斛 150 g
木瓜 150 g	牛膝 150 g	补骨脂 150 g	枸杞子 150 g
龟板胶 100 g	山药 200 g	红参 200 g	党参 300 g
黄芪 300 g	白术 300 g	白扁豆 200 g	陈皮 100 g
蛇床子 150 g	菟丝子 150 g	桂枝 150 g	炮姜 100 g
吴茱萸 50 g	小茴香 30 g	益智仁 150 g	桑寄生 150 g
阳起石 300 g	红景天 150 g	鸡血藤 300 g	旱莲草 100 g
柴胡 100 g	白蒺藜 150 g	生麦芽 150 g	合欢花 150 g
鹿角胶 300 g	灵芝 100 g	石菖蒲 100 g	磁石 300 g
远志 100 g			

　　上方中药根据药物性质,除鹿角胶、龟板胶、红参以外,余药用冷水浸泡 2 小时,入锅加冷水适量,煎煮三次,每次 1 小时,滤取药汁,混合后去除沉淀物,加热浓缩成清膏,另将鹿角胶、龟板胶打碎后用适量黄酒浸泡,隔水烊化,

加入清膏中拌匀,再加入蜂蜜、红参粉搅拌均匀,文火收膏。每服一汤匙,20～30 g,早晚各一次,感冒发热、呕吐便泄等暂停服用,待病标退去继续服用。服药期间慎服浓茶、咖啡、绿豆、生萝卜等。

方解:附片、肉桂、二仙、巴戟天、肉苁蓉、锁阳温补肾阳,以燃命门之火,首乌、生地、熟地、女贞子、墨旱莲、桑葚子滋养肝肾,以乌须发,菟丝子、枸杞子、沙苑子补肾益精,养肝明目,既可助阳药化阴,又可助阴药化阳。党参、黄芪、白术、山药、白扁豆、红参补元气,健脾胃,以实后天,气血充盛。桑寄生、怀牛膝、补骨脂、木瓜、石斛、山萸肉、狗脊补肝肾强腰膝。吴茱萸、小茴香以除厥阴之寒。当归、鸡血藤、红景天养血活血,柔肝宁神。柴胡、白蒺藜、生麦芽、合欢花疏肝解郁、行气活血,苦泄温通,轻扬疏达,通人身之真阳,解心经之郁火。远志、石菖蒲、磁石宁神开窍,镇静安神。龟板胶滋阴潜阳,补肾健骨。鹿角胶益肾补虚,强精活血,二者合用峻补气血阴阳。现代研究指出,肉桂、鹿角胶、仙茅、仙灵脾、巴戟天可促进肾上腺皮质的分泌,巴戟天、肉苁蓉、锁阳、蛇床子能促进性腺功能,鹿角胶、仙灵脾能促进精液的生成、分泌,鹿角胶、仙灵脾、人参能强壮精神、增强体力、强筋健骨、增强性欲,诸药合用,肾阳温,脾胃暖,肝郁舒,心神安,诸恙自除。

患者诉其服用膏药后腰酸膝软、阴部湿凉已平,精神疲乏均见好转,勃起功能正常,自我感觉良好。

亚 健 康

亚健康是一个新的医学概念。20 世纪之前,人们认为不生病就是健康。1977 年世界卫生组织(WHO)将健康概念确定为"不仅仅是没有疾病和身体虚弱,而是身体、心理和社会适应的完满状态。"充分表明,健康在生物属性方面,不单纯指人体没有病痛,而是强调人在气质、体质、情绪、智力等方面的完好状态,还在社会属性方面要求人们的社会活动、人际关系、社会地位、生命方式正常,在环境、物质和精神生活的满意度等方面也属正常。

20 世纪 80 年代有学者从实践中总结出健康的十条标准:① 有充沛的精力,能从容不迫地担负日常生活和繁重的工作,而且不感到过分紧张和疲劳;② 处事乐观,态度积极,乐于承担责任,事无大小,不挑剔;③ 善于休息,睡眠好；④ 应变能力强，能适应内外环境各种变化；⑤ 能抵抗一般感冒和传染病；⑥ 体重适当，身材匀称，站立时头、肩、臂位置协调；⑦ 眼睛明亮，反应敏捷，眼睑不发炎；⑧ 牙齿清洁，无龋齿，不疼痛，牙龈颜色正常，无出血现象；⑨ 头发光泽，无皮屑；⑩ 肌肉丰满，皮肤有弹性，步履轻松。

　　20 世纪 90 年代，又有专家提出身体健康的"五快"和精神心理健康的"三良好"的新标准。"五快"：一是吃得快，进食时胃口好，能快速吃完一餐饭，而不挑剔食物，表明脾胃功能正常；二是便得快，一旦有便意能很快排泄大便，且感觉轻松自如，感觉良好；三是睡得快，上床后能很快熟睡，且睡得深，醒后精神饱满，头脑清醒，说明中枢神经系统的兴奋抑制功能协调，内脏也无病理性信息干扰；四是说得快，语言表达正确，说话流利，表示头脑清楚，思维敏捷，中气充足，心肺功能正常；五是走得快，行动自如，活动敏捷，说明精力充沛旺盛。"三良好"：① 良好的个性人格，性格温和，意志坚强，感觉丰富，具有坦荡胸怀与豁达乐观的心境；② 良好的处世能力，看问题客观现实，具有自我控制能力，能适应复杂的社会环境，对社会外环境和身体内环境有很好的平衡；③ 良好的人际关系，待人接物大度和善，不过分计较，助人为乐，充满热情，与人为善。

　　20 世纪 80 年代以来，我国医学界对健康与疾病展开研究结果表明，当今社会有庞大的人群，身体有种种不适，如情绪低落、心情烦躁、忧郁焦虑、胸闷心悸、失眠健忘、精神不振、疲乏无力、腰背酸痛、畏寒怕冷、手足不温、小便频数、大便溏薄、易感外邪等，而到医院检查均未有器质性病变，达不到疾病的诊断标准，这种状态被称为"亚健康状态"，也称"第三状态"，介于第一状态"健康"与第二状态"疾病"之间的身体状态，是一种潜病状态。在这种状态下，机体虽无明确疾病，但人的免疫功能下降，活力降低，反应能力减退，适应能力下降，存在程度不同的各种患病危险因素。引起亚健康状态的主要原因与过度疲劳造成精力、体力透支，不良生活方式，紧张焦虑等各种心理问题，人体自然衰老，心脑血管及其他慢性病的前期、恢复期及手术后康复期出现的种种不适等。

　　亚健康介于健康与疾病之间，如不重视，就可能发展或导致疾病，因此必须采取措施，尽快恢复到健康状态。摆脱亚健康状态除积极主动地自我保健，建立良好生活节奏、健康习惯、均衡营养，体育锻炼和心理卫生外，中医膏方调治是一种非常有效的办法。膏方的原则为补先天益后天，安六腑，治中补，补中治。根据辨证论治原则实施一人一方，或益肝肾，或理肺胃，或温肾阳,或健脾胃,各不相同,总体脾胃健气血充肾阳温筋骨强,心血旺神安智聪,肝郁疏气血畅达,身心强健,远离病痛。

验案举隅

张××,女,54 岁。长期以来倦怠乏力,头晕寐差,腰膝酸软,喜暖怕冷,手足不温,面色㿠白,小便频数,大便质溏,脉细苔薄。证属脾肾阳虚,治当益肾健脾,温肾阳强筋骨。

膏方:

红参 200 g	党参 300 g	黄芪 300 g	山药 200 g
茯苓 150 g	附片 150 g	桂枝 200 g	白芍 150 g
肉苁蓉 200 g	熟地 200 g	仙灵脾 200 g	仙茅 150 g
巴戟天 150 g	狗脊 150 g	怀牛膝 150 g	杜仲 150 g
川断 150 g	木瓜 150 g	石斛 150 g	桑葚子 150 g
何首乌 200 g	沙苑子 150 g	麦冬 100 g	五味子 100 g
茯神 200 g	远志 150 g	分心木 300 g	磁石 300 g
当归 150 g	川芎 200 g	丹参 300 g	鸡血藤 300 g
红景天 150 g	柴胡 100 g	香附 150 g	枳壳 150 g
葛根 200 g	姜黄 200 g	灵芝 150 g	鹿角胶 200 g
阿胶 100 g			

上药除鹿角胶、阿胶、红参外,余药按中药常规煎法,煎煮三次,每次 1 小时,榨渣取药液,合并药液,去除沉淀物,文火加热浓缩成清膏,加入烊化好的鹿角胶、阿胶、红参粉拌匀浓缩收膏,每次服一汤匙(20～30 g),早晚各服一次,遇感冒、伤食等不适停服,标实去后继服。

方解:红参大补元气,党参、黄芪、山药、茯苓、白术、陈皮健脾胃以充气血,生白术润肠益气不伤正,牛膝、杜仲、川断、山萸肉、木瓜、石斛、补骨脂补肾气以强筋骨,附片、二仙、巴戟天、狗脊、肉苁蓉温肾阳,以充一身元阳;当归、白芍、桑葚子、沙苑子、何首乌、麦冬、五味子、茯神、磁石、分心木滋肝肾,以畅达气血,丹参、川芎、鸡血藤、红景天养血活血,以补气血不足,鹿角胶、阿胶气血有情之品,以充肾精补髓。全方补而不滞,增强体质,延缓衰老进程,改善衰老症状,远离病痛。

现代研究表明:人参、黄芪、党参、白术、熟地、白芍、枸杞、补骨脂、灵芝等能增加外周白细胞数量,增强白细胞吞噬能力。人参、五味子、制首乌、灵芝等均有抗氧化作用,可以提高 SOD 水平,降低 LPO 水平和脂褐质在细胞内的堆积,从而减少自由基对人体的损害,达到延缓衰老进程,何首乌、熟地、人参、黄芪、党参、麦冬、远志、五味子、石菖蒲、灵芝、枸杞子、大枣能刺激脑内 DNA 和蛋白质的合成,促进脑内神经递质的合成和释放,促进脑神经细胞发育,增加脑重量及大脑皮质厚度,保护神经细胞,延长存活时间,改善脑血供,增强脑供氧量,改善能量代谢,具有明显健脑益智功效。附子、熟地、山萸肉、鹿角胶、仙灵脾等温肾补肾药可以激发低下的应激功能,帮助人体度过恶劣自然环境或社会环境引起的重重难关,同时又能抑制人体产生过度的应激反应,避免疾病的发生或疾病的恶化。人参、黄芪、党参、丹参、川芎、红景天等补气养血药能增强心肌收缩力、扩张血管、降低血压、抗心肌缺血等作用,改善心脑血管功能。鹿角胶、仙灵脾、人参具有强壮精神、增强体力、强健筋骨、减轻疲劳、提高思维活力和劳动效率作用及预防治疗绝经后骨质疏松。现代药理研究也发现,党参、白术、茯苓、甘草、山药等可以通过调节自主神经系统,拮抗乙酰胆碱和组胺等功效,促进紊乱状态下的胃肠逐步恢复其消化液成分,降低胃酸浓度,促进胃黏液分泌,增强胃黏液——碳酸氢盐屏障作用,对抗消化道溃疡。肉苁蓉、当归、生白术等具有润肠通便、改善大便干结等肠胃功能失调。

　　次年患者反馈:服用膏药后神清气爽,精力充沛,很少感冒生病,夜寐安宁,面色红润光亮,脚健有力,免疫力增强。

医话篇

YIHUAPIAN

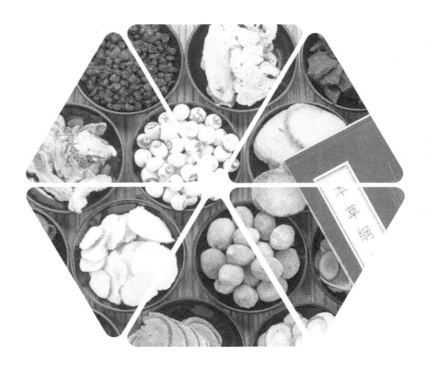

一、头痛临证医话

1. 头痛多主于痰,痛甚者火多。

2. 诸经气滞亦头痛,乃经气聚而不行也。

3. 阳明之经,络于头目,因其腑热熏蒸,上攻于头目之间,以致头痛。

4. 风头痛者,风气客于诸阳,诸阳入脉,皆上于头,风气随经上入,或偏或正,或入脑中,稽而不行,与真气相击必头痛。

5. 热厥头痛者,胃热气盛,不能下行。

6. 湿热头痛,湿与热合。交蒸互郁,其气上行,与清阳之气相搏,则作痛。

7. 头者,天之象,阳之分也,六腑清阳之气,五脏精华之血,皆朝会于高巅,天气所发,六淫之邪,人气所变,五贼之运,皆能犯上而为灾害。

8. 伤风头痛,或半边偏痛,皆因冷风所吹,遇风冷即发,寸脉浮者是也。

9. 凡诊头痛,当先审久暂,次辨表里,盖短暂者,必因邪气,久病者,必兼元气。

10. 阴虚头痛即血虚之属,久病者多有之,常因水亏,虚火易动,火动则痛必兼烦热、内热等证。

11. 头脑痛连两额属太阳;头额痛连目齿属阳明,头角痛连耳根属少阳,太阳穴痛属脾虚,巅顶痛属肾,目系痛属肝。

12. 头痛如碎,每逢阴雨更甚者,真阳不上头也。

13. 头痛痰热风湿起,或兼气血虚而终。在右属气多痰热,在左属血少更属风。

14. 头痛在后,或兼发热恶寒者,太阳经伤寒也。

15. 头痛在侧,兼寒热往来者,少阳经伤风也。

16. 头痛在前,兼发热口渴者,阳明经伤热也。

17. 痰厥头痛,非半夏不能除。

18. 头痛如破,兼见呕吐涎沫者,肝经寒饮逆也。

19. 眩者,言其黑晕转旋,其状目闭眼暗,身转耳鸣,如立舟船之上,起则欲倒。

20. 盖眩者,言视物皆黑。晕者,言视物皆转,二者兼有,方为眩晕。

21. 上气不足,脑为之不满,耳为之苦鸣,头为之苦倾,目为之眩。

22. 此证属痰者多,无痰则不能作眩。

23. 痰火令人头转旋,头部血虚失养则眩。

24. 眩晕之症,人皆称为上盛下虚所致……所谓虚者,血与气也。所谓实者,痰涎风火也。

25. 中气不运,水停心下,心火畏水,不敢下行,扰乱于上,则头目眩晕。

26. 头为诸阳之会,烦劳伤旧,阳升风动,上扰巅顶,耳目乃清空之窍,风阳旋沸,眩晕作也。

27. 肝血不足则生风,风主动,故掉眩。

28. 人肥白而作眩者,治宜清痰降火为先,而兼补气。人瘦黑而作眩者,治宜滋阴降火为要,而兼抑肝。

29. 眩晕一证,虚者居其八九,而兼火兼痰者不及十之一二。

30. 无虚不作眩,当以治虚为主。

31. 头眩虽属上虚,然不能无涉于下,上虚者阳中之阳虚也,下虚者,阴中之阳虚也,阳中之阳虚者,宜治其气。阴中之阳虚者,宜补其精。然伐下者必枯其上,滋苗者必灌其根,故凡治上虚者,犹当兼补气血。

32. 头晕郁冒,其人烦渴闷满者,火挟痰上泛也。

二、脾胃病临证医话

1. 腹胀朝宽暮急,属气虚,宜补中益气。

2. 上腹部大为胀属肝,下腹部大为肿属脾,既胀又肿属肝脾同病。

3. 胃脘痛有热辣感为胃阴伤,治当甘凉养胃。

4. 胃脘痛得食则减,有中虚求谷、火旺烁谷不同。

5. 口中甘淡属脾湿,口中苦酸属肝火。

6. 胃脘痛不虚不实者,多属肝胃不和。

7. 胃病好发于三月和九月,三月木火合邪,九月夏末秋初,天气转冷寒湿重伤脾土。

8. 脘痛呕逆腹鸣,舌苔燥或黄者,上热下寒,宜半夏泻心汤合左金辛通苦降。

9. 肝病善痛,胃病善胀,气伤善胀,血伤则痛。

10. 知饥不能食,乃痰邪阻于胃,知饥不欲食,乃胃阴虚而不足。

11. 脾胃病,脾喜燥而恶湿,喜温而恶寒,燥不可火热,温不可兼表;从于中治,脾胃病者,必用中和,而脾可健也,人以脾胃为主而治病以健脾为先。

12. 脾气通于口,脾和知五味,湿阻于脾,脾气不和,则有甜味也。

13. 胃气一败,百药难施。

14. 素日好饮,胃中必有蓄瘀,若见胃脘痛,噫气不舒,慎防噎膈。水停脘中转动漉漉有声,得呕反舒,宜温中散寒饮。

15. 脘痛隐隐,喜温喜按,得食则舒,归脾汤;口渗清涎为脾胃虚寒不能摄涎,单纯外渗不吐者,用桂枝。渗出吐者用干姜,干姜温中之力强于桂枝,全身虚寒者用附子。

16. 阳虚胃痛,呕吐清水,喜热恶寒冷,怕吃水多的饭菜,脉沉细,苔水滑,用附子理中汤加丁香、肉桂、益智仁。

17. 阴虚胃痛较少,由胃阴不足或肝经气火扰胃,胃脘灼热,或嘈杂如饥,口渴喜水果,舌红苔黄,中心灼热,选用沙参、麦冬、生地、白芍、甘草等养阴药物治之。

18. 气滞胃痛,嗳气吐酸,矢气则舒,选用青皮、香附、枳壳、木香等理气之品,痛甚者沉香、郁金、苏合香丸。

19. 血瘀胃痛,手不可按,服姜汤作噎为特点,食如针刺,或口苦吞酸,舌质紫黯,或有紫斑,脉沉细或弦涩,选用桃仁、失笑散、当归、赤芍、三七、丹参、枳实等。

20. 腹胀者,脾病身痛体重。

21. 脾气虚则四肢不用,五脏不安,实则腹胀,经溲不利。

22. 中气不足,溲便为之变,肠为之苦鸣。

23. 脾胃俱虚者,则不能食而瘦,或少食而肥,虽肥而四肢不用,盖脾虚而邪气盛也。

24. 胃强脾弱,则消食而便溏,脾强胃弱,则饥不受谷食。

25. 饮食不下,膈塞不通,胃脘当心而痛,上支两胁,膈咽不通,食饮不下。

26. 胃胀者,腹满,胃脘痛,鼻闻焦臭,妨于食,大便难。

27. 胃中寒,则腹胀。胃中热,则消谷,令人悬心善饥。

28. 胃脘痛,治法须分新久,初痛在经,久痛入络,经主气,络主血也。初痛宜温散以行气,久痛则血络亦痹,必辛通以和营,未可概以香燥例治。

29. 凡痛有虚实,按之痛止为虚,按之痛甚为实。

30. 胃痛久而屡发,必有凝痰聚瘀。

31. 气郁脘闷噫气,病在肝胃。

32. 肝气不疏,脘痛呕恶。

33. 胃病,其要何在,所云初病在经,久病入络,以经主气络主血,可知其治气治血之当然也。

34. 心胃疼有九种,辨虚实,明轻重,痛不通,气血壅,通则不痛,调和奉。

35. 虚者喜按,得食则止,脉无力,实者拒按,得食愈痛,脉有力,二症各有轻重。

36. 胃虚痛,病机多倾向于脾脏虚寒。

37. 治疗胃痛,在补虚之中,切忌黏腻之品,以防滞气留瘀;在治实之时,避免峻厉之品,以防伤脾胃。

38. 胃痛而有灼烧感,不一定都属热象,气失疏泄,胃酸过多,亦可见此症,用白芍以柔肝,瓦楞以制酸。

39. 治疗胃痛,或以疏肝理气、化瘀止痛为主,以治其实。或在调气化瘀之中,参以养血;泄肝和胃之中,佐以益气;健运脾胃之中,配以养阴,以补其虚。

40. 胃病治肝,腑病以通为补,是本病治疗的关键。

41. 胃阴不足,治以甘平濡润。

42. 治脾以升健,治胃以降和,脾阳虚宜温补,脾阴虚当清补。

43. 复胃阴者,莫如甘寒。

44. 治疗胃痛,香燥伤阴,腻补碍胃,弊端立见。

45. 治痛之通道,不外乎疏运。

46. 胃病一症,淋雨受寒,饮食生冷,最易诱发。

47. 胃寒则气滞湿阻,所谓不通则痛,治宜温中散寒,佐以理气化湿。

48. 肝病及胆,亦可吐酸呕苦。

49. 胃虚木乘,气逆吞酸。

50. 肝郁不疏,味酸脘闷。

51. 肝经之病,两胁胀满,吞酸吐酸,乃肝木之郁。

52. 素有痰火,胸膈郁塞,呕酸噫气,及吞酸吐酸,或有酒积泄泻结痛,此皆湿热也。中酸不宜食黏滑油腻者,是因其能令阳气壅塞,郁堵不畅。

53. 若久喜酸而不已,则不宜温,宜以寒药下之,后以凉血调之,结散热去则气和。

54. 治吞酸吐酸,当辨虚实之轻重,年力之盛衰,实者治其标,虚者治其本。

55. 嘈杂,痰因火动,有食有热。

56. 木火郁于中焦,脘痛嘈杂。

57. 中脘有饮则嘈,有宿食则酸,故常嗳腐气逆。

58. 咽下酸水,或晨吐酸水数口,日间无事者。亦有膈间常如酸折,皆饮食伤于中脘所致。

59. 嘈杂醋心,食后嗳腐,湿痰阻气,妇女抑郁胸嘈,血虚心嘈,大抵脉洪数者多火,脉滑大者多痰,脉沉滑者多郁。

60. 大抵食已即饥,或虽食不饱者,火嘈也,宜兼清火;痰多气滞,似饥非饥,不喜食者,痰嘈也,宜兼化痰,酸水浸心而嘈者,戚戚膨膨,食少无味此为脾气虚寒,水谷不化,宜温胃健脾。

61. 脾胃虚寒嘈杂者,必多吞酸,或兼恶心,此为脾虚不能运化,滞浊而然,不得认为火证,妄用寒冷之品。

62. 嘈杂者,俗称心嘈。有痰因火动者必痰多,脉滑而数,宜治痰为先,治火次之。有食郁作热者,脉数而大,当治其火,而开导次之。有因湿痰者,脉沉而滑,宜豁痰,有因气滞者,脉沉而涩,宜开郁理气。

63. 嘈杂如饥状,每求食自救,苟得少食则嘈杂也少止,止而复作,盖土虚不禁木摇,治当补土伐木。

64. 实嘈者,年壮,脾胃生发之气,与肾气充旺,食易消化,多食善饥而嘈,得食即止,不是本病,无须治疗。

65. 嘈杂,治当补脾阴,养营血,兼补胃阴,甘凉濡润,佐以微酸,此乃脾阴之虚,而致胃家之燥也。

66. 嘈杂,也有胃阳衰微,以致积饮内聚,水气泛溢,似有凌心之状,似酸非酸,似辣非辣,饮食减少,此属脾胃阳虚,治宜温通。

67. 呕吐者胃气上而不下也。

68. 因胃中有热,膈上有痰,故呕吐。

69. 呕吐一症,挟寒则喜热恶寒,肢冷脉小,挟热则喜冷恶热,烦渴脉洪。气滞者胀满不通,痰饮者,遇冷即发。呕苦知邪在胆,吐酸为水入肝,呕涎水虽属痰饮,尚疑虫证,吐酸腐无非食积,更防火患。

70. 肺胃不和最易致呕,盖胃热移肺,肺不受邪,还归于胃,必用黄连以清里热,苏叶以通肺胃,投之立愈者,因肺胃之气,非苏叶不能通也,以轻剂恰治上焦之病。

71. 呕吐一症,当辨虚实。实者有邪,去其邪则愈。虚者无邪,全由胃气之虚。

72. 若吐而诸药不效，必加镇重以坠之，吐而中气久虚，必借谷食以和之。

73. 呕吐者，皆属胃。

74. 反胃人胸膈多为冷气所痞。

75. 反胃者，食犹能入，入而反出；噎膈者，隔塞不通，食不得下。

76. 食入反出者，以阳虚不能化也，可补可温。

77. 食入即吐者，病在胃之上口；食入徐吐者，病在胃之下口也。朝食暮吐者，病在大肠之上口也。

78. 反胃乃胃中无阳，不能容受食物，命门火衰，不能熏蒸脾土，以致饮食入胃，不能运化，而为朝食暮吐，暮食朝吐。治宜益火之源，以消阴翳，补土通阳，以温脾胃。

79. 内格呕逆，食不得入，是有火也；病呕而吐，食入反出，是无火也。

80. 吐由内寒不消，宜温中散寒，非二陈姜术不能治。

81. 吞吐酸者为木不条达，宜当从治，少加降火，顺其性也。

82. 嗳气嘈杂皆为郁火，宜开郁降火，亦从治。

83. 呕吐清水，此为胃寒，宜建中法。

84. 呕吐泛恶，痰浊上泛而致，用玉枢丹。

85. 呕吐泛酸，肝经有火（郁热），用左金。

86. 食入即吐，责之有火，呕苦水，责之肝胆，呕引肋痛，责之肝胆气虚。

87. 呕家不可攻，攻则上愈困，下愈虚。

88. 呕吐时作时止，胃虚也。

89. 呕吐清水或口渗清涎为寒，吐酸水为肝有热，"诸呕吐酸、暴注下迫，皆属于热"，也有属寒者。

90. 食滞停中，寒热互干，脘闷胃痛、呕吐，用玉枢丹合左金平胃散有效。

91. 肝郁化火，热灼胃阴，心下嘈杂，懊侬，食入即吐，饮水亦吐，脉弦数，舌红苔黄，宜养胃阴平肝热，方用连梅饮、沙参麦冬汤。

92. 顽固性呕吐，用半夏、丁香、甘草、朱砂、冰片，研末治之。

93. 上焦吐在于气，下焦者在于寒，吴茱萸、丁香、肉桂、半夏为治下焦吐之要药。

94. 食后泛吐冷涎或心腹痛者，用六君加丁香、藿香。

95. 命门火衰，釜底无薪，不能腐熟水谷，懒倦少力，舌淡苔白或光剥，治以附子理中八味丸。

96. 食则即吐属热，稍停则吐属寒。

97. 肝胃不和者,症见恶心呕吐,治以抑肝和胃。

98. 呕吐而谷不下者,非寒非热,但寒饮也,痰凝于中焦,小半夏汤主之。

99. 呕而渴为邪去津耗,渴而呕为胃逆脾水行心下,属饮家。

100. 有声有物为呕,有物无声为吐。吐有寒热,食入即吐热也,朝食暮吐寒也。

101. 胃阳不伤不吐,胃阳虚则上迎呕吐,胃气不降则羞膈,腹胀嗳气、呃逆。

102. 治胃病不理气,非其治也。

103. 呃逆者,清气温中为要,虽用凉血,必须姜制,炒过少用,丁香温中而散郁,柿蒂理气,气清而寒自散,郁解而火自除。

104. 呃逆有虚实之分

(1) 实呃

① 因寒邪谷气交阻,清浊升降失常,其呃声响亮,连呃不已,脉弦滑,苔白或黄,治宜宣中消导,平胃散加黄连、竹茹、陈皮。

② 肝逆犯胃,胃失和降,脘闷嘈杂,脉弦滑或弦数,药用陈皮、竹茹、左金丸、旋覆花、代赭石。

(2) 虚呃

① 脾肾阳衰,胃气不降,呃声虚缓,不思食或口糜,四肢厥冷,苔白不荣,脉沉细如无,为阳脱前期,用丁香、柿蒂、参附、黑锡丹救逆。

② 气阴两竭,冲气上逆,呃声短数,用生脉五汁饮。

105. 胃寒气逆呃逆,呃道气冲声响有力,得温则舒,遇寒则甚。宜散寒降逆,方用橘皮汤(陈皮 15 g,代赭石 20 g,生姜 30 g,枳壳 20 g)。

106. 胃虚郁热呃逆,呃逆声响,胸胁胀满疼痛,心情压抑时加重,治当平肝解郁和胃,方用旋覆代赭汤。

107. 肾虚饮动呃逆,呃逆声低,有受惊之困,少腹及手足厥冷,脐下悸动,治宜平冲降逆温阳化饮,方用桂枝加桂汤、茯苓桂枝甘草大枣汤。

108. 胃为气逆,为哕。

109. 哕者,呃逆也,非咳逆也。

110. 胃中虚,膈上热,故哕。

111. 凡呃虽由气逆,然有兼寒者,有兼热者,有因食滞而逆者,有因气滞而逆者,有因中气虚而逆者,有因阴气竭而逆者,但察其因而治其气,自无不愈。若轻易之呃,或偶然之呃,气顺则已本不治,惟屡呃为患及呃甚者,必其气大逆,或脾胃元气大有亏竭而然。实呃易治,元气败竭者为危候难治。

112. 呃声频频相连者,可治。若半时呃一声者为虚,难治。

113. 痢后发呃,极为险症。

114. 哕家若不尿而哕者,则病笃矣。

115. 火呃脉数有力,寒呃脉迟无力,痰呃脉滑有力,虚呃,脉虚无力,瘀呃,脉芤沉涩。

116. 寒呃宜温宜散,寒去而气自舒。热呃宜降宜清,火静而气自平。

117. 凡噎膈症不出"胃脘干槁"四字。

118. 噎膈,燥证也,宜润。

119. 噎膈之治,多宜调养心脾,以舒结气。

120. 脾宜升则健,胃宜降则和。

121. 脾胃健运,元气充足,身强无疾。

122. 脾胃无疾,重在于调。脾胃有疾,重在于治。痰有虚实,不可一概以补,故曰调治,当辨虚实,标本同治。

123. 胃阳虚宜温降宣通,方用大小半夏汤、吴茱萸汤。

124. 胃阳虚可由胃气虚转变而来,脾胃气虚者宜用人参,不用芪温补脾阳,以四君加二陈、吴茱萸、木香温通胃阳。

125. 胸闷,痞满而不痛;胸痛则满而痛,胀满内胀而外有形;胸痞则内觉满闷而外无胀急之形。

126. 腹满与胸膈痞闷,统称痞满。痞是闭而不开,满是闷而不舒。

127. 胃阳指纳谷磨化功能,犹如灶中之火,胃阴指胃中津液有液状而濡润的特性,主腐熟水谷,水谷不断,气血充盛不息。

128. 脾主运化依赖于脾阴和脾阳共同合作。脾阳指脾运化水谷的生理功能,主温化健运;脾阴指运化水谷的营养物质,具有灌溉脏腑,濡润孔窍的作用。脾阴虚可继发于肺阴虚、肝肾阴虚。反之脾胃之阴先虚,气血生化之源不足,日久可致肝、肾、肺之虚。

129. 治肝不应,当取阳明,肝郁犯胃,久克必虚,可用芍药六君子补中畅木。

130. 燥脾湿,要甘温健脾益气,佐以祛风燥湿或温中化湿,药用党参、苍术、白术、木香、防风、良姜、二陈。

131. 燥胃湿,用平胃散,药后苔腻不化,酌加干姜、草果温通。

132. 徐景藩大师指出:脾胃阴虚多见,脾阴虚必伴脾气虚,脾胃阴虚常继发于他脏病变。胃阴津亏与否,常指导预后。临床治疗常用"甘寒益胃阴,甘淡实脾阴"治疗脾胃阴虚之证。

133. 胃阳虚,叶天士常用二陈、益智仁、云苓,少用姜附。宜胃阳通胃气以藿香、厚朴、白蔻仁等温化祛痰为主。

三、腹痛临证医话

1. 腹痛者,由腑脏虚,寒冷之气,客于肠胃膜原之间结聚不散,正气与邪气交争相击,故痛。

2. 寒气客于肠胃之间,膜原之下,血不能散,小络急引,故痛。

3. 热气留于小肠,肠中痛,瘅热焦渴,坚干不得出,故痛而闭不通也。

4. 瘦人绕脐痛,必有风冷。脐中痛,脐中是少阴肾外部之区,肾气不足,虚寒窃居脐中作痛,发作甚剧,难以忍受,按之则舒痛减,脉沉细,治宜温肾止痛

5. 腹痛有寒,有热,有虚,有实,有食积,有湿痰,有死血,有虫。大抵胃脘下大腹痛者,多属食积外邪,绕脐痛者,多属痰火积热,脐下少腹痛者,多属寒或瘀血,或溺涩。

6. 气血虚寒不能营养心脾者,最多心腹痛证。

7. 腹痛分三部,脐以上痛者为太阴脾,当脐痛者为少阴肾,少腹痛者为厥阴肝,及冲、任、大、小肠。

8. 伤于寒者,痛无间断,得热则缓。伤于热者,痛作有时,得寒则减。因饥而痛者,过饥即痛,得食则止。因食而痛者,多食则痛,得便乃安。

9. 凡虚痛之候,常常连绵不止,而无急暴之势,或按揉、温烫,痛必稍缓。

10. 凡虚痛时减,复如数,此为寒,当以温药。

11. 病者腹满,按之不痛为虚,痛者为实,可下之。

12. 凡治少腹痛,当用坠降之药,其行气皆当用核,乃能直达病所,以取效也。少腹两旁痛,属厥阴肝经循行之区,肝气郁结,少腹两旁作痛,属实者阵阵作痛,痛引腰膂,左右窜引,但不甚喜按,脉左手弦紧,苔中黄腻,宜疏肝理气,属虚者寒热并调。

13. 腹痛之证,虚证喜按,实证拒按;食后痛缓属虚,食后痛甚属实(里有食带或痰涎)。

14. 痛初起,按之痛缓,重按之痛反剧为大虚之证,一贯煎治之。

15. 中脘痛,中脘正是胃脘,如受寒外袭,宿疾内恋,表邪外束,内为浊踞,兼以气郁之积,顿然中脘作痛,手不可近,近则愈痛,脉沉滑苔白厚,宜疏表去

寒,化痰畅气。

16. 厥阴者,阴中之阴也,少腹为厥阴之络所过,少腹疼痛多属阴寒,外用阳和膏贴痛处,加少许麝香,以热治寒,辛香走窜,阴霾自散。

17. 虫痛者,痛发难当,痛定能食,饥时呕沫,时呕清陷,面色萎黄或乍青乍白,舌见梅点,乌梅丸主之。

18. 腹痛归于阴强,非温中散寒不能除,宜用煨姜理中之类。

19. 寒中太阴则中脘疼痛,宜理中汤,寒中少阴则脐腹痛,宜吴茱萸汤;寒中厥阴则少腹疼痛,宜当归四物汤加吴茱萸。

20. 腹满,自觉满闷而外无胀急形象,多系脾胃消化不良,湿阻气滞。

21. 腹胀,多属湿热气滞,偏于实证,时轻时重。胀在宜疏腑。二便通畅者胀在脏,治宜健脾,用宽中汤。

22. 腹中胀满,求通不得,频频登厕;努力太过,虚气下注,肛门里急后重不可忍,气逆呕恶,渴而索水,水不能咽,呻吟不绝,用人参当归、枳壳煎汤加香橼、陈皮。

23. 肠鸣有湿滞者,鸣响断续不连;有气者声如雷鸣;有水者沥沥有声。

24. 腹中常鸣,气上冲胸,喘不能久立,邪在大肠。

25. 大肠病者,肠中切痛而鸣濯濯,冬日重感于寒,即泄,当脐而痛,不能久立。肠中寒,则肠鸣飧泄,肠中热则出入黄糜。

26. 大肠移热于胃,善食而瘦。

27. 吞酸腹痛,为痰郁中焦。痞闷腹痛,为气搏中州,火痛肠内雷鸣,冲斥无定,痛处觉热,口烦口渴。虫痛肚大青筋,饥即咬断,痛必吐水,痛定能食。气虚痛者,痛必喜按,呼吸短浅。血虚痛者,痛如芒刺,牵引不宁。

28. 通则不痛,理也,但通之之法,各有不同,调气以和血,调血以和气,通也。下逆者使之上行,中结者使之旁达,亦通也。虚者助之使通,寒者温之使通,无非通之之法。若必以下泄为通,则妄矣。

29. 大都暴痛脉忽细伏多实,久病脉本微弱为虚。

30. 凡虚痛之候,每当连绵不止,而无急暴之势,或按揉、温熨,痛必稍慢。

四、泄泻临证医话

1. 粪出少而势缓者为泄,漏泄之谓也;粪大出而势直下不阻者为泻,倾泻之谓也。

2. 泄泻之本,无不由于脾胃。

3. 脾强无湿，何自成泄？

4. 饮食失节，起居不时，以致脾胃受伤，则水反为湿，谷反为滞；精华之气不能输化，乃致合污下降而泻利。

5. 暴泄而肛门迸迫，此属火化；暴泄而肛门不禁，即属阴寒；久泄而肛门不禁又属阳虚。

6. 暴注下迫，食不及化，是无水也；溏泄日久，止发无恒，是无火也。

7. 肾阳不足，则命门火衰，而阴寒独盛，故于子丑之后，阳气未复阴气盛极之时，即令人洞泄不止也。

8. 飧泄之完谷不化，湿兼风也；溏泄之肠垢污积，湿兼热也；鹜溏之澄清溺白，湿兼寒也；濡泄之身重软弱，湿自胜也；滑泄之久下不能禁固，湿胜气脱也。

9. 泻属脾胃，人固知之，然门户束要者，肝之气也；守司于下者，肾之气也。若肝肾气实，则能约束而不泻；虚则失职，而无禁固之权矣。

10. 泄泻之因，惟水火土三气为最。夫水者，寒气也，火者，热气也，土者湿气也，此乃泻利之本。

11. 腹泻的原因不一，从本质分析不外二类：虚证属内伤，浅者在脾，深者及肾，实证属病邪。以湿为主，结合寒邪和热邪以及食滞等。

12. 久泻无火，多因脾肾之虚寒也。

13. 泻黄腹痛者，湿也，泻白腹痛者，寒也。痛一阵，泻一阵，泻后涩滞者，火也。痛一阵泻一阵，泻后痛减者，食也。腹中胀痛，泻不减者，肝气也。

14. 泄泻治法有九：一曰淡渗，一曰升提，一曰清凉，一曰疏利，一曰甘缓，一曰酸收，一曰燥脾，一曰温肾，一曰固涩。

15. 凡泻皆兼湿，初宜分理中焦，次则分利下焦，继以风药燥湿，久则升举元气，滑脱不禁，然后涩之。

16. 泻多由于湿，惟分利小便为上策。

17. 凡治泻，须利小便，然有食积未消者，则不宜利小便，必俟食积既消、然后利之方为合法。

18. 脾虚以补中为先，肾虚以固下为主，风胜佐以疏透，湿胜佐以渗利。

19. 初泻与泻之末甚宜利水，次补脾。久泻大泻，宜补肾。以肾为胃关，二便开阖，皆肾所主也。

20. 治泻，补虚不可纯用甘温，太甘则生湿；清热不可纯用苦寒，太苦则伤脾；兜涩，不可太早，恐留滞余邪，淡渗不可太多，恐津枯阳陷。

21. 脾强者,滞去即愈;脾弱者,因虚易泻,因泻愈虚。

22. 泻多必亡阴。

23. 肝脾不和者,症见恶心呕吐,治以抑肝和胃。

24. 泄泻,脾喜燥而恶湿,喜温而恶寒,吐泻脾病,当从脾治。

25. 伤寒大便溏泄为邪尽,不可下,湿温大便溏为湿未净,便硬方为无湿,不可攻也。

26. 久泄,由脾及胃,无火化谷,大便不臭,如出现腥臭,色如鱼冻,慎防癌肿。

27. 土虚木侮泄泻,用痛泻要方加香连丸、乌药、白芍、木瓜、六一散。

28. 暴泄不可兜涩,宜利小便,实大便,治泄不利小便,非其治也。

29. 积滞泄泻,腹必绞痛方泄,泻后痛减,平胃散加楂曲、莱菔子。

30. 肠风者,大便时拍拍有声,其因一为外风从肠胃经络而入客,二为内风因肝木过旺而下乘,宜祛风胜湿,煨葛根、防风常用之。

31. 久病见泄泻者难治。

32. 水泄腹不痛者湿也,痛甚而泻,泻而痛减者,食积也。泻水腹痛肠鸣,痛一阵泻一阵,火也;或泻或不泻,或多或少者,痰也;完谷不化者,气虚也。痛泻不减,胃肝实脾虚,宜痛泻要方。

33. 脾阳不伤不泻:脾阳虚以腹泻为主症。脾不升则水谷精微难以上达巅顶,引起食后思睡、精神倦怠等。脾阳不升反降则中气下陷,腹胀腹泻。脾阳虚宜温运补益。脾乃柔肝,非刚不能苏阳,治当温中运化,兼以化湿,药用理中加炮姜、荜菝、丁香、砂仁、白术、大腹皮。

34. 脾虚不升为主,以大便量多、次频为特点;肝旺为主者以腹痛作泻,大便量少为主。脾虚肝旺泄泻,治宜升阳健脾、疏肝理气。药用:炙升麻10 g,防风炭10 g,炒白芍15 g,炒白术15 g,茯苓20 g,炒扁豆15 g,炒薏苡仁30 g,肉桂3 g,炮姜炭5 g,煨木香10 g,砂仁5 g,诃子肉10 g,附片5 g。

35. 虚功亦称矢气,指气体从肛门排出,俗称放屁。矢气频繁,多因脾虚、饮食不化,或肝胃气滞所致,治宜健脾消食、行气宽中。

36. 食滞泄泻,多伴腹痛,湿滞泄者则腹不痛。

37. 痢疾古名滞下,亦名肠澼,以其滞涩肠藏,下多不快,而澼澼有声也。

38. 夫人饮食起居失其宜,运动劳役过其度,则脾胃不充,大肠虚弱,而风冷暑湿之邪乘虚而入,故为痢疾也。

39. 痢起夏秋,湿蒸热郁,本乎天也。因热就凉,过食生冷,因于人也;气壮而伤于天者,郁热居多,气弱而伤于人者,阴寒为甚。

40. 外感六淫之邪,以成痢疾,或失于解表,或寒凉抑遏外邪,或早食膏粱助其邪热,或补涩太早,邪伏肠胃,则成休息之痢。

41. 夏季痢症,多是湿热食积,初起宜分消其邪。

42. 痢而赤白者,是热乘于血,血渗肠内则赤也,冷气入肠,搏肠间,津液凝滞则白也。冷热相交,故赤白相杂。

43. 赤痢乃自小肠来,白痢乃自大肠来。皆湿热为本。

44. 凡下痢红赤而腹不痛者,湿伤血分也。痢赤属血,白属气。

45. 无积不成痢。

46. 痢以脉大为忌,恶心为忌,发热为忌。

47. 久痢不愈,频频下坠,下如鱼冻、鱼肠者,防直肠癌变。

48. 痢疾实滞腹痛,里急后重者,木香、槟榔显效。

49. 痢久,久泄辨证时加升麻,使脾复原位,脾以升为补,脾升胃降运化正常,泄痢自止。

50. 痢疾初起忌止涩过早,否则关门留盗,致休息痢、臌胀;病邪初退,用扁豆、薏仁,继用参芪。

51. 痢无补法,只适用于痢疾初起,痢疾多由外感湿热、内伤饮食所致,湿热积滞,交蒸于肠胃,使之运化失司所致;故不当补,补则患实实之虚。但久痢正虚,脾胃虚弱,或脾肾阳衰,宜当补涩升提,方用升阳益胃汤、驻车丸、禹余粮丸等。

52. 噤口痢,乃热气自下上冲,而犯胃口,肠中传导,皆逆阻似闭。

53. 脓血痢,凡脓血稠黏,里急后重,皆属于火,痢久则伤肾。

54. 内伤痢,其来也缓,外感痢,其发也暴。

55. 下利,不欲食者,有宿食,当下之。

56. 泻泄与痢,本为同类,但泻浅而痢深,泻轻而痢重。泻由水火不分,出于中焦,痢以脂血伤败,病在下焦。在中焦者,湿由脾胃而分于小肠,故可澄其源,所以治宜分利。在下焦者,病在肝肾大肠,分利已无所及。

57. 下利而腹痛满,为寒为实,当下之。

58. 下利腹中坚者,当下之。

59. 下利而谵语者,腹内有燥屎,宜下之。

60. 伤热而赤者,则清之;伤冷而白者,则温之;伤风而纯下清血者,则祛逐之;伤湿而下豆羹者,则分利之。

61. 和血则便脓自愈，理气则后重自除。

62. 痢疾初得之时，元气未虚，必推荡之。此乃通因通用之法；稍久气虚，则不可下，壮实初病宜下，虚弱衰老久病，宜升之。

63. 痢疾呕恶兀兀欲吐或闻食气即见恶心者，此胃气虚寒，不能容受而然，必宜温补安胃。

64. 凡有实邪胀痛坚满等症，而形气脉气俱实者可先去其积，积去其痢自止。

65. 因于湿热者，去其湿热，因于积滞者，去其积滞，因于气者调之，因于血者和之。新感而调者，可以通因通用，久病而虚者，可以塞因塞用，皆是常法。脉来，微弱者可补，形色虚薄者可补，疾后而痢者可补，因功而剧者可补。

66. 未有久痢而肾不损者，故治痢不知补肾，非其治也。

67. 痢多湿热，亦有虚与寒者，虚者补之，寒者温之。

68. 燥热痢之治，禁发汗、利小便、燥脾三法。

69. 凡痢，第一要戒荤腥，外感痢无论日久，先要散表邪。

70. 痢本积滞而必欲行，痢本湿热而必欲凉，为治痢大法。

71. 治痢者，必用寒以胜热，若以燥湿，微加辛热以佐之，以为发散开通之用。如此固无不效者。

72. 初痢身热脉浮者，可解表；初痢身热脉沉者，可以攻下；久痢身热脉虚者，正虚可治，久痢身热脉大者，邪盛难治。

73. 凡治痢与治泻异，水泻由清浊不分，可利小便，痢则邪毒胶滞，津液枯涩，大忌分利。

74. 痢后大便秘涩，里急后重，数至圊而不能便，或少有白脓，此为气虚下陷，慎勿利之。

75. 大抵初痢噤口，为湿瘀胃口，宜苦燥治之，若久痢口噤，为胃气虚败，即大剂独参温中，也恐难为力。

76. 大凡泄痢，宜食酸苦，勿甘咸。盖酸收苦涩，甘缓咸濡，不可不知。

77. 久痢阳虚或因攻伐寒凉太过，致竭脾肾元神而滑脱不止者，本源已败。

78. 老人深秋患痢呃逆，宜小心。

79. 凡痢身不热者轻，身热者重，能食者轻，不能食者重，绝不食者死。

五、便秘临证医话

1. 脾胃有热,发汗太过,则津液竭,胃干结热在内,大便不通也。

2. 下焦有热,则大便难。

3. 诸气怫郁,则气壅大肠,而大便乃结;若元气不足,肺气不能下达;则大肠不得传道之令,而大便亦结。

4. 久病伤阴,阴血亏损,高年阴耗,血燥津竭,则大便干而秘结,若血中伏火,煎熬真阴。阴血燥热,大便亦为之秘结。

5. 燥气在里,耗其津液,则大便秘结。

6. 燥结之病有热燥,有风燥,有阳结,有阴结,还有老年气虚、津液不足而结燥者。

7. 大便秘结,肾病也。

8. 秘者,秘塞不通,非结燥也;结者,燥结不行,非秘塞也。

9. 便秘之证当辨者惟二,阳结阴结而尽之。有火者便是阳结,无火者便是阴结。

10. 肾主大便,大便难者取足少阴。

11. 少阴不得大便以辛润之,太阴不得大便以苦泄之。阳结者散之,阴结者温之。

12. 病后血气未复,皆能秘结,法当补养气血,使津液生则便自通,误用硝黄利药,多致不救。

13. 治阳虚者,但益其火,则阴凝自化;治阴虚者,但壮其水,则泾渭自通。

14. 老年气血虚,津液常不足,切不可轻用硝黄,重竭其津液,致秘结更重。

15. 不能饮食,大便清白,或病久年高,脾虚津枯,血少,宜温润通便,药用当归、熟地、肉苁蓉、桃仁、柏子仁、蜂蜜、参芪。

16. 瘦人血枯,火秘,用通幽汤加蜂蜜。

17. 阴虚肺燥,用沙参、麦冬、桔梗、紫菀、牛子润肺清肠。

18. 肝胆气郁,肝阳不足,大便干结如栗难行者,配用宣肺之品,如杏仁、桔梗、牛子。

19. 阴亏便秘或老年气阴两亏,津液无以濡润肠藏所致,治宜增水行舟,硬攻效不持久。

20. 便秘兼呕吐者,不宜用油润之物,如柏子仁、黑芝麻。

21. 脾虚不运,倦怠懒言,补中益气汤倍升麻,加当归、蜂蜜、麻油,清气升、浊气自降。

22. 胃实而秘,能食便秘溲赤,脾约麻仁丸主之。

23. 风秘,风入大肠,传化失职,用羌活、枳壳、防风、麻仁。

24. 气秘,谷气不降,其人多噫,枳壳、青皮、槟榔、乌药、陈皮、沉香煎服四磨饮。

25. 痰秘,头汗喘满,胸闷肠鸣,头昏,乃痰饮湿热,阻碍气机升降,用白芥子、半夏、茯苓、木香、桃仁、姜竹沥;不应,加大黄、黄连,甚则控涎丹下之。

26. 冷秘,阴凝固结,胃气闭塞,肠内气攻,腹喜按,六脉沉迟,面白或黑,用藿、朴、肉桂、枳壳、干姜、陈皮送半硫丸。

27. 冷秘者,须热药冷服。

28. 热秘偏多,六脉数实,面赤口干,身热,肠胃胀闷,时欲得冷,或口舌生疮,用苏子、黄芩、生地、芍药、枳实、枳壳煎服润肠丸。

六、肝胆病临证医话

1. 肝病者,两胁下痛引少腹。

2. 邪在肝,则两胁中痛。

3. 肝气有余,两胁作痛。

4. 凡胁痛多火,皆肝胆症也。上胁痛属肝,下胁痛属胆,或肺气怫郁,金邪乘木,亦令胁痛。

5. 谋虑不决,心中不快,以致气郁肝,而生痰动火,攻击于胁而作痛。

6. 内伤胁痛之因,或痰饮悬饮,凝结两胁,或死血停滞胁肋,或恼怒郁结,肝火攻冲,或肾水不足,龙雷之火上冲,或肾阳不足,虚阳上浮,皆致胁肋终痛。

7. 凡气、血、食、痰、风、寒滞于肝者,皆能致痛。

8. 胁痛宜分左右,辨虚实。左胁痛者,肝受邪也;右胁痛者,肝邪入肺也;左右胁胀痛者,气滞也。

9. 肝气虚胁痛者,悠悠不止,耳目眈眈善恐。

10. 左胁作痛,专主厥阴肝经,右胁乘肺乘脾俱有,或泄水以安土,或清金以平木。

11. 治之当以散结顺气、化痰和血为主,平其肝而导其气。

12. 凡胁痛用青皮,必须醋炒。

13. 胁痛多半是实，不得轻易补肝。凡治实证胁痛，左用枳壳，右用郁金。

14. 凡木郁不舒，而气无所泄，火无所越，胀甚惧按又当疏散升发以达之，不可过用降气，致木愈郁而痛愈甚。

15. 凡胁痛年久不已者，乃痰瘀结成积块。肝积肥气左右，肺积息贲左右。发作有时，虽皆肝木有余肺积愤郁，不可峻攻。

16. 胁肋痛，动作牵痛为络伤，动作不牵痛为内伤。

17. 肝胆气郁，肝阳不足，大便干结如栗状难行者，配宣肺之品：杏仁、桔梗。

18. 肝郁肝滞，苔薄黄，便干结如栗状难行者，理气不宜过分香燥，宜用花类配以清肝、酸甘敛阴为佳。

19. 肝痛不论虚实，横逆则犯脾胃。

20. 胁乃肝之分野，肝气郁结、两胁胀痛，初痛入络，治宜理气和络。药用：柴胡、川楝子、郁金、香附、白芍、青陈皮、桃仁、红花、刺蒺藜、玄胡、乳香、没药、丝瓜络、紫降香。

21. 劳力伤络，胁肋闪挫作痛，呼吸转侧不利为特点，宜旋覆花汤加味。药用：旋覆花、桃仁、红花、乳香、没药、五灵脂、紫降香、丝瓜络。

22. 死血留于胁下，痛势朝轻暮重，午后脉短涩，宜桃仁承气加山甲、鳖甲、青皮。

23. 胁下痰浊，非白芥子不能去。

24. 胁下痛引背，属蓄血，不可视为悬饮。

25. 胁痛如火燎刺痛者，加丹皮、栀子、煅瓦楞子、龙胆草清热凉血，和血止痛。

26. 胁痛，左胁痛者属肝火也，右胁痛者脾火也，肝火多气，脾火多痰。

27. 肝病头目眩胁支满。

28. 肝胀者，胁下满而痛引小腹。

29. 肝木受邪，两胁下少腹痛，目赤痛、眦疡、目无所闻。

30. 肝热病者，小便先黄，腹痛多卧，身热，热争则狂言及惊，胁满痛，手足躁，不得安卧。

31. 肝气虚则恐，实则怒。

32. 风依于木，木郁则化风，为眩，为晕，为舌麻，为耳鸣，为痉，为痹，为类中，皆肝风震动也。

33. 肝木胜升散，不受遏郁，郁则经气逆，为嗳为胀，为呕吐，为暴怒胁痛，为胸闷不食，为飧泄，为疝，此肝气横决也。

34. 胆胀者,胁下痛胀,口中苦,善太息。

35. 胆病者,善太息,口苦,呕宿汁,心下澹澹,恐人将捕之,嗌中吤吤然数唾。

36. 病苦腹中气满,饮食不下,咽干头疼,洒洒恶寒,胁痛,名为胆实热也。

七、肾病临证医话

(一)肾病

1. 腰痛有寒湿,有风热,有挫闪,有瘀血,有滞气,有疾积,皆为标。肾虚为其本也。肾虚,皆起于内,盖失志伤肾,郁怒伤肝,忧思伤脾,皆致腰痛,故使气结不行,血停不运,遂成虚损,血气去之,又有房劳过者。

2. 诸般腰痛,其源皆属肾虚。腰为肾府宜温补,湿着血瘀皆致疼。亦有痛连肩背者,太阳经病为根源。

3. 凡人之腰痛,皆脊梁处作痛,实为督脉所主。肾虚者,其督脉必虚,是以腰痛。

4. 湿热腰痛者,遇天阴或久坐而发;肾虚者,疼之不已;瘀血者,日轻夜重。

5. 肾着为病,其体重,腰冷如冰,饮食如故,腹重如物在腰,治宜温化寒湿以散之。

6. 凡病腰痛,多由真阴不足。最宜培补肾气,亦有实邪而为腰痛者,不过十之二三。

7. 小便清长者为下元虚寒,"诸病水液,澄澈清冷,皆属于寒"。

8. 小便不禁,膀胱不能约束,肾与膀胱相表里,当益肾固摄。

9. 巩堤丸:熟地、山药、茯苓、附子、白术、韭菜子、五味子、菟丝子、益智仁、益母草、补骨脂。

10. 气虚固脬汤,劳后小便,迫急不禁。

11. 羊脬、黄芪、升麻、山萸肉、白芍、当归、茯神、沙苑子、桑螵蛸、益智仁、益母草。

12. 多尿消渴,脉数肾阳盛,尿频清长肢冷,肾阳虚。

13. 虚浮,晨消暮胖,按之不起,水肿无消之时,皮肤发亮,按之即起。

14. 小便后淋漓,无刺痛,疲劳则甚,与脾虚中气不足有关,并非纯属肾虚。肾为胃关,中气不足,关闭不利,关门不利,则小便频数不爽,中气不足,溲为之变。

15. 慢性肾炎症状不显者,按虚劳辨治,无证可辨者参考实验室检查。

16. 水非瘀血,即痰湿或血虚。

17. 伤于风者,上先受之,因于湿者下先受之,前者发表,后利小便,面部浮肿者多属风,通阳祛风乃是常法。

18. 肾阳虚,阳不归宅,虚阳浮越于上者,临床表现上热下寒,面色浮红,头晕耳鸣,腰酸膝软,两足发凉,舌红脉虚大无力。此时下寒,更注重脚冷与不冷,凡脚冷同时有阳虚见证即可用湿阳药。

19. 久病及肾,肾病多顽疾,顽疾怪病多治血。

20. 肾者,胃之关也。关门不利,故聚水而从其类也。上下溢于皮肤,故归跗肿。跗肿者,聚水而生病也。

21. 水肿,因脾虚不能制水,水渍妄行。当以参术补脾,使脾气得实,自能健运升降,运动其枢机,则水自行。宜补中,行湿利小便,切不可下。

22. 凡水肿之证,乃肺、脾、肾三脏相干之病。盖水为至阴其本在肾,水化于气,故其标在肺,水惟畏土,故其制在脾。肺虚则气不化精而化水,脾虚则土不制水而反克。肾虚则水无所主而妄行。水不归经,则逆而上泛,故传入于脾,而肌肉浮肿;传入于肺则气息喘急。虽分而言之,三脏各有所主,合而言之则总由阴胜之害。病本皆归于肾。

23. 所言气化,即肾中之气,阴中之火。阴中无阳,则气不能化,水道不通溢而水肿。

24. 真水足而邪水不敢横行,真水衰即邪水乃致泛决。

25. 阴水虽宜补阳,然小火不能胜大水,必先泻其水乃用暖药以补元气。阴水虽寒,久亦郁而成热,寒本也,热标耳。

26. 命门火衰,既不能自制阴水,又不能温养脾土则阴不从阳。而精化为水,故水肿之证,多属火衰。

27. 诸有水者,腰以下肿,当利小便;腰以上肿,当发汗乃愈。

28. 治水肿必健脾导水。

29. 凡治肿者,必先治水,治水者,必先治气。若气不能化,则水必不利。

30. 肿当利水而实脾,胀宜清气而开郁,此治肿胀之大端。

31. 所谓气化者,即右肾命门真火。火衰则不能蒸动肾之关门,而水聚矣。以蒸动其关,积水始下,以阳主升也。此法不独治水肿,凡治胀者,其要也在通阳。

32. 治水之法:行其所无事。随表里寒热上下,因其势而利导,宜汗,宜下,宜渗,宜清,宜燥,宜温。各法之中,变化不拘。

33. 强身以葆真,泄浊以排毒,四分扶正,六分排毒。

34. 慢性肾炎必须守方,坚持用药半年以上,积量而质变。

35. 慢性肾炎不可概以治虚。

36. 治感染益气清解,透泄肾络。

37. 除水肿,健脾温肾,通阳利水。

38. 止血尿,滋阴清热、化瘀止血。

39. 消蛋白,益气补肾,固摄精微,健脾摄精,重在益气升提补肾固精,务须阴阳互调。

40. 肾炎水肿多由脾肾阳虚引起,古人云:胀多属热,肿多属寒。肾炎属肿,肝病属胀。

41. 慢性肾炎水肿多属阴水,宜温肾扶阳。

42. 服用温阳健脾利水药时,应注意脾虚生湿,湿郁化热。

43. 尿泡沫多,长期不消退者(正常 5～10 分钟消退),应尿检。

44. 淋者,小便频数,不得流通,溺已而痛是也。大抵由膀胱湿热所致。

45. 诸淋者,由肾虚而膀胱热故也。

46. 劳淋者,因劳倦而成,多属脾虚。

47. 治淋以通利为主。

48. 膏淋之证,小便如油如膏,甚则溺器中黏结稠块有如败紫。皆是肾家脂家津液,与诸淋之属膀胱为病不同。

49. 浊者,小便不清,或白或黄,或青或赤,湿热为之。

50. 尿浊之因有二,一由肾虚败精流注,一由湿热渗入膀胱。

51. 关格期重在调理脾胃,透析期当温胃降浊,健脾益胃,慎用活血化瘀,以防出血。

52. 便浊之恙,只在气虚与湿热。实者宜通水道,虚者调养中州,若虚实两兼,又当益脏通腑。

53. 闭与癃两证也。新病为溺闭,滴点难通。久病为溺癃,屡出而短少。

54. 癃闭与淋证不同,淋则便数而茎痛;癃闭则小便点滴而难通。

55. 膀胱不利为癃,不约为遗尿。

56. 实则闭癃,虚则遗溺,遗溺则补,闭癃则泻。

57. 肺气清肃则顺降得宜,小溲不变,肺气不利则水道失常,为癃闭,为频数,为不禁。病虽在下,而自与至高之肺气息息相通,肺气不降,则癃而不出。

58. 膀胱热结,轻者为癃,重者为闭。

59. 小便癃闭,亦有因膀胱阳气无权一证,以桂枝通太阳之阳,其溺立下。

60. 凡膀胱不利为癃闭,但知清热通利,未必有效。惟开宣肺气,以通气化之上源,上窍通而下窍自泄,如壶之水,仅有在下一窍,虽倾之而滴水不流,必为之开一上窍,下窍遂利,此所谓下病求之于上也。

61. 小便不禁当固肾益气,然后补中。

62. 肿胀,早期祛湿消肿,中期由湿生痰,后期痰瘀交阻,祛湿必佐涤痰化瘀,肿始能消。

63. 寒湿所致,身重腰冷,如坐水中,腰下重痛,足痛腿肿,便溏溲涩,药选用苍白术、炮姜、丁香、茯苓、炙甘草、橘红温经化湿。

64. 坐卧湿地,雨露外袭,身重脚弱,关节疼痛,汗多恶风,腿膝浮肿,便溏小便不利,药用炮姜、附子、桂枝、白芍、四君、姜枣。

65. 腰痛冷如冰,身重如带五千钱,小便利,困劳汗出,衣里冷湿而至,药选苍白术、猪茯苓、防风、葛根、陈皮、秦艽。

66. 小便淋漓不禁,肾气虚弱,气化不及,膀胱不约,大菟丝子丸主之。(菟丝子、覆盆子、五味子、附子、肉桂、熟地、山萸肉、茯苓、泽泻、牛膝、川断、沉香、杜仲、川芎、鹿茸、肉苁蓉、巴戟天、桑螵蛸、补骨脂、荜澄茄、小茴香、石斛)

67. 小便不利,小便涩滞,仅下点滴,小腹坠胀不适常见。

上焦之气不化,伴咽干烦躁、呼吸短促,为肺经有热,用黄芩清肺饮。

中焦之气不化,伴身倦体困、气短神疲等脾虚下陷体征,用补中益气汤。

下焦之气不化,腰背酸痛、神衰怯冷,为肾阳亏虚,用香茸丸。

阳虚者:附子、熟地、肉苁蓉、鹿茸、破故纸、当归、沉香。

阴虚者:滋肾通关丸、知母、黄柏、肉桂。

68. 夜尿频数多肾虚,常与失眠互为因果,安神方中加覆盆子五味子、桑螵蛸。

69. 腰以下肢冷加细辛,腰背恶寒,四肢不温用麻黄附子细辛汤(麻黄100 g,附子15 g,细辛100 g,研粗末,用20 g睡前煎服),腰沉重者加肾着汤。

70. 体虚之人,全身高度浮肿,腹部胀满疼痛,用麝香0.15 g外敷脐,口服麻黄4.5 g,附子6 g,细辛3 g,肉桂3 g,知母9 g,甘草3 g,生姜9 g,大枣3枚。

71. 小便不利,虚寒者五苓散,虚热者四苓散。

72. 温阳利水药,用药需1～2周,故注意守方。血不利则病水,故应注意加用活血化瘀药,益母草、刘寄奴、防己。

73. 水病最难治,特须慎于口味,戒房劳谑戏。若不能戒,愈而复病者多矣。

74. 风邪久羁,内陷于肾蛋白尿持久难除,需用虫类药搜刮逐邪,直达病所,将潜伏于内的风邪深搜细剔,逐出于外,如全虫、蜈蚣、僵蚕、地龙,同时能平肝息风止痛,对肾性高血压有很好的治疗作用。

75. 肾阳虚、肾阴虚辨证

症状	肾阴虚	肾阳虚
面色	颧红,面热	㿠白、无华
头晕目眩	眩晕有胀感	眩晕欲仆
脑力	健忘	集中分析能力减退
耳鸣耳聋	鸣响如蝉,听力下降,有冲跳感	闭气,听力减退,有气室感
四肢	五心烦热,午后为甚	肢冷,晨暮为甚
冷热	恶热,夏季为甚	怯冷倍于常人,冬季尤甚
神情	虚烦不宁,易急躁冲	气短语怯,懒于活动,神情淡漠沉郁
头发	发拽枯槁	发稀易落
汗	盗汗	自汗
月经	经行先期,色鲜淋漓	量少色淡或闭经
咳喘	咯血、鼻衄,痰少	喘促,痰稀量多
口渴	口干少津,日晡更甚	口淡不渴
饮食	嘈杂易饥	食少脘痞
血压	阴虚阳亢,水不涵木,血压偏高	血压多偏低,少数阴不摄阳,虚阳
睡眠	失眠,多梦纷纭	嗜睡
遗精	梦遗	滑泄
腰痛	腰膝酸痛	腰脊冷痛,并有麻木感
腿膝	胫酸跟痛	胫肿而冷
性欲	亢进早泄	性减阳痿
白带	质稠有腥味	质稀量多绵注,夜尿多
大便	正常或干燥	溏泄或完谷不化
舌苔	舌红苔薄或剥脱	苔白滑,舌淡胖,有齿痕
脉象	脉细数,左长尤甚	脉沉迟虚大,右尺尤甚

（二）阳痿遗精

1. 有梦而遗者,谓之遗精;无梦而遗者,谓之滑精。大抵有梦者,多因阳火之强;无梦者,常由心肾之虚。

2. 少年气盛,鳏旷多时,强制情欲,不自觉知,此泄如瓶之满而溢者。是为无病,勿药可矣。

3. 精关不固,终是相火不藏,疏泄无度。

4. 下元虚弱,精神荡溢而遗者。此肾囊不摄,玉关无约精乃妄泄,治宜补肾,佐以涩精。

5. 肾为阴主藏精,肝归阳主疏泄,阴器乃泄精之窍。肾之阴虚则精不藏,肝之阳强则气不固。如遇阴邪客于其窍与所强之阳相感,则精脱出而成梦遗。

6. 有梦为心病,无梦为肾病。湿热为小肠膀胱病。精之藏制虽在肾,而精之主军则在心。其精血下注,湿热混淆而遗精者,责在小肠膀胱。故遗精一症不外乎宁心益肾,填精固摄、清热利湿诸法。

7. 湿热为患者,宗筋必弛纵而不坚举,治用苦寒味坚阴,淡渗去湿,湿去热清,则病退。

8. 阳虚宗筋纵。胃为水谷之海,纳食不旺,精气必虚,况男子外肾,其名为势,谷气不充,欲求其势之雄壮坚举,不亦难乎,治惟通补阳明。

9. 亦有因恐惧而得者。盖恐则伤肾,恐则气下,治宜固肾,稍佐升阳。

10. 阳痿患者,龟头颜色苍白暗淡,重者隐泛暗青,甚者纯青暗枯悴与外伤瘀血青色一般,全失正常浅红,表面丝丝细皱纹,应在温阳方中加当归50g养血活血增加疗效。

11. 阳痿患者,肥白细嫩皮肤治疗较慢,形瘦粗黑皮肤治疗较快。

12. 阳痿早泄不孕者辨证方中加熟地黄15g、羌活10g,可提高疗效,羌活有通阳助孕作用。

13. 阳痿者,火衰者十居七八,补火之中加入补水,否则喜阴暗伤,加重病情。

14. 患者性欲淡漠,天明曙光微露时勉力尚可(晨勃)兼见气虚者可加人参、黄芪,助其阳气,肾阳不充,则虚阳上越,每值上午颜面阵阵潮热心烦,阳虚则阴寒内盛,腰部酸痛畏冷,不欲久坐,晨起无力。

15. 阴器不用,伤于内则不起,伤于寒则阴缩小,伤于热则纵挺不壮。

八、心悸怔忡临证医话

1. 所谓怔忡,心中惕惕然动摇而不得安静,无时而作惊悸者,蓦然而跳跃惊动而有欲厥之状,有时而作。

2. 惊悸惕惕不自定,如人将捕曰怔忡。

3. 惊者,心卒动而不宁也;悸者,心跳动而怕惊。怔忡者,心中躁动不安,惕惕然如人将捕,此三症病同而名异,其因皆由心血虚。

4. 惊是外邪触入而动,故属阳,阳变则脉动悸自内恐而生,属阴,阴耗则脉弱。

5. 人所主者心,心所主者血,心血消亡,神气失守,则心中空虚,怏怏动摇,不得安宁,无时不作,名怔忡。

6. 心悸之由,不外气虚、停饮二种。气虚者,由阳气内弱,心下空虚,正气内动而为悸。停饮者,由水停心下,心为火而恶水,水既内停,心不自安,则为悸。

7. 惊悸者,心虚胆怯所致。

8. 怔忡者,心血不足所致。

9. 怔忡者血虚,怔忡无时,血少者多;有思虑便动属虚,时作时止者,痰因火动;瘦人多因血少,肥人多因痰盛。

10. 怔忡因惊悸久而成。

11. 各脏有痰,皆能与包络之火合动而为怔忡。

12. 怔忡惊恐,与悲思忧怒,皆情志之病,患者非节劳欲,摄心神,壮胆力,则病根难拔。

13. 怔者血虚,忡者火盛,养血则怔自安,降火则忡自定。

14. 恍因心不定,惚因心不妄,皆心血之虚者,宜以宁神养血为要,补养心脾而善能万记,开达心孔而不能遗忘。

15. 心病者,胸中痛,胁支满,胁下痛,膺背肩胛间痛,两臂内痛,虚则胸腹大胁下与腰相引而痛。

16. 怔忡者,心中跳动不安,如击鼓,凡事不能用心,思虑更甚。此因思虑过劳,心血虚损而致。

17. 健忘者,心肾不交也,做事有始无终,言谈不知首尾。

18. 烦躁者,心中扰乱不宁也,或病后劳后,津液干涸,荣血不足,或肾水下竭,心火上炎。

19. 邪在心,则病心痛。

20. 寒气客于五脏六腑,因虚而发,上冲胸间,则胸痹。

21. 胸中阳微不运,久则阴乘阳位痹结而致胸痹,症见胸闷喘息,短气不利痛引心背,因胸中阳气不舒,浊阴得以上逆、阻其升降,甚则气结咳唾,胸痛彻背。

22. 胸痹,心中痞气,气结在胸,胸满,胁下逆抢心,枳实薤白桂枝汤主之,人参汤亦主之。

九、不寐临证医话

1. 阳明者胃脉也,胃者六腑之海,其气下行,阳明逆,不得从其道,故不得卧。故云胃不和则卧不安。

2. 思虑劳倦,惊恐忧疑,别无所累而常不寐者,总属真阴精血不足,阴阳不交,而神有不安其室。

3. 如痰如火,如寒气水气,如饮食忿怒之不寐,此皆为内邪滞逆之扰也。

4. 饮浓茶则不寐,心有事亦不寐,因心气被伐也。

5. 无邪而不寐者,必营气不足,营主血,血虚则不养心,心虚则神不守舍。

6. 痰火扰乱,心神不宁,思虑过伤,火炽痰郁而致不寐者多;有因肾水不足,真阴不升,心阳独亢,亦不得眠。

7. 凡病后及妇人产后者,皆血气虚而心脾二脏不足,虽有痰火,亦不宜过于攻伐,当补养为主,兼佐清痰降火。

8. 胃不和不得卧,胃强多食,脾弱不能运化,停滞胃家,成饮成痰,中脘之气窒塞不舒,阳明之脉逆而不下,而不得卧也。

9. 心血虚不得卧,思虑过度,曲运神机,心血耗尽,阳火旺于阴中,神明内扰,心神不宁,则不寐。

10. 心血虚不得卧之,阴虚则阳必旺,心血虚多为火症,宜壮水之主,以制阳光。治宜滋阴降火。

11. 脉滑数有力不眠者,中有宿食痰火,此为胃不和则卧不安也。

12. 阳气自动而静则寐,阴气自静而动,则寤,不寐者,病在阳不交阴。

13. 不寐之故有五,一为气虚,二为阴虚,三为痰滞,四为水停,五为胃不和,大瑞有五,然虚实寒热,互有不同。

14. 不寐之故:虽非一种,总是阳不交阴所致。如因外邪而不寐者,当速去其邪。攘外即能安内。

15. 气血冲和，百病不生，一有怫郁，诸病生焉，人生诸病，多生于郁，郁则气滞，气滞久必化热，热郁则津液耗而不流，升降之机失度，初伤气分，久延血分，延及郁劳沉疴。

十、肺系疾病临证医话

痰的辨治

（一）痰的概念及临床

痰是临床上常见的病理概念之一，是一定的病因作用于人体后所产生的病理产物，如所谓"积水成饮，饮凝成痰"。说明痰之前身为饮为水。水、饮、痰之区别，在形态上是"稠浊为痰，清稀为饮，水则更稀"，在病机上亦有不同，如阳盛阴衰，则水气凝而为痰，阴盛阳虚则水气溢而为饮。故痰与饮分而言之虽有不同，合而言之，实为一源。《内经》仅有"积饮"之称，而无痰饮之名。张仲景《金匮要略》始有专篇讨论痰饮，此后逐步积累经验，对痰的病理证治续有发展。临床上常见的疾病如中风、痰饮、癫狂痫、眩晕、咳喘等症无不与痰有关，特别对于疑难疾病的辨证治疗中也常见此"痰"，故有"怪病多属于痰"之说，其重要性可见一斑。

（二）痰的形成

当水谷精气在体内游溢的时候，遇阳气则凝聚而为饮，饮得阳气煎熬则为痰，新病久病均可通过一定的机转形成痰，主要原因有以下几点：

1. 脾虚土弱，气虚运迟，饮食不当正化，不成精而成痰浊。引起脾虚的原因，各有不同，如本质脾土不足，阳气不振；饮食内伤，脾胃受伐；嗜酒湿盛或肥甘过度，湿聚成痰；情志郁结，气郁生痰，土被木贼，中阳不运。

2. 肾阳不足，水气上泛，变为痰。

3. 阴虚生热，或肝郁化火，火热上炎，灼熬津液，亦为生痰之因。

4. 风寒犯肺，气机郁阻或化热化燥，蒸灼津液化生为痰。

以上综述系形成痰之主要因素，从痰的形成过程中可以看出脾虚生痰为最主要因素，因为水泛成痰也是由于上气亦衰不能制水，以致阴浊上泛，非肾中真有痰水。

痰之形成与人体精血关系密切，张景岳认为凡经络之痰，盖即津血所化，营卫调和，则津自津，血自血，何痰之有，惟是元阳亏损，神机耗散，则水中无气而津凝血败，皆化为痰耳。说明经络之痰，来自津血所化，而脏之痰是由于脾气虚弱，不能运化水谷而致，因此归纳而言，痰是人体的病理产物。

痰既是有形之物，经咯吐而出，或停滞于一定之脏腑腔道，使人们能觉察者容易理解。但对于滞留于经络脉隧之间，未有体征形态之表现者，所谓"无形之痰"也不可忽视。

痰生于脾，往往经过肺而排泄，如久病痰饮、咳喘、咯痰不尽均经肺脏而出，所以有"脾为生痰之源，肺为贮痰之器"之说。

（三）痰的性质

痰为阴性，易遏阳气，痰性凝滞，易阻气机。

痰性流动，变化多端；痰多兼杂，痰瘀互挟。

痰生百病，百病多痰。

（四）痰症表现

1. 面赤光亮如涂油，为痰热外透。皮肤油垢或面色光亮如涂油，两颊红者为痰火，面色灰滞多为痰湿。

2. 眼神呆滞、面色目眶四肢晦暗为痰浊壅塞。

3. 形肥而食少，掌厚指短，手足作胀，痰湿肥胖。

4. 神志恍惚或抑郁，或烦躁不宁。

5. 舌体胖大，苔白腻如积粉，或灰腻而厚，脉沉或弦或滑或缓。

6. 易惊悸，烦躁不眠或昏睡，抽搐，或精神失常，以上诸条，只要见其一二即可参用治痰之法。（语出《朱良春经验点滴》）

（五）痰病证候诊断

1. 痰之为病，常不是孤立的，因风挟痰为患称风痰，因寒者为寒痰，因湿者为浊痰，因邪郁化热或情志郁火者称痰热，久病因痰沉痼不去者，名为顽痰。痰气郁结后与血相凝聚则可结成有形之核或痕块。核在皮下，痕在腹腔，偶有见于骨节之间者。

2. 凡人身上中下，有块者多是痰。

① 痰热者多挟风，外证多为，或成块吐咯不出，兼郁者难治。湿痰多软，如身体困倦之类，风痰多见奇证。

② 风痰属肝，脉弦面青，肢体痛闷麻痹，便溺秘涩，心多郁怒，或成瘫痪，搐搦眩晕。

③ 热痰属心，脉洪面赤，烦热燥渴，多笑，眩晕嘈杂，头风烂眼，或背心一点冰冷，痰多稠油。

④ 湿痰属脾,脉缓面黄,肢体重,倦弱嗜补,腹胀不消,泄泻,关节不利,或作肿块,麻木不仁,湿痰多而易出。

⑤ 寒痰属肾,脉沉面黑,足寒,心多恐怖,痞塞,骨痹,四肢不举。

⑥ 凡人身结核,不红,不痛,不作脓,皆痰注也。病人诸药不效,关脉伏而大者,痰也,眼胞、眼下如烟熏黑者,亦痰也。

3. 凡是水饮停留,多先聚于心下,因心下是中焦所居。因此而上流散在肠间的为痰饮;旁留胁下的为悬饮;饮溢四肢肌肉者为溢饮;上停胸膈,支撑胸肺者为支饮。

4. 外感与内伤的痰

外感痰症:病起急,病程短,多伴发热、咳嗽等。初起常有表证如身热恶寒,无汗或有汗少,苔薄白,脉浮等。外感风寒则咳嗽、痰咯不爽、痰白呈泡沫状。风寒化热,身热不退,口渴脉数,咳痰黏稠色黄,甚则咳痰带血,热蕴于肺,血瘀热壅,咳唾脓血即肺痈,为邪热传变,痰热交阻,可致神昏谵妄。因热生风,动风痉厥。

内伤杂病中如眩晕、癫狂痫、咳嗽等病证中痰也常常是病理因素之一,如咳嗽吐痰及一些发作性疾患或肢体重滞不举、重着酸麻、意识迟钝等疾也与痰浊有关。

5. 从痰的性质分

寒痰:由外感风寒或宿有痰饮而复感新邪,咳声重浊,鼻流清涕,痰色白且黏或呈泡沫状,常兼形寒身热、脉浮等表证。

风痰:由感外风兼痰滞留于经络,如突发舌强言謇、口歪流涎、肢体拘急、苔白腻、脉浮。

湿痰:体肥湿盛或素嗜酒肥甘,脾阳不运,湿痰内聚,症见四肢倦怠,软弱喜卧,腹胀食滞泄泻,晨起咯痰,脉缓苔腻。

痰热:多由寒邪化热,或湿邪内袭、津灼为痰,症见身有热,有汗不解,神烦谵语,咳吐黄稠浊痰,甚者喉中痰声漉漉,烦躁气促,状颇危重。

6. 从停痰部位分

脾家痰:胸闷少气,形肥畏寒,遇冷易咳,咳痰色白,苔白腻。

肺家痰:咳嗽不爽,必经咳嗽而出,咳痰后舒服。

肝胆痰:多属肝胆痰火,症见面赤、心烦不寐、心悸、苔薄黄、舌红。

心包痰:必神呆神昏、谵妄等,苔多黄腻。

肾虚痰:肾虚水泛,水饮上干,气短而喘,咳不甚,痰多沫,脉沉细,腰酸膝冷,苔白腻或灰腻。

骨节经络痰:症见骨节肿胀,按之柔韧,肤色不红不热或肢体酸重疼痛,活动不利,一般治疗效果不著。

7. 痰的治则

痰属湿,津液所化,行则为液,聚则为痰,流则为津,止则为涎,脾为生痰之源,肺为贮痰之器,肺燥脾弱,宜于平调,培土生金,可用异功散、参苓白术散等。盖脾有生肺之功,肺无扶脾之功也。脾虚不运,清浊停留,津液凝滞,变为痰饮,其痰多色白,宜健脾化湿,"治痰不理脾胃,非其治也"。

治痰以清气为先,气顺则痰清,气降则痰降,久病必予理脾,清气兼于降火。

见痰休治痰,辨证求根源,治痰必治气,气顺痰自消;治痰要活血,血活则痰化,怪病责于痰,施治法多端。

痰湿病人,气血已不足,不可单纯化痰燥湿,应顾其虚。

实痰宜化,虚痰宜补,肾虚者水泛为痰也,故宜补气化痰。

痰降气升,气滞生痰者,宜先理气化痰;痰凝气滞者,宜先化痰理气。

痰之为物,降气升降,无处不到,败痰入络,络道大疏,全身痰核磊结。治宜和络化痰软坚,药用竹沥、半夏、白芥子、橘核、昆布、海藻、牡蛎、旋覆花、指迷茯苓丸、皂角子丸等。

背恶寒者阳微,背寒如掌大,痰饮也。

昔肥今瘦,目下如烟熏者痰也。

脾为生痰之源,治痰不理脾胃,非其治也。

痰生于脾胃,宜实脾燥湿,使脾胃调和,饮食运化而痰自不生,此治其本也。

实脾土,燥脾湿,是治痰之本法。

善治痰者,不治痰而治气,气顺则一身津液,随气而顺。

大凡治痰用利药过多,致脾气虚,则痰易生而多。

肺虚有痰者,宜保肺以滋其津液。脾虚有痰者,宜健脾以化其痰涎。肾虚有痰者,宜补肾以引其归藏。

治痰有四法:实脾,燥湿,降火,行气。

因火生痰者,宜清宜降,因风寒生痰者,宜散,宜温,因湿生痰者,宜燥之利之,因脾虚生痰者,自当补脾,因肾虚生痰者,自宜补肾。

燥痰黏而难出,多生于肺,肺燥则润之。

湿痰滑而易出,多生于脾,脾实则消之。

痰随气升降,遍身皆到,在肺则咳,在胃则呕,在心则悸,在头则眩,在背则冷,在胸则痞,在胁则胀,在肠则泻,在经络则肿,在四肢则痹,变幻百端,即所谓怪症多属痰。

（六）治痰常法及选药

1. 宣肺化痰:桔梗、前胡、远志、杏仁、白前、浙贝母。

健脾化痰:半夏、陈皮、白术、茯苓、干姜。

降气化痰:苏子、旋覆花、郁金、陈皮、莱菔子、白果。

清热化痰:山栀、黄芩、竹沥、瓜蒌、牛黄、天竺黄。

息风化痰:石菖蒲、猴枣、竹沥、羚羊角、地龙、川贝母。

祛风化痰:白附子、僵蚕、全虫、胆南星。

镇心化痰:辰砂、丹参、琥珀、远志、茯神、麦冬、白矾、金箔。

通络化痰:白芥子、丝瓜络、橘红络、桔梗、旋覆花。

温肾化痰:细辛、干姜、五味子、熟地、附子、肉桂、胡桃。

软坚化痰:昆布、海藻、海蜇、皂荚、黑白丑、蛤壳。

导滞化痰:大黄、礞石、厚朴、枳壳、莱菔子。

逐水化痰:甘遂、芫花、大戟、葶苈子、白芥子、大枣。

2. 治痰按部位用药

痰在胁下者:白芥子。

肤里膜外者:姜汁、竹沥。

膈上痞闷:小陷胸汤加天花粉、黄芩、枳实、茯苓、姜汁、竹沥。

喉中胶痰燥结:瓜蒌、杏仁、海浮石、桔梗、连翘,少佐玄明粉、姜汁、白蜜。

痰在肠胃:枳实、大黄下之。

3. 分性质施治

风痰:白附子、僵蚕、牙皂、胆南星、枳壳。

湿痰:苍术、白术、半夏、陈皮、茯苓。

热痰:竹沥、黄芩、石膏、天花粉、青黛、黄连、瓜蒌仁、川贝母、玄明粉。

实痰:干姜、生姜、白芥子、巴豆。

食痰:神曲、山楂、莱菔子。

痰核:贝母、玄参、牡蛎、山慈菇。

老痰:海浮石、蛤粉、礞石、五倍子、白前。

顽痰久治不效者,用礞石滚痰丸。

4. 究因选方

痰迷癫痫:控涎丹。

臂痛难移:因伏痰阻遏脾气使然,指迷茯苓丸或导痰汤加味。

眩晕嘈杂:系火动其痰者,二陈汤加栀子、黄连。

痰厥头痛:时面色青黄,胸闷呕吐者,天麻白术汤。

肾虚水泛为痰:六味、八味不效者加沉香、菖蒲,开心气降肾气。

豁痰:天竺黄、陈胆星。

化痰:冬瓜仁。

涤痰:姜皮、枳实。

（七）与痰相关病症

1. 活动关节有声音者,关节中有痰也,白芥子、竹沥、指迷茯苓丸为治。

2. 中风身冷无痰涎,中风身热有痰涎。

3. 中风痰鸣,清热豁痰镇惊,用猴枣散、竹沥水。

4. 眩晕病人,苔白腻舌边有两条白涎沫,胃中有痰浊。

5. 痫症属实火痰热者,宜礞石滚痰丸、黄连温胆汤加石决明、石菖蒲。

6. 癫症在腑,痰流胞络,时发时止;狂症在脏,痰扰心络,发而不止。

7. 痰浊蒙闭清窍、耳聋者,用益气聪明汤加减(以气虚为主,四君温补脾胃,升麻、蔓荆鼓动胃中清阳之气,上行于头目,白芍敛阴和血以柔肝,黄柏降火生水以补肾,配以二陈化痰浊)。

8. 因痰而至惊悸,其脉弦滑有力,宜用导痰汤加远志、枣仁;苔黄腻脉弦滑数,痰火者,宜黄连温胆汤。

9. 年逾四十,阳气自衰,肥者多气虚,瘦者多阴虚,气虚者痰湿盛,阴虚者气火旺。

10. 多寐,实证为痰湿,虚证为阳虚,痰湿者,不饥不渴,懒于动作,苔白腻,脉沉迟滑细,治宜燥湿化痰,或通阳泄浊,方用二陈加瓜蒌、薤白、南星、佩兰、石菖蒲。

11. 痰饮病者,须宁神静志,薄滋味,使痰浊不能变聚。

12. 治痰以清气为先,气顺则痰清,气降则痰下,久病必予理脾,清气兼于降火。

13. 因咳而育痰者咳为重,治在肺,因痰而致咳者,痰为重,治在脾,

14. 痰饮哮喘应重用温药,因饮为阴邪,非温不化。

15. 晨起咳嗽为肺气弱,晨为阳中阳,饱食后咳嗽为胃虚,土不生金。

16. 痰湿病人气血已不足,不可单纯化痰燥湿,应照顾其虚。

17. 肺无饮不作咳,脾无湿不生痰。

18. 咳嗽无痰,每年秋燥时多发,为木火刑金,需养肺息火,多为阴虚,防咯血。

19. 咳嗽经久不愈,外邪未撤者不宜养阴,防恋邪于肺反致不解。

20. 咳谓无痰而有声,肺气伤而不清也。嗽是无声而有痰,脾湿动而为痰也,咳嗽谓有痰而有声,盖因伤于肺气动于脾湿,咳而嗽也。

21. 风寒暑湿燥火之气,皆令人咳。唯湿病痰饮入胃留之而不行,止入于肺,则为咳嗽。

22. 肺气一伤,百病蜂起。风则喘,痰则嗽,火则咳,血则咯,以清虚之脏,纤芥不容,难护易伤也。

23. 火嗽者,有声痰少,面赤身热,脉数者是也,干咳嗽无痰者,是痰郁火邪在肺,难治也。劳嗽者盗汗痰多作寒热,脉数大无力是也。

24. 午后至夜嗽多者,属阴虚也。

25. 咳证虽多,无非肺病。

26. 内伤之嗽,必起于阴分,肺属燥金为水之母,阴损于下则阳孤于上,水涸金枯肺苦于燥,肺燥则痒,痒则咳不能已。

27. 外感之咳,其来在肺,故必由肺以及他脏,此肺为本而他脏为标也。内伤之咳,先因他脏,由他脏及肺,此他脏为本,而肺为标也。

28. 肺不伤不咳,脾不伤不久咳,肾不伤火不炽,咳不甚。

29. 肺气不清则咳嗽不绝,胃气不和则痰涎日多。

30. 外感以有咳嗽为轻,盖肺气虽郁,尚能通也。

31. 内伤以有咳嗽为重,如肝肾之火,其初始病下焦未遽上干也。久而炎炽,乃及于肺,则病重也。

32. 嗽因于痰,痰本脾湿,治痰者,下气为上。是以南星半夏胜其痰,而咳嗽自愈。

33. 因咳而有痰者咳为重治在肺,因痰而咳者痰为重,治在脾,痰饮哮喘,应重用温药,因饮为阴邪,非温不化。

34. 饮为阴邪,得温则化。

35. 咳嗽无痰,每年秋燥时多发,为木火刑金,需养肺息火,多为阴虚防咯血。

36. 咳嗽久不愈,外邪未撤者,不宜养阴,恐饮邪于肺,反致不解。

37. 大抵久嗽者,多属肾气亏损,火炎失调,或津液涌而为痰者,乃真脏为患也,须用六味地黄壮肾水滋活源为主,以补中益气汤养脾土生肺肾佐之,久之自愈。

38. 咳而无痰者,宜以辛甘润其肺。

39. 久嗽有痰者,燥脾化痰,无痰者,清金降火,盖外感久则郁热,内伤久则火炎,俱要开郁润燥。

40. 凡邪盛,咳频,切不可用收涩药,咳久邪衰,其势不脱,方可涩之,误则伤肺,必至咳无休止,坐以待毙,医之罪也。

41. 火刑肺金,燥痒不能忍因咳,咳因痒,痒因火燥,是咳必有火,然有虚实之分,不可概用寒凉。

42. 症见虚寒,咳久不已者,均匀清嗽,但补充气嗽自止。凡治咳嗽,贵在初起得法为善。

43. 二陈汤一身之痰都管治,如要下行,加引下药,在上加引上药。竹沥见膈间有痰,或颠狂,或健忘,或风痰。

喘哮

1. 气有余则咳喘,上气,不足则息利少气。

2. 劳则喘息汗出,内外皆越,故气耗矣。

3. 有脾胃俱虚,体弱之人,皆能发喘。

4. 实喘之证,以邪实在肺也,肺之实邪,非风寒则火邪。

5. 实喘者有邪,邪气虚也,虚喘者无邪,元气虚也,实喘者,气长而有余,虚喘者,气短而不续。

6. 实喘者,胸胀气精,声高息涌,膨膨然若不能容,惟呼出为快也,虚喘者,慌张气怯,声低息短,惶惶然气欲断,提之若不能升,吞之若不相及,劳动则甚而唯急促似喘,但得引长一息为快。

7. 外感之喘,多出于肺,内伤之喘,未有不由于肾者。

8. 喘病之因,在肺为实,在肾为虚。

9. 凡久喘之证,未发宜扶正气为主,已发则以攻邪为主。

10. 治疗之法,当究其源,如感邪气则驱散之,气郁即调顺之,脾肾虚者温理之。

11. 治实者,攻之即效,无所难也。治虚者补之未必即效。须悠久成功,其间转折进退,良非易也。故辨证不可不急而辨喘证为尤急。

12. 哮以声响言,喘以气息言。

13. 喘促喉中如水鸣声者,谓之哮,气促而连续不能以息者,谓之喘。

14. 哮吼者,肺窍中有痰气也。

15. 哮与喘相类,但不似喘开口出气之多。

16. 哮即痰喘之久而常发者,因内有壅塞之气,外有非时之感,膈有胶固之痰,三者相合,闭拒气道,搏击有声,发为哮病。

17. 若夫哮证,亦由初感外邪,失于表散,邪伏于里,留于肺俞,故频发频止,更有痰哮、咸哮、醋哮、过食生冷及幼稚天哮诸证。

18. 哮与喘微有不同,其证轻重缓急,亦稍有不同,盖哮证多兼喘,而喘有不兼哮者。

19. 喘有夙根,遇寒即发,或遇劳即发者亦名哮喘。

20. 未发时以扶正为主,既发时以攻邪为主。扶正气者,须辨阴阳,阴虚者补其阴,阳虚者补其阳。攻邪气者,须分微甚,或散其风,或温其寒,或清其痰火。

21. 病发久者气无不虚,宜于消散中酌加温补,或于温补中酌加消散。总须以元气为念,必使元气渐充,庶可望渐愈。若攻之太过,无有不日甚而危者。

22. 治哮概以温通肺脏,下摄肾真为主。久发中虚,又必补中气。其辛散苦寒,豁痰破气之剂再所不用。

23. 哮证治疗原则:平时治本,发时治标,发时治肺,平时治肾,平时补气益肾,发时止哮平喘。

24. 咳嗽,咳主乎寒,又主乎火,嗽主乎痰,治肺之病,理气消痰为要。

25. 治喘,有汗而喘为虚,无汗而喘为实,实则可治,虚不可为。

26. 虚喘少气不足以息,动则喘甚,尺脉弱为肺肾两虚。

27. 喘家不可妄吐及乱投升提之味。

28. 喘见发汗如油,汗出如珠,鼻扇口开,手足厥冷者死。

29. 哮为喉中水鸡声,痰不易咯出,气喘不能平卧;喘为气息急促,甚则张口抬肩,哮每兼喘,喘未必兼哮。

30. 哮喘爆发属实,久则属虚,在肺为实,在肾为虚,发时从实治,久而从虚治。

31. 哮喘病有宿根,发时治标,平时治本。

32. 哮喘发作,寒冬随西北风而触发,次年春夏不药而愈属于肺中有寒,内外合邪而致。冬日不发,随夏日炎热触发,属膈中有痰热所致;而有随地区辗转而发者。临床寒哮最多,寒包热者次之,热哮少见。

33. 哮虽属肺病,脾乃肺母,故理脾化痰;则使肺气清净,治痰不理脾胃非其治也。

34. 肾为气之根,肾源受损,根本不固,气失摄纳,上亏于肺,治以温补摄纳,药用坎脐、补骨脂、紫石英、紫河车、五味子、核桃肉等。方选人参胡桃汤、河车大造丸,紫石英镇纳冲逆之气效佳。

35. 哮喘者,动则气喘为肾虚,但有痰涎壅盛者,宜参附龙牡救逆汤或黑锡丹。

36. 咳声清亮,似有火上冲,此肺有火灼,"诸逆上冲,皆属于火",诸气膹郁,皆属于肺,其痰色白或无痰。咳声重浊,如室中言,脾受湿浸,其痰多黏稠。

37. 哮喘固疾,顽痰凝于肺络,用皂荚子散,荡涤顽痰。

38. 感冒初起,病势未定,一般不用麻黄、桂枝、细辛等发汗峻药,如属风寒、恶寒发热、脉浮苔白等表实之象,用葱豉汤加减。苔黄无汗,用豆豉生姜皮。

39. 咳嗽痰黏难咯者加瓜蒌皮,痰清质稀者用二陈,痰转黄者加子芩、竹茹,痰黄色绿者用贝母、瓜蒌、鱼腥草。

40. 定喘汤治咳喘以内热为重,夜咳喘较重,气阴不足加党参、黄芪、五味子。

41. 小青龙汤治疗风寒为主咳喘,苏子降气汤治疗虚实夹杂咳喘因下焦肾气虚,上焦肺气壅塞,痰饮壅肺所致咳喘。

42. 二陈汤加南星、枳壳,主治风痰,二陈加瓜蒌、贝母治热痰。

43. 二陈加南星、苍术治湿痰,二陈加桂、附治疗脾肾阳虚生痰,干姜、五味子一开一合,温肾敛肺,用于咳嗽胸满。

44. 旋覆花、蛤粉用于肺阴不足,痰黄质黏,咳嗽胸满。

45. 款冬花、当归用于体虚久咳。

46. 白前、前胡宣肺降气治咳嗽。

47. 肺病者,喘息鼻胀。

48. 肺胀者,虚满而喘咳。

49. 邪在肺,则病皮肤痛,寒热,上气喘,汗出,咳动肩背。

50. 肺热病者,先淅然厥,起毫毛恶风寒,舌上黄身热。热争而喘咳痛,走胸膺背,不得大息,头疼不堪,汗出而寒。

51. 肺气虚则鼻塞不利少气,实则咳喘胸盈仰息。

52. 咳嗽声哑者,以肺本属金,全实则不泻,全破亦不鸣。金实者,以肺中有邪,非寒邪即火邪也,金破者,以真阴受损,非气虚即精虚也。

53. 喘证之因，在肺为实，在肾为虚。

54. 肾病者，颧与颜黑。

55. 玄参、麦冬：养阴润肺，生津止渴。二药配伍，一清一滋，金水相生，治疗咳嗽痰少、咽痛口干。

56. 薄荷、牛蒡子、蝉衣：疏风清热利咽。薄荷辛凉，归肺肝经，疏散风热，利咽止痛；牛蒡子疏风散热，解毒利咽；蝉衣甘寒，入肺肝经，治风热所致咽痛声哑。三者同用，清热利咽功效有增。

十一、血证临证医话

1. 血随气行。气寒而行迟则血涩滞，气热而行速则血沸腾。涩滞皮肤则为痛痹，凝结经络则为疽癖，瘀结肠胃则为败腐，虚实不摄则为脱崩，沸腾上焦则为吐血，注流下焦则为便血，壅塞经脉则为流毒，浮见皮肤则为斑疹。

2. 血寒者，其症麻木疲软，皮肤不泽，手足清冷，心腹怕寒，腹有块痛，得热则止，女子则月事后期而至，脉细而缓。

3. 血有四证：虚、瘀、热、寒。治有五法：补、下、破、凉、温。

4. 血虚者，其证朝凉暮热，手足心热，皮肤甲错，唇白，女子则月事前后不调，脉细无力。

5. 出血者，其色鲜紫浓厚者属阳，暗淡色黑者属阴。

6. 血往上出，无非风火，风性散荡，火性炎上，应分辨属阳属阴，阳火实火可泻，虚火相火宜壮水制火，引火归元，导龙入海。

7. 上窍出血，常见阴虚阳旺之体，感受风热燥火或酒客之身，血热妄行，上干清窍而致。

8. 气火伤络，火载血溢，吐出大量鲜血，宜清火止血，方用犀角地黄汤或酒制大黄，童便降火滋阴、消瘀止血。

9. 阳明胃火上冲，来势汹涌，吐时盈盆，治用犀角地黄加石膏或十灰散加京墨汁（陈京墨：鼻血、吐血很有效，为松烟和糯米制成）、藕汁。

10. 血热则行，冷则凝，故止血之药，必用炒黑，乃水能制火故也。

11. 上焦出血，不宜用苦寒药直折其火，而用甘寒养阴生津之品，因苦寒败胃，苦易化燥，更易伤阴出血，故不宜。

12. 先便后血，谓之远血，其色紫暗，乃肝脾统藏血功能失职，治用当归黄土汤和归脾汤、补中益气汤。

13. 先血后便，谓之近血，其色鲜红，乃湿热蕴积大肠，或肺移热于大肠所致,用补槐脏连丸、苍术地补丸等清热化湿。

14. 小便腹痛,便前腹痛为气不施化,便时痛为湿热相杂,便后痛为阴伤。

15. 溲血者不痛,血淋滴沥涩痛为二者区别,属导赤散、小蓟饮子、大补阴丸。

16. 失血者其脉应虚、芤、涩、细,苔脉不清,火还未清,因此见弦数脉须防再出血。

17. 治血之法,宜行血不宜止血,宜养肝不宜伐肝,宜降气不宜降火。

18. 出血后不宜发汗及服用香燥药物,服之易引起出血。

十二、辨寒热临证医话

1. 发热恶寒,头疼鼻塞,舌上白苔,脉浮,此表也。

2. 潮热恶热,腹痛口燥,舌苔黄黑,脉沉,此里证也。

3. 阳盛则身热,腠理闭,喘粗为之俯仰,汗不出而热,齿干,以烦冤腹满死,能冬不能夏。

4. 阴盛则身寒汗出,身常清,数栗而寒,寒则厥,厥则腹满死,能夏不能冬。

5. 阴阳不和,则使液溢而下流于阴,髓液皆减而下,下过度则虚,故腰背痛而胫痠。

6. 病有发热恶寒者,发于阳也,无热恶寒者,发于阴也。

7. 寒在下者,为清浊不分,为鹜溏痛泄,为阳痿,为遗尿,为膝寒足冷。

8. 寒为表者,为憎寒,为身冷,为浮肿,为容颜青惨,为四肢寒厥。

9. 热在下者,为腰足肿痛,为二便秘湿,或热痛遗精,或溲混便赤。

10. 热在上者,为头疼目赤,为喉疮牙痛,为诸逆冲上,为喜冷,舌黑。

11. 热在里者,为瞀闷胀满,为烦渴喘结,或急叫吼,或躁扰狂越。

12. 阳虚发热,证见烦躁,欲坐卧水中,面赤如微酣或两颧浅红,游移不定,渴欲饮水,或咽喉痛而索水,置前却不能饮,肌表虽大热,而重按之则不热或反觉冷。且两足必冷,小便清白,下利清谷。脉沉细或浮数无力,按之欲散。

13. 血虚发热,烦躁面目黑,渴饮不止,证类白虎惟脉不长不实,浮大而重按全无为异耳。

14. 阴虚发热,口干体瘦,食少懒倦,头疼时作时止,遗精盗汗,骨蒸肉烁,唇红颧赤。

15. 阳亢发热，证见烦渴燥结，小便赤涩，六脉洪数，治宜寒凉。

16. 辨病之寒热，全在口渴与不渴，渴而消水与不消水，饮食喜热与喜冷，烦躁与厥逆，溺之长短，赤白，便之溏结，脉之迟数以分之。假如口不渴，或假渴而不能消水，喜饮热汤，手足厥冷，溺清长，便溏，脉迟，此寒也。假如口渴而能消水，喜冷饮食，烦躁，溺短赤，便结，脉数，此热也。

17. 表实者，或为发热，或为身痛，或为恶热，掀衣，或为恶寒战栗。

18. 里实者，或为胀为痛，或为痞为坚，或为闭为结，或为喘为满，或懊恼不宁，或烦躁不眠，或气血积聚，结滞腹中不散，或寒邪热毒深留脏腑之间。

19. 阳实者为多热恶热，阴实者为痛结而寒，气实者，气必喘粗，而声色壮厉，血实者，血必凝聚，而且痛且坚。

20. 表虚者或为汗多，或为肉战，或为怯寒，或为目暗，羞明，或为耳聋眩晕，或肢体多见麻木，或举动不胜劳烦，或毛槁而肌肉削，或容颜憔悴而神气索然。

21. 里虚者，心怯、心悸，为惊惶，神魂不宁，津液不足，或饥不能食、渴不喜饮，或闻人声而惊。

22. 上虚则饮食不能运化，或多呕恶而气虚中满。

23. 下虚则二阴不能流利，或便尿失禁，脱肛，泄泻，遗精。

24. 阳虚者火虚也，为神气不足，眼黑头眩，或多寒而畏寒，阴虚者水也，为亡血失血，为戴阳，为骨蒸劳热。

25. 辨病之虚实，全在有汗与无汗，胸腹胀痛与否，胀之减与不减，痛之拒按或喜按，病之新久，禀之厚薄，脉之虚实以分之。

26. 心实者，多火而多笑。肝实者，两胁少腹多有疼痛，且多怒。脾实者，胀满气闭，或为身重。肺实者，多上焦气逆，或为咳喘。肾实者，多下焦壅闭，或痛或胀或热。

27. 心虚者，阴虚而多悲。肝虚者目眈眈无所见，或阴缩筋挛而善愁。脾虚者为四肢不用，或饮食不化，腹多痞满而喜忧。肺虚者，少气息微，而皮气燥涩。肾虚者或为二阴不通，或二便失禁，或多遗泄，或腰脊不可俯仰，而骨酸痿厥。

28. 突然恶寒发热，多属外感。外感则寒热齐作而无间，内伤则寒热间作而不齐。外感恶寒，虽近烈火不除，内伤恶寒，得就温暖即解。外感恶风乃不禁一切风寒，内伤恶风，惟恶些小贼风。

29. 壮热而渴，不恶寒反恶热者，湿热证也。来往寒热有定期者，疟也，无定期者，伤寒少阳经证，及内伤虚证也。潮热在日晡者，伤寒阳明证也，在子午者内伤证也。

30. 身热恶寒,头项强急如伤寒,时头热,面赤目赤独头摇,口噤背反张者,痉也。无汗为刚痉,有汗为柔痉。

31. 阳邪实者,遇阳而愈旺,故朝热而暮轻,阴邪实者,逢阴而更强,故夜寒而昼减,此邪实之候也。

32. 内伤及劳役饮食不节病,手心热,手背不热。外感风寒,则手背热,手心不热。

33. 身虽微热,而濈濈汗出不止,及无身体疼痛拘急,而脉不紧数者,此热非在表也。

34. 背凉,寒湿之邪侵袭太阳经脉,致经气不舒,阳气不能外达而上至背凉,用麻黄加术汤以散寒湿、舒经气,使阳气外达,背凉自除。

35. 背热多阴虚,足太阳膀胱经行于背部脊柱两侧,足少阴肾经与膀胱经互为表里,肾经贯脊属肾络膀胱,为肾脏"经隧"。当失约之火,无根之火循经上炎则背热,方用青蒿鳖甲汤合清骨散(青蒿、鳖甲、生地、丹皮、知母、银柴胡、地骨皮、胡黄连、秦艽、甘草)。

36. 肾阳不充则虚阳上越,每值上午颜面阵阵潮热心烦,阳虚则阴寒内盛,腰部酸痛畏冷,不欲久坐,晨起无力。

37. 虚证发热,气血亏损引起,大多热能退清。实证发热,由外邪传里,热退不清,至一定时间上升。

38. 外感则寒热齐作而无间,内伤则寒热间作而不齐,外感手背热,手心不热;内伤手心热,手背不热。

39. 热在骨髓,非银柴胡莫疗,胡黄连入血分而清虚热,知母滋阴泻火清虚热,地骨皮降肺中伏火,凉血退蒸。青蒿苦辛寒而芳香,善退伏热骨蒸。

40. 湿温后期潮热不退,若非属阴伤者,可由伏邪留恋,少阳枢机不利而致,用柴胡汤治之。

41. 小儿暑天发热,或早热暮凉,或暮热早凉,兼有渴饮尿多、烦躁睡眠不宁,缠绵不解,至秋凉自然消退称夏季热,方用清暑益气汤。

42. 虚为损之渐,损是虚之报,无论是轻微之虚,还是久病之损,甚或精气外泄之脱,都是人体精气不足的表现,迁延日久,预后不佳。

43. 气分发热之症,夜则安静,昼则烦热,唇焦口渴,饮水多汗。

44. 血分发热之症,昼则安静,夜则发热,唇焦口干,反不饮水,睡中盗汗。

45. 昼热夜静,为阳邪自旺于阳分,昼静夜热,是阳邪下陷于阴分。

46. 皮肤发热,夜间潮热更甚者,阴血不濡阳。

47. 气分虚热者,宜甘温以除大热。

48. 血分虚热者,宜甘寒以胜热。

49. 昼夜俱热,烦躁,是重阳无阴,当泻其阳补其阴。

50. 人之气贵乎顺,顺则津液流通,决无痰饮之患。

51. 痰之为物,随气升降,无处不利,如斯怪异延缠病,皆为痰涎里而生。

十三、辨舌苔、脉象医话

1. 舌胖大,苔腻者属气虚、阳虚,舌瘦小苔薄者多属血虚、阴虚。

2. 舌尖红为心火旺,舌根部苔花剥,为肝肾阴虚。

3. 舌上青筋,左边气郁,右边血郁。

4. 舌苔灰黑有二:一为热伤津液,胃家湿热内聚,舌质多见红绛,口苦渴喜冷饮,多见于热;一为肾阳不足,阴寒水湿内聚脾胃,上泛于舌,则口淡生水,不欲饮,舌质胖润而淡。

5. 舌红有热,但滑润,若属痰饮胃寒,该温则温,不必忌讳,结合病史病情用药。

6. 舌边有紫斑,可能有虫疾,可能有溃疡病;舌有紫气,可能有慢性肝病、郁血等全身性病变。

7. 舌紫不一定有瘀血,也可血虚体亏。

8. 舌白苔腻,舌边有两条白涎线,为胃中有痰浊。

9. 舌红无苔为阴伤,舌尖红而硬为心火较甚。

10. 湿热舌红,不光阴虚,因湿阻,阴无所生之故,湿祛则阴自生。

11. 口舌生疮为心胃有热,当以泻黄散、清胃散、导赤散主之。兼有舌红起刺,口渴者阴伤也,治以甘露散。

12. 治舌莫若升津降火,莫贵滋阴,虽有痰涎壅盛,苟能通津液,痰自豁也。

13. 湿温舌苔黄白相兼或灰白色,仍可升提,以达之于肺,治上焦如羽。

14. 舌质反映病程长短,人体气血津精盈亏。

15. 舌苔反映当下身体状况,寒湿燥火食痰水毒之邪从舌苔反映。

16. 舌苔厚腻或垢污,多为实邪困脾,不可盲目补益,否则易犯虚虚实实之误。

17. 内脏有病,无论属寒属热与否,味觉有特殊征象,可辨寒热虚实。味苦多炽热,味酸多肝经郁火,味甜多脾浊上泛,味臭多肺胃实热,味咸多肾虚。

18. 肝胃气虚多舌麻,血热多舌痛,气血瘀结多苦涩,津液亏耗多咽干舌涩。

19. 舌肿者,病在血。舌萎者,病在内。舌偏科者,病在经。舌战动者,病在脾。舌裂舌烂者,病在脉。舌卷舌短者,心肝之证候。舌强舌硬者,心脾之病形。

20. 舌赤者,心之正气,深赤者为太过,淡红者为不及,深而紫者,血分热,淡而白者,气分寒,深青者,瘀血疼痛,淡黑者,气血虚寒,深赤而黑者,热极,淡白而青者寒深。

21. 无苔者虚也,苔垢薄者,形气不足,苔垢厚者,病气有余。白苔者,病在表,苔黄者,病在里,灰黑苔者,病在少阴。苔色由白而黄,由黄而黑者,病日进。苔色由黑而黄,由黄而白者,病日退。

22. 苔润有液者为寒,苔燥无液者为火。舌上无苔,如去油猪腰子为亡液,名镜面舌,不治。

23. 唇赤而吐者,胃热也;唇色赤黑者,胃中热也;唇色深红,洒淅寒热喘咳者,肺之虚热也。

24. 小儿唇红厚者,脾胃健,易养也;妇人唇红厚者,冲脉盛,易产也。唇淡白者,虚也;唇惨白而吐者,胃虚也。

25. 望色之后,即须审形窍。头为诸阳之会,因于湿,首如裹,目如蒙;痰饮上干于头,则眩晕,呕吐痰水,血燥风动,亦眩晕、头痒、头偏痛。

26. 舌之有苔,犹地之有苔,地之苔,湿气上泛而生,舌之苔脾胃津液上潮而生。故平人舌中常有浮白苔一层,或浮黄苔一层;夏日湿土司令,苔每较厚而微黄,但不满不板滞,其脾胃湿热者素重者,往往终年有白厚苔,或舌中灰黄。

27. 口苦为胆热,口甘为脾热,口淡为胃中虚热,口酸为肝热,口咸为肾热,口中常觉血腥为肺伤,口燥咽干赤烂为内热,口辣为肺热。

28. 口腔内两侧有两处咬合线,正常时平坦,苔线突起为两条粗线状,色白,多是浅表性胃炎。此线增宽呈紫色,多有溃疡及十二指肠球部溃疡。此线增宽呈紫灰色,上有白膜,口中有恶臭气味,胃部剧烈刺痛,伴恶心呕吐,多是重症胃溃疡。

29. 舌涎线指舌两边对称出现的白色涎沫,呈线条状纵形分布,多见于功能性消化不良伴焦虑抑郁,或肠易激综合征伴焦虑抑郁患者,即消化系统功能性疾病伴情志异常者。

30. 舌涎线于舌边对称分布,舌边主肝胆,故其与肝关系密切,涎者脾之液也,津液的生成和输布离不开脾的运化,肝郁犯脾,脾失健运,土虚木乘,则涎液酿生,输布不利,故肝郁脾虚为舌涎之本。

31. 国医大师朱良春认为舌边白涎乃痰湿凝阻、气机郁结之征。临床常见精神心理压力大,郁郁不欢,或反复陈述病情喋喋不休,神情焦躁,痛苦莫可名状,甚至有中重度焦虑。总之,病机为肝郁脾虚、湿蕴气滞,治当健脾助运,疏肝理气化湿,豁痰开郁,药用绿梅花、合欢花、郁金、浙贝母、薄荷、藿香、川朴、半夏、茯苓等。

32. 脉按沉小而不移,形体虽虚为实疾,若浮大中空或扎无力者为虚。

33. 脉数而邪热不杀谷为火性上炎,升多降少,异功散加沉香、川连、当归、生地、芍药。

34. 脉沉实、苔黄腻、口臭乃阳明郁热,浊气上逆,宜小陷胸汤、大黄甘草汤、小承气汤治之。

35. 夫脉者,血之府也,郁则气滞,血行受阻,脉涩而不利。

36. 脉数而不发热者虚也,故张景岳有"愈数愈虚"之说,心主脉,心阳上越故也。

37. 脉数而中止名促,是气郁不畅或将脱之象。若是火郁甚者,亦可出现脉数而止名代,脏气衰弱,间隔往往在十次以内,去深来细为代表。

38. 脉缓而止名结,为气血虚涩,参伍不调。

39. 脉浮取细滑数,脉沉取弦滑数,阴伤见此,恐有咯血病史,且痰热日久,亦可伤阴。

40. 脉沉涩不畅多气郁,其血多气少为易治,血少气多为肝郁、难治。

41. 有胃气的脉应是从容和缓、不疾不徐,若见刚劲或绝不至之脉见于病久者,预后不良。临危病人无脉为神去而形不能久存,死期在即。

十四、辨虚损医话

1. 久虚不复谓之损,损极不复谓之劳,虚、劳、损三者相继而成。

2. 一损损于皮毛,皮聚而毛落;二损损于血脉,血脉虚少,不能荣于五脏六腑;三损损于肌肉,肌肉消瘦饮食不为肌肤;四损损于筋,筋缓不能自收持;五损损于骨,骨痿不能起于床。

3. 盖虚劳之证,必始于肾经。

4. 虚劳者,五劳六极七伤是也。五劳者:久视伤血,劳于心;久卧伤气,劳于肺;久坐伤肉,劳于脾;久立伤骨,劳于肾;久行伤筋,劳于肝。

5. 六极者：一曰气极，令人内虚，五脏不足，邪气多，正气少，不欲言；二曰血极，令人无颜色，眉发坠落，喜忘；三曰筋极，令人数转筋，十指爪甲皆痛，苦倦不能久立；四曰骨极，令人痿削，齿苦痛，手足烦痛，不可以立，不欲行动；五曰肌极，令人羸瘦无润泽，饮食不生肌肤；六曰精极，令人少气内虚，五脏气不足，毛发落，悲伤喜忘。

6. 肾劳者，劳伤肾也。肾伤则少精，腰背痛难俯仰；小便不利，时存余沥，阴痛，囊湿生疮，小腹急满；厥道下冷，皆其候也。

7. 如酒伤肺，则湿热熏蒸，肺阴消烁。色伤肾则精室空虚，相火无制。思虑伤心，则血耗而火易上炎。劳倦伤脾，虚热生而内伐真阴。惟忿怒伤肝有二：郁怒则肝火内炽而灼血。大怒则肝火上升而吐血。此五者，皆能劳其精血。

8. 虚劳一证，偏于阴虚者居多。

9. 虚劳一证，损其肺者，益其气；损其心者，调其营卫；损其脾者，调其饮食，适其寒温；损其肝者，缓其中；损其肾者，益其精。

10. 治劳三禁：一禁燥烈，二禁伐气，三禁苦寒。

11. 虚劳之治，当以脾肾二脏为要，肾乃系元气，脾乃养形体。

12. 虚劳之治，舍建中则无生路，脾胃健壮，饮食增多，自能运化精微以养气血。

13. 虚损：虚者，指阴阳、气血、荣卫、精神、骨髓、津液不足；损者，外而皮、脉、肉、筋、骨，内而心、肝、脾、肺、肾消损。

14. 治一切虚劳诸证。诚以脾胃健壮，食欲增加且能运化精微以培养气血。

15. 后天之治本血气，先天之治法阴阳。肾肝心肺在后，脾损无治在先。

16. 治虚有三本。肺脾肾也，肺为五脏之天，脾为百骸之母，肾为性命之根。治肺治脾治肾，治虚之法全也。

17. 专补肾水者，不如补肺，以滋其源，肺为五脏之天，孰有大于天者。专补命火，不如补脾以建其中，脾为百骸之母，哪有大于地者。

18. 心劳神损，肺劳气损，脾劳食损，肝劳血损，肾劳精损。

19. 心劳者，忽喜忘，口内生疮；肺劳者，短气而面肿，鼻不闻香臭；肝劳者，面目干黑，口苦，精神不宁，恐思不能独卧，目视不明；脾劳者，舌本苦直不得咽唾；肾劳则背难以俯仰，小便不利，色赤黄，而有余沥，茎内痛，阴囊湿痒，小腹满急。

十五、治则医话

1. 万事皆有本,而治病之法,尤惟求本为首务。

2. 凡治病者,在必求于本,或本于阴,或本于阳。

3. 直取其本,则所生诸病,无不随本皆退。

4. 治虚有三本,肺、脾、肾是也。肺为五脏之天,脾为百骸之母,肾为性命之根。治肺治脾治肾,治虚之道毕矣。

5. 阳虚之治,虽有填精益气、补火之别,而以急救中气最先。

6. 治气者,必治肺为主,治血者,必以治脾为主。

7. 痰因火动者,必须先治其火;痰因寒生者,必须先去其寒。

8. 因风因火而生痰者,但治其风火。风火息而痰自清,因虚因实而生痰者,但治其虚实,虚实愈而痰自平。

9. 咳而有痰者,咳为重,主治在肺,因痰而致咳者痰为重,主治在脾。

10. 阴盛而阳虚,先补其阳,后泻其阴而和之,阴虚而阳盛,先补其阴,后泻其阳而和之。

11. 阳气不足,阴气有余,当先补其阳,后泄其阴。阴气不足,阳气有余,当先补其阴,后泄其阳。

12. 阳有余而阴不足,则当损阳而补阴,阴有余而阳不足,则当损阴而补阳。

13. 善补阳者,必于阴中求阳,则阳得阴助而生化无穷;善补阴者,必于阳中求阴,则阴得阳升而泉源不竭。

14. 气血俱要,而补气在补血之先,阴阳并需,而养阳在滋阴之上。

15. 凡阳胜者不必泻阳,只补其阴以配阳,水火均平,但无偏胜之患。

16. 凡治病必先固正气。

17. 凡欲治病者,必须常顾胃气。

18. 治实症者,当直去其邪,邪去则身安。

19. 补正必兼泻邪,邪去则补自得力。

20. 补阴即所以攻热,补阳即所以攻寒。

21. 用补之法,贵乎先轻后重,务在成功。用攻之法,必须先缓后峻,及病则已。

22. 诸病皆当治本,而惟中满与小大不利两症当治标。

23. 本为病之原,标为病之变,病本唯一隐而难明,病变甚多,显而易见,故今之治病者多有不知本末,而惟据目前,则最为斯道之大病。

24. 标急而元气不甚惫者,先救其标,标急而元气衰剧者则当标本同治。

25. 虚劳之施治有次序,先以清金为主,金气少肃,即以调脾为主,金土咸调,则以补肾为要。

26. 凡病有标本,更有似标之本,似本之标。若不明辨阴阳逆从,指标为本,指本为标,指似标者为本,指似本者为标;迷乱经常,倒施针药,医之罪也。

27. 新病可急治,久病宜缓调。

28. 脾弱而肾不虚者,则补脾为急。肾弱而脾不虚者,则补肾为先。

29. 治热之法有五:一曰和,二曰取,三曰从,四曰折,五曰夺。

30. 治热之法,凡微热之气宜凉以和之;大热之气宜寒以制之,郁热在经络者宜疏之发之;结热在脏腑者通之利之,阴虚之热者,宜壮水以平之,无根之热者宜益火以培之。

31. 中满者,脾气亏损也,痰盛者,脾气不能运也,头晕者,脾气不能升也,指麻者,脾气不能周也。遂以补中益气,以补脾土。

32. 盖外感之火,以凉为清。内伤之火,以补为清也。

33. 虚火补之,实火泻之,郁火发之,浮火敛之。

34. 降有余之火,在于破气,降不足之火,在于敛阴。

35. 能毒者以厚药,不能毒者以薄药。

36. 病者喜食凉,则从其凉,喜食温,则从其温。

37. 肥人湿多,瘦人火多,白者肺气虚,黑者肾气足。形色既殊,脏腑亦异,外证虽同,治法迥别。

38. 治水者,必须治气。治肾者,必须治肺。

39. 东方之木,无虚不可补,补肾即所以补肝。北方之水无实不可泻,泻肝即所以泻肾。

40. 气实则宜降宜清,气虚则宜温宜补。

41. 专补肾水者,不如补肺以滋其原,专补命火者,不如补脾以建其中。

42. 盖安神必益其气,益气必补其精。

43. 若血受病,亦先调气,谓气不调则血不行。

44. 凡风药可以胜湿,泄小便可以引湿,通大便可以逐湿,吐痰涎可以祛湿。

45. 治血之法有五:曰补,曰下,曰破,曰凉,曰温。

46. 凡凉血必先清气，气凉则血自归经。活血必先顺气，气降而血自下行。温血必先温气，气暖而血自运动，养血必先养气，气旺而血自滋生。

47. 内寒者温中为急，外寒者发散为先，虚寒者壮阳兼固本。

48. 阳虚易补，阴虚难疗。治虚损者，当就其阴血未枯之时而早补之。

49. 湿热伤肾，则水不清。当导湿为先，湿去水清，而精自固矣。

50. 外热内寒宜辛温，外寒内热宜辛凉。

51. 凡阳虚多寒者，宜补以甘温，而清润之品非所宜。阴虚多热者，宜补以甘凉，而辛燥之类不可用。

52. 阴无骤补之法，非多服药不效。

53. 阴虚内热，法当用甘寒，不当用苦寒。

54. 血虚而滞，宜辛甘以和之。

55. 血滞而痛，宜辛温以行之。

56. 气虚血脱，宜温补以摄之。

57. 血积而坚，宜咸寒以软之。

58. 血燥，宜甘润以滑之。

59. 寒湿者热药燥之，风湿者风药胜之，湿热者，寒药清利之，湿气者气药通畅之。

60. 损证治法，上损从阳，下损从阴。

61. 治虚损，阴虚者补其阴，阳虚者补其阳，补阴不可损阳，补阳不可伐阴。

62. 治劳损，不可伐肾，肾当补而勿泻，五痨之症由肾所出。

63. 内伤精血宜大补，内伤元气宜温补，内伤饮食宜消导，不可善行克伐。

64. 虚者不可治旺气，而要治衰气，譬之阴亏火旺，若用苦寒直折，苦先入心，久而增气，反能助火，苦寒败胃，火不息，阴愈伤，故宜治其衰气，壮水之主，以制阳光。

65. 理虚大法，分阴伤、阳伤，上、中、下见症。阳伤以建中为主方，阴伤以复脉为主方。其胃旺纳食者，务必慎补用血肉有情之属。若食已减，便泻欲吐腹痛，二气交伤，然后天为急。

66. 扶阳驱寒，宜温不宜补，温则气血流通，补则寒湿易滞。

67. 功能不足者温其阳，阳衰一分则病进一分，正旺一分则邪却一分。

68. 治风先治血，血行风自灭。

69. 气有余便是火，阴虚者，补气药非宜也。

70. 阴虚能冬不能夏,阳虚能夏不能冬。

71. 养阴分属肺胃多,养津液属肝肾多。

72. 温病便实者可下,便溏者不可下,下多者亡阴。

73. 湿温证多见胸痞之候,苔黄燥可下,黄而不燥仍可宣泄以驱之,入胃佐以化燥。

74. 温病后期,或热病阴衰之极,口干燥无津,在舌上腭内和颊内产生白色糜头,称口糜,宜进大量养阴益胃之品,切不可苦寒泻火,否则预后不良。

75. 生津固液是养阴一法,甘酸化阴亦是一法,如五味子、白芍。

76. 阴虚滋阴,宜加陈皮、砂仁、木香使补而不滞,补而不腻。

77. 治气其贵于养,治郁莫贵于喜开,此治气准绳也。

78. 治血,血有气所依,气有血所附,治血之症,必先治气可也。

79. 治惊莫若安心,治悸莫若顺气,心气既宁,惊悸必除。

80. 阳火从其泻,阴火从其补,实火从其泻,虚火从其补。

81. 治头痛,初宜发散,久则火治,不可专攻风药而变头风。

82. 治眩晕,头旋眩晕,有痰者多,血虚与热,分经治可,气不得泄。

83. 心痛痹通,阴寒之设,真心痛者,旦发夕死。

84. 消渴虽是燥热,不可大用苦寒,致使脾气不运,结成中满;不可久与香燥,助热内结,发而痰喘,主要绝欲以生津,饮水多不禁。

85. 肾虽开窍于耳,而见证实系手足少阳二经,气虚宜清宜补,火盛则宜降宜泻。

86. 眼症必以养血为主,不可骤用风药,风胜有动相火也。

87. 口病应乎脏腑,俱统于脾,凡七情六欲、五味皆能致病,治当因病而求之,凡遇喉疾,消痰降火,可除肿胀。

88. 青年患者,胸痛头晕者,多属肝阳上越,若是下元不足,则足酸痛,清冷,治以潜阳温下,用健步虎潜丸之类。

89. 凡肺病者,宜清降不宜升浮;心主病者,宜养营不宜耗散,脾病者宜温中不宜酸寒;肝病者,或宜疏利或宜甘缓,不宜秘滞,肾病者宜壮水宜滋阴,不宜香燥克伐。

90. 积滞壅之痛,用下药以行之,气郁大肠之痛,用苦梗以开之。有气血不和之痛,用芍药以和之。

91. 半夏有三禁:渴家、汗家、血家是也。

92. 治湿之法,宜理脾、清热、利小便为上,故曰治湿不利小便,非其治也,然热之证多宜清利,寒湿之证多不宜清利。

93. 湿热之证,亦有忌利者;以湿热伤阴,阴气既伤而复利之,则邪湿未清,而精血已耗。

94. 凡治阳虚者,只宜外阳。阳胜则燥,而阴湿自退。阴虚者,只宜壮水,真阴既行,则邪湿自无所容。

95. 治湿之法,必以健脾燥湿分利为主。

96. 凡治热者,不用燥湿之药。凡治湿者,不用清热之味。此乃治湿热之大法。

97. 湿证之发,必挟寒挟热。溺赤口渴为湿热,溺清不渴为寒湿。

98. 脾本喜燥恶湿者。惟脾土衰竭,失健运之堤防,湿气停聚不化。故治湿不知理脾,非其治也。

99. 湿热虽多,不外湿热、寒湿二者。热者宜清、宜利,寒者宜温、宜燥。经曰:"诸湿肿满,皆属脾土。"东垣云:"治湿不利小便,非其治也。"因此,宜以补脾利水为主,而湿自愈。但应分其表里虚实,方无差谬。

100. 湿之为病,有因于外感者,如天雨袭虚,地气上蒸,或汗衣久沾,或重雾寒露未避。有因于内伤者,如嗜瓜果,饮乳酪,喜生冷,啜酒浆。

101. 湿为重浊有质之形,若从外而受者,皆由地中之气升腾,从内而生者,皆由脾阳不运。

102. 肾阳充旺,脾土健运,自无寒湿诸证。肺金清肃之气下降,膀胱气化通调,自无湿火、湿热、暑湿诸证。

103. 湿证虽多,而辨治之法主要有二,一为湿热,一为寒湿,而尽之矣。